DR. RER. NAT. JOHANNES F. COY / MAREN FRANZ

Die neue Anti-Krebs Ernährung

Wie Sie das Krebs-Gen stoppen

Weltbild

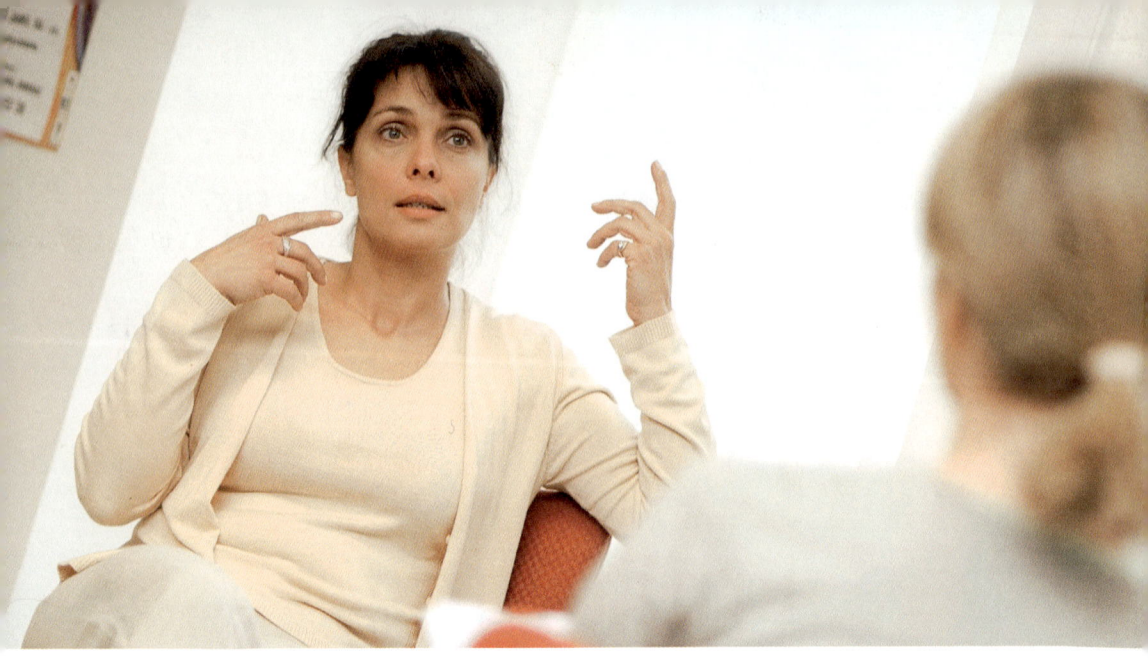

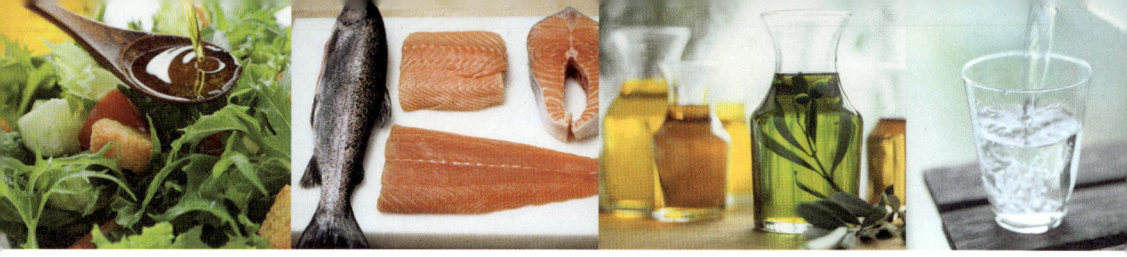

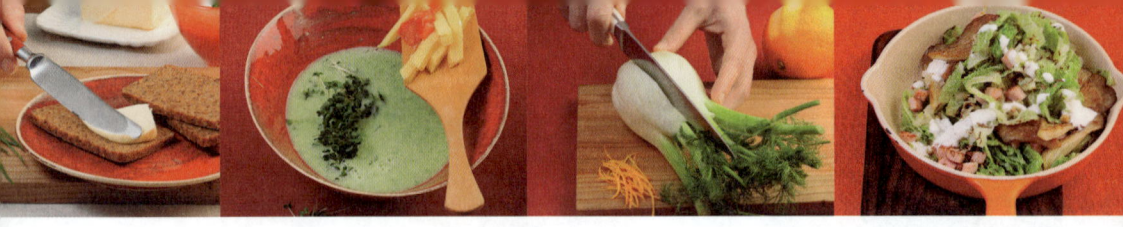

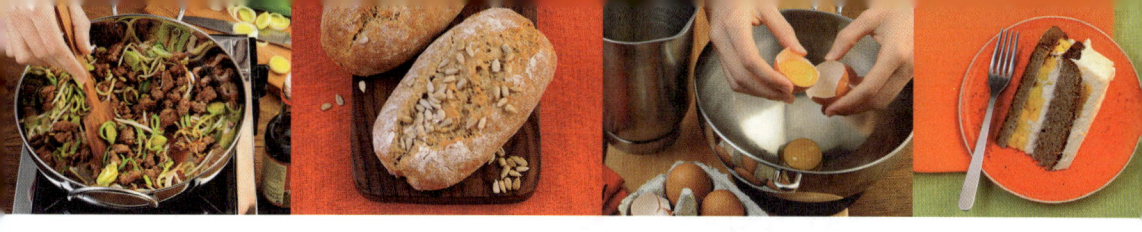

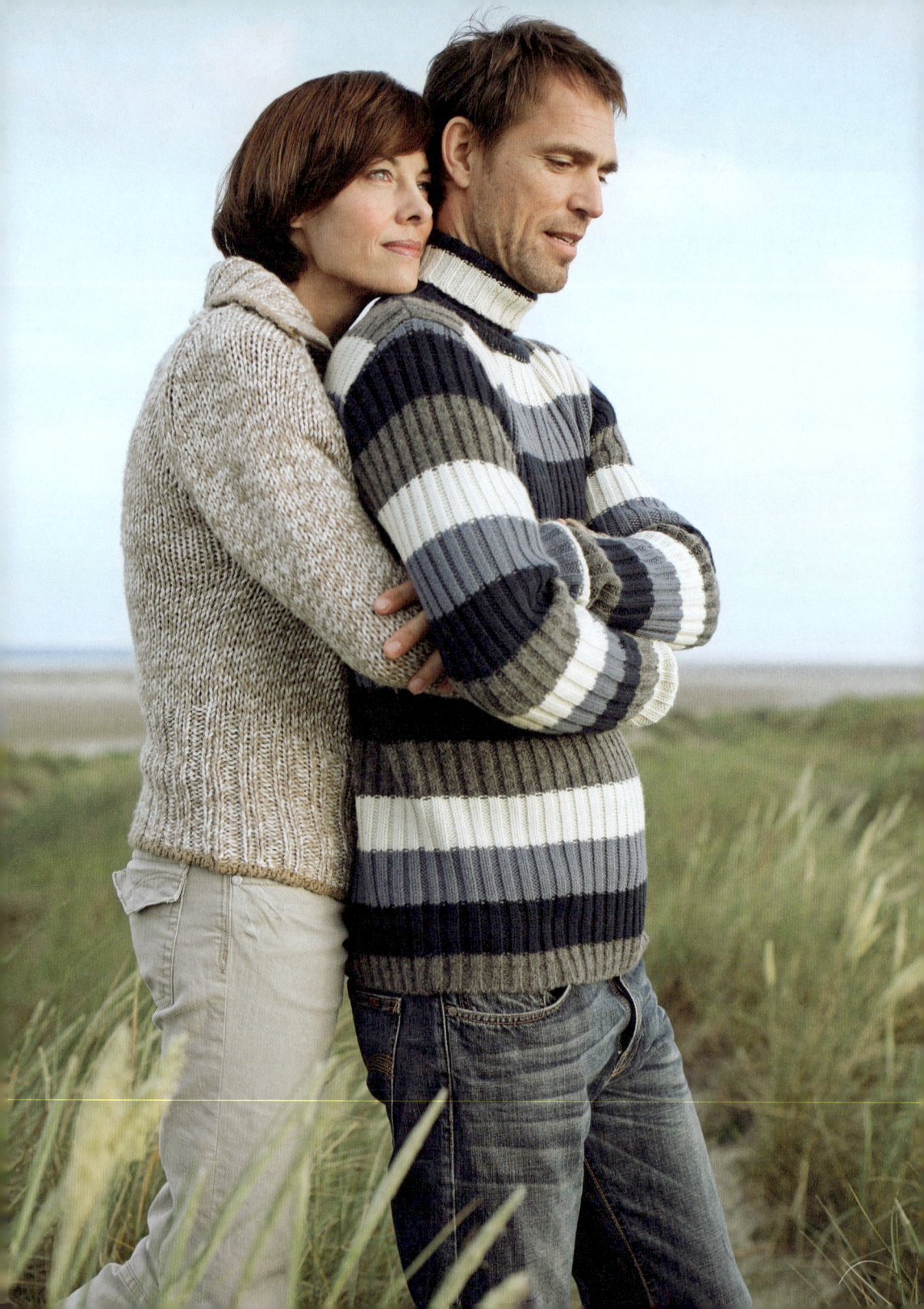

Ein Wort zuvor

Wie für viele andere Menschen war auch für mich Ernährung lange Zeit nur ein Mittel zum Zweck. Dabei habe ich mich an zwei einfache Regeln gehalten: Ich habe gegessen, weil ich Hunger hatte, und ich habe das gegessen, was mir schmeckte. Obwohl ich durch mein Studium der Biologie umfangreiches Fachwissen zu Genetik und Biochemie des Menschen erworben hatte, zeigte dies keine Konsequenzen für meine Ernährungsweise. Das änderte sich erst, als ich im Zuge meiner Arbeit am Deutschen Krebsforschungszentrum in Heidelberg das TKTL1-Gen entdeckte. Dieses bis dahin unbekannte Gen sollte nicht nur einen gewaltigen Fortschritt in der Krebstherapie darstellen; endlich hatten viele verzweifelte Krebspatienten die Möglichkeit, selbst aktiv gegen ihre Krankheit vorzugehen. Und das allein dadurch, indem sie ihre Essgewohnheiten bewusst umstellten und den Kohlenhydratanteil in ihrer Nahrung reduzierten.

Die Ernährung stellt eine hochkomplexe Interaktion zwischen der Biochemie und Genetik des Menschen sowie den einzelnen Nahrungsbestandteilen dar: Mit jedem Bissen führen Sie Ihrem Körper eine bunte Mischung aus vielen Tausenden bis Millionen verschiedenen Molekülen zu. Mithilfe seiner Enzyme versucht Ihr Organismus dann, diese in solche Moleküle um- und abzubauen, die er zum Leben benötigt. Die für die Verdauung und den Stoffwechsel notwendigen Enzyme und Regulationsmechanismen sind in Form von Informationseinheiten in unserer DNA gespeichert. Vereinfacht gesagt bedeutet dies, dass Ihre Gene täglich mit einer Vielzahl von Molekülen bombardiert werden –

wobei Sie immer nur hoffen können, dass diese auch zu Ihren Genen passen.

Doch obwohl die Moleküle der Nahrung durch Prozesse verarbeitet werden, die den Regeln der Biochemie und der Genetik unterliegen, spielen beide im Bereich der Ernährungswissenschaften bisher nur eine untergeordnete Rolle. Aus diesem Grund wurden zahlreiche Regeln für eine gesunde Ernährung aufgestellt, die weder wissenschaftlich abgesichert sind noch im realen Leben die erwünschte Wirkung zeigen. Erst die Entdeckung des TKTL1-Gens und eines damit verbundenen, bisher unbekannten Stoffwechselweges hat eine wissenschaftliche Basis geschaffen, die hilft, die Wechselwirkung zwischen der Nahrung und der Biochemie sowie der Genetik des Menschen zu verstehen.

Ausgehend davon lässt sich eine einfache Antwort auf die aktuellen drängenden medizinischen Probleme unserer Gesellschaft ableiten: Der Mensch in der modernen Industriegesellschaft muss wieder zu einer Ernährungs- und Lebensweise zurückkehren, die an seine Biochemie und Genetik angepasst ist. Denn nur wenn wir uns »artgerecht« ernähren und sich dazu – wie es die Natur einmal vorgesehen hatte – Phasen der Bewegung und Entspannung abwechseln, können wir Zivilisationskrankheiten wie Diabetes, Herz-Kreislauf-Erkrankungen, Alzheimer und natürlich auch Krebs besiegen. Übernehmen Sie selbst die Verantwortung für Ihre Gesundheit; ich wünsche Ihnen dabei alles Gute und viel Erfolg!

Johannes F. Coy

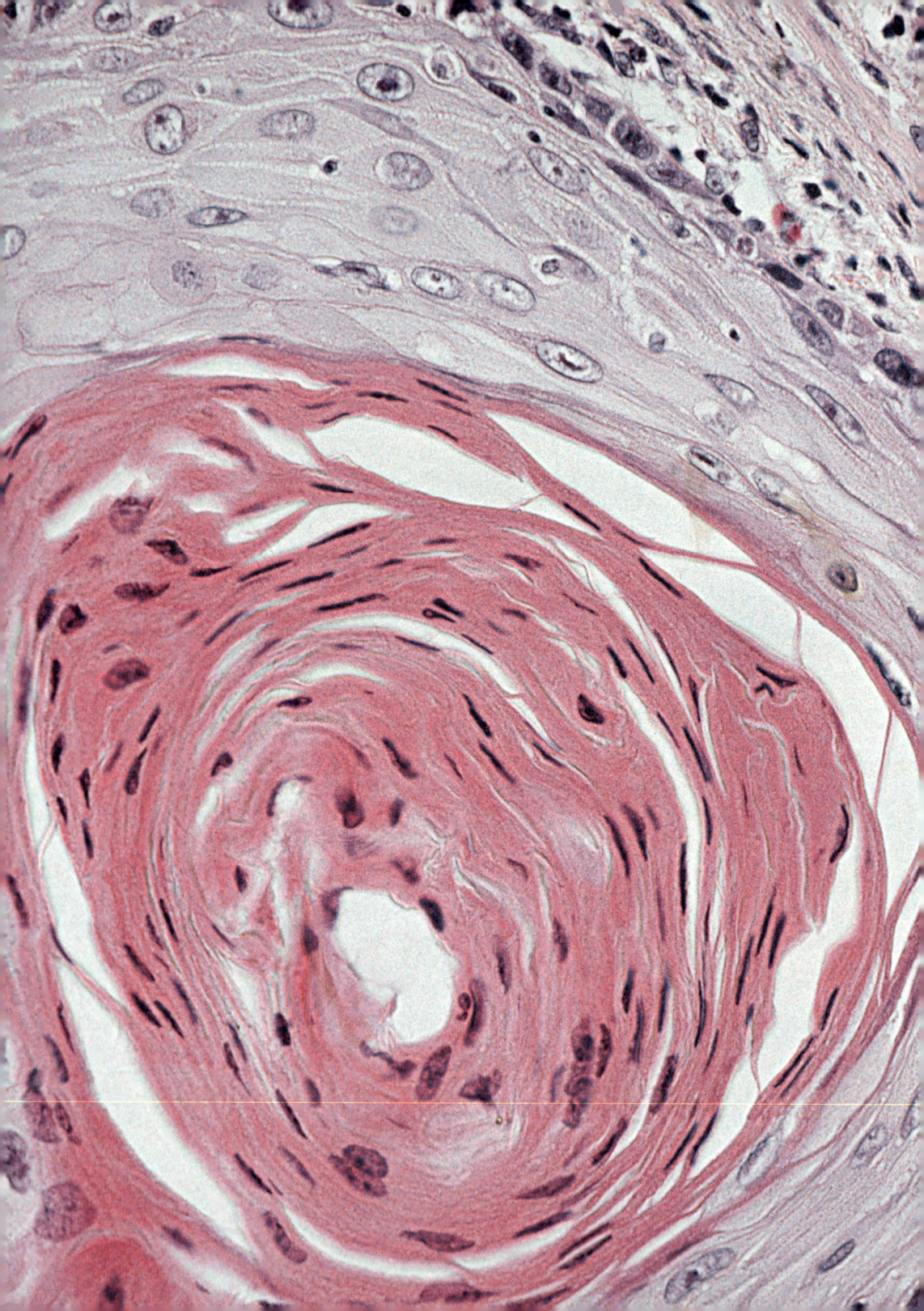

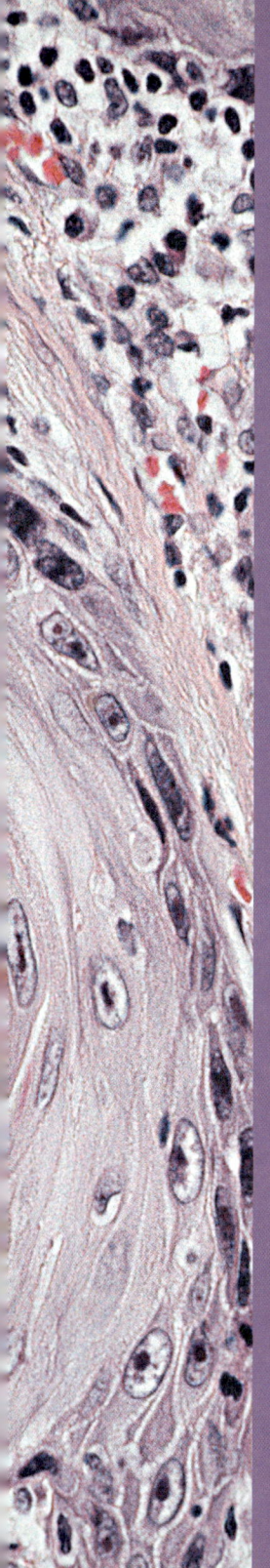

Diagnose Krebs: kein endgültiges Urteil

NEUE WEGE DER THERAPIE

⋯⋰ Wie aggressive Krebszellen entstehen und was sie von gutartigen Tumorzellen im Körper unterscheidet.

⋯⋰ Die Entdeckung des TKTL1-Stoffwechsels der Krebszelle.

⋯⋰ Wer weiß, wie der Stoffwechsel der Krebszelle funktioniert, kann sie regelrecht »aushungern«.

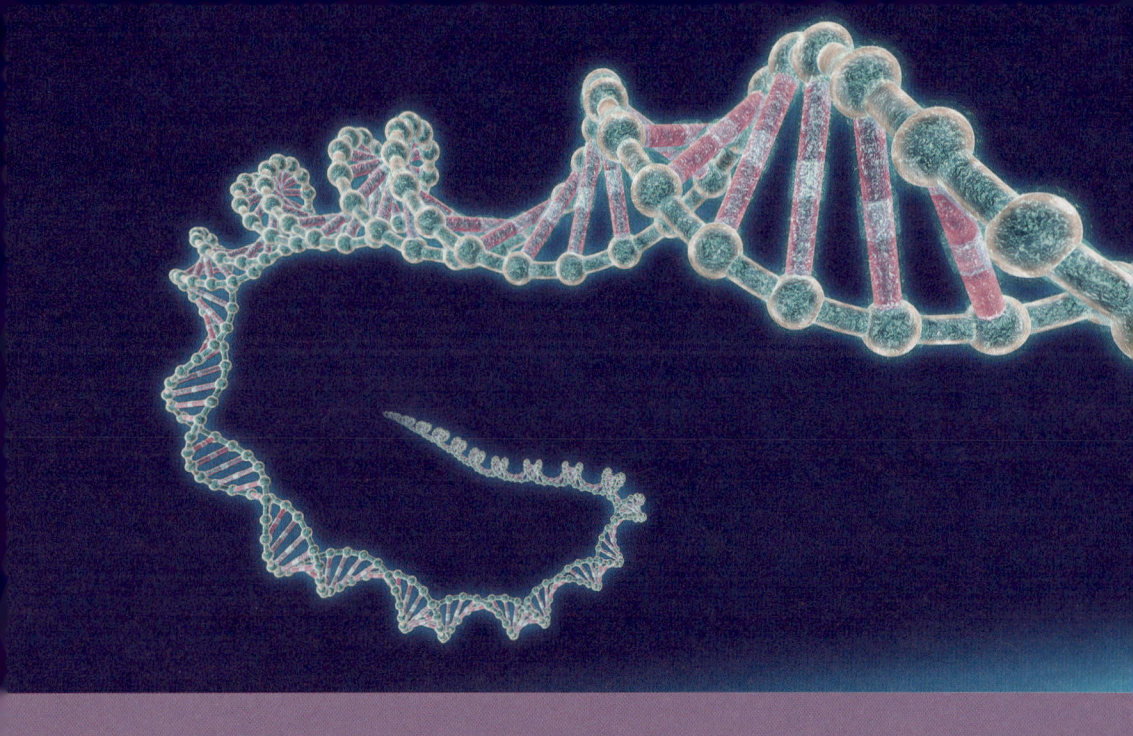

Wissen hilft heilen

DIE DIAGNOSE KREBS trifft viele wie ein Blitz aus heiterem Himmel. Hilflos stehen die Betroffenen plötzlich einer nüchternen Gerätemedizin gegenüber, die sie nicht verstehen und der sie sich doch ausliefern sollen. In der Regel werden Sie zwar von Ihrem Arzt über die weiteren medizinischen Schritte aufgeklärt, ansonsten aber mit der schockierenden Diagnose weitestgehend allein gelassen.

Stellen Sie sich vor, es gäbe eine Möglichkeit, wie Sie selbst Ihre Therapie aktiv unterstützen könnten. Stellen Sie Sich vor, es gäbe ein Buch, das Ihnen nicht nur die grundlegenden Erkenntnisse zum Thema Krebs vermittelt, sondern gleichzeitig detaillierte Ratschläge und ein fertig ausgearbeitetes Ernährungskonzept bieten würde, mit deren Hilfe Sie Ihren ganz persönlichen Kampf gegen Ihre Krebserkrankung führen und Ihre Heilungsaussichten deutlich verbessern könnten. Sie brauchen nun nicht mehr länger nach diesem Buch Ausschau zu halten, denn Sie halten es bereits in Ihren Händen. Die wirksamste Waffe im Kampf gegen den Krebs heißt Wissen. Genauso wichtig ist es, zu lernen, diese Waffe effektiv einzusetzen. Auf den folgenden Seiten erfahren Sie daher alles über die komplexen Vorgänge im Innersten Ihres Körpers. Sie werden die Mechanismen verstehen lernen, die zur Entstehung und Verbreitung von Krebszellen führen. Wenn Sie ursächlich begreifen, was in Ihrem Körper geschieht, können Sie die Empfehlungen in diesem Ratgeber besser verstehen und umsetzen. Sobald Sie erkennen, welche immense Bedeutung die Ernährung für Ihre Gesundheit hat, werden Sie nicht nur gegen den Krebs aktiv, Sie fühlen sich auch bereits nach ein paar Tagen vitaler und gesünder. Und dabei müssen Sie weder hungern noch auf Genuss verzichten.

NATÜRLICHES ANTI-AGING

Unser Körper lebt und existiert, indem er sich ununterbrochen erneuert und regeneriert. Verbrauchte, geschädigte Zellen werden auf diese Weise durch frische, funktionstüchtige ersetzt, was dem natürlichen Alterungsprozess entgegenwirkt – pures Anti-Aging.

Unser Körper gleicht einer überdimensionalen Baustelle, auf der rund um die Uhr geprüft, abgerissen und wieder aufgebaut wird. Während Sie gemütlich auf dem Sofa liegen und sich vielleicht bei einem Glas Rotwein und einem interessanten Buch entspannen, erbringt Ihr Körper Höchstleistung. Ohne Unterlass regenerieren sich die zahlreichen Körperzellen in unserem Organismus und halten Sie jung und gesund. Je nach Beanspruchung und Aufgabe erneuern sich dabei bestimmte Zellen ständig, andere dagegen nur sehr langsam (siehe Kasten).

PERFEKTE ORGANISATION

Diese Möglichkeit der Zellerneuerung hilft Ihrem Organismus dabei, »verbrauchte« oder verletzte Zellen zu ersetzen und sich so immer wieder zu erneuern. In jeder Sekunde baut der menschliche Körper etwa zwischen 10 und 50 Millionen Körperzellen ab und ersetzt sie durch neugebildete Zellen. Während sich einige Bereiche kaum erneuern, teilen sich andere Areale rund um die Uhr. Bis zum Ende unseres Lebens haben wir uns praktisch mehrere Male

---

INFO

So jung sind Ihre Zellen

● Die Zellen der Leber reproduzieren sich so häufig, dass sich unser größtes Entgiftungsorgan theoretisch innerhalb eines Jahres 17-mal neu aufbaut. Daher regeneriert die Leber nach einer operativen Teilentfernung schnell wieder.
● Die Haut benötigt etwa 14 Tage, um sich einmal rundum zu erneuern. Je stärker die Schädigung der äußeren Hautzellen durch intensive UV-Strahlung ist, desto stärker vollzieht sich diese Regeneration. Bei einem Sonnenbrand lässt sich daher die Erneuerung der Haut sehr gut beobachten: Die alten, abgestorbenen Hautzellen lösen sich, die Haut schuppt sich.

● Fingernägel wachsen ein Leben lang; sie brauchen in der Regel rund ein halbes Jahr, um von der Wurzel bis zur Spitze zu wachsen.
● Die für die Immunabwehr lebensnotwendigen weißen Blutkörperchen (Leukozyten) haben sogar nur eine Lebensdauer von wenigen Tagen, da sie im »Einsatz« für die Gesundheit in großer Zahl zugrunde gehen.
● Im Gegensatz zu all diesen Zellen erneuern sich die des Herzens nur in sehr geringem Maße (bei 25-Jährigen sind es ca. 1 Prozent, bei 75-Jährigen nur 0,45 Prozent pro Jahr). Gehirn- und Nervenzellen wachsen nicht nach.

selbst komplett auf- und umgebaut. Nur ganz wenige Zellen begleiten uns ein Leben lang, zum Beispiel die Keimzellen, die für die Bildung von Samen- und Eizellen entscheidend sind und so die nächste Generation Mensch möglich machen.

BUCH DES LEBENS

Die Teilung einer Zelle verläuft stets nach demselben Prinzip. Unabhängig von ihrer spezifischen Aufgabe im Körper, teilt sich daher beispielsweise eine Haarzelle auf die gleiche Weise wie eine Keimzelle (Ei- oder Samenzellen produzierende Zellen).

Für die Zellteilung müssen zunächst sämtliche Zellstrukturen und -inhalte, inklusive der Kern-DNA (Trägerin der Erbinformation) verdoppelt und anschließend auf die beiden aus der Ausgangszelle entstehenden Tochterzellen aufgeteilt werden. So unglaublich es klingt: Ihr gesamter genetischer Bauplan ist auf dieser winzig kleinen DNA gespeichert, die in Form einer Doppelhelix (Gen-Faden) organisiert ist. Da all diese Daten überhaupt erst Ihr Überleben ermöglichen, sind sie als Sicherheitskopie auf einem zweiten DNA-Strang gespeichert. Tritt auf einem der beiden Stränge ein Fehler auf, kann die fehlerfreie Kopie dieses Defizit in der Regel ausgleichen. So gesehen ist die Doppelhelix das Buch Ihres Lebens. In ihm sind alle notwendigen Informationen gespeichert – bis in die kleinsten Details, etwa die Farbe Ihrer Augen oder die Form Ihrer Nase.

CODIERTES LEBEN

Der Gen-Faden besteht aus vier Bausteinen; sie werden mit je einem Buchstaben abgekürzt: **A**denin, **C**ytosin, **G**uanin und **T**hymin. In Form dieses Vierbuchstaben-Alphabets sind in der Doppelhelix drei Milliarden Buchstaben in ei-

ner ganz bestimmten Reihenfolge miteinander verknüpft und codiert. Die Reihenfolge dieser Buchstaben enthält die gesamte für das Leben notwendige Information. Die wichtigste Informationsuntereinheit ist hierbei das Gen. Es stellt in der Regel die Bauanleitung für den Körperbaustein Eiweiß dar. Obwohl bei jeder Zellteilung sorgsam darauf geachtet wird, dass sich beim Kopieren dieser langen Buchstabenfolgen kein Fehler einschleicht, kann es beim Ablesen des Buchstabencodes doch zu fehlerhaften Duplikaten kommen.

Kopierfehler mit Folgen

Diese Ablesefehler in der DNA-Kopie werden als Mutation bezeichnet. Dabei kann bereits eine einzige Änderung unter den drei Milliarden Buchstaben unserer DNA zu schweren Schäden in einer Zelle oder gar zu deren Tod führen. Tritt ein solcher Fehler bei der Bildung von Samen- oder Eizellen auf, die nach der Befruchtung einen Embryo ausbilden, kommt das Kind unter Umständen mit einer schweren Behinderung zur Welt. Kommt es dagegen bei der Teilung einer »normalen« Körperzelle zu einem Kopierfehler, so betrifft die Mutation nur die daraus entstehenden Tochterzellen.

....

BEISPIEL

Ein einzelner falsch kopierter Buchstabe kann den Sinn eines ganzen Satzes ändern oder zunichte machen. So verliert etwa der folgende Satz durch die Änderung des Buchstabens »i« zu »x« in dem Wort stillt seinen Sinn: »Die Mutter stillt ihr Kind« gegen »Die Mutter stxllt ihr Kind«. Ein scheinbar winziger Fehler kann also große Folgen haben.

....

MUTATIONEN LASSEN TUMORZELLEN ENTSTEHEN

Kommt es bei einer Zelle während der Teilung zu einer Mutation in denjenigen Genabschnitten, die speziell für die Wachstumskontrolle der Zelle verantwortlich sind, entsteht durch den Kopierfehler eine unkontrolliert wachsende Tumorzelle. Diese Mutation kommt auch im gesunden Organismus relativ häufig vor. Zudem gibt es aber eine Reihe von externen Faktoren, wie beispielsweise Strahlung, Viren oder Zigarettenrauch, die die Bildung der ungebremst wachsenden Zellen noch zusätzlich auslösen (siehe auch Kasten Seite 14).

So dramatisch das auch klingen mag: In der Regel ist unser Körper auf diese Art der Mutationen gut vorbereitet. Mithilfe spezieller Mechanismen sorgt die Zelle dafür, dass sie das Wachstum einstellt, sobald sie die Nachbarzelle berührt. Diesen Prozess bezeichnet man als Kontaktinhibition.

....

BEISPIEL

Stellen Sie sich vor, Sie stürzen mit dem Fahrrad und schürfen sich die Haut am Knie ab. Für die rasche Wundheilung ist es natürlich sinnvoll, dass die abgeschürfte, verletzte Haut neu gebildet wird. In einem solchen Fall »meldet« die Zelle am Knie, dass ihre Nachbarzelle plötzlich fehlt. Sie erhält daraufhin den Befehl: Teil dich und verschließe die Lücke so schnell wie möglich wieder! Die Zelle teilt sich daraufhin und bildet neues, gesundes Gewebe – ein Prozess, der so lange andauert, bis das verletzte Gewebe vollständig ersetzt ist und die Hautzellen wieder direkten Kontakt miteinander haben.

....

SO ENTSTEHT EINE TUMORZELLE

Verschiedene Umweltfaktoren begünstigen die Bildung von Turmorzellen. Das bedeutet aber nicht, dass Sie wirklich Krebs haben.

Gift · Viren · Bakterien · Pilze · Rauchen · Strahlung · DNA-Mutation

INFO

Wichtige krebsauslösende Faktoren

Die Entstehung einer Krebszelle wird begünstigt von:

- krebsauslösenden Chemikalien (wie z. B. bestimmte Farben, Weichmacher und Pestizide)
- radioaktiver Strahlung
- elektromagnetischen Wellen (z. B. Radarstrahlen)
- erhöhter UV- Strahlenbelastung
- bestimmten Viren und Bakterien (z. B. Papilloma-Viren, Helicobacter pylori)
- schimmligen Lebensmitteln (Aflatoxine)
- krebsauslösenden Substanzen in Lebensmitteln (Nitrosamine)
- Zigarettenrauch
- DNA-Mutationen

Die fehlerhafte Kopie zerstört sich selbst

Bei Tumorzellen ist diese »gesunde« Abstimmung von Wachstum, Teilung und Auflösung innerhalb des Zellverbandes außer Kraft gesetzt. Weil bei der Verdopplung der Zelle genau dieser Kontrollschalter in seiner Funktion beschädigt wurde, können die regulierenden Signale von der Zelle weder erkannt noch ausgeführt werden. Aus diesem Grund hat unser Organismus eine weitere Sicherung vorgesehen: eine Art Selbstzerstörungsprogramm für Zellen, die aus dem Ruder laufen und ungebremst wachsen. Dieses Selbstzerstörungsprogramm wird als programmierter Zelltod oder Apoptose bezeichnet.

In der Regel ist das Problem mit dem Tod der Zelle gelöst. Betrifft die Mutation jedoch ausgerechnet diejenigen Gene, die die Apoptose steuern (zum Beispiel das p53-Gen), werden diese inaktiviert. Die mutierte Zelle wird im wahrsten Sinne des Wortes unsterblich, weil das Selbstzerstörungsprogramm nicht mehr ausgelöst werden kann.

EIN TUMOR IST NOCH KEIN KREBS

Die durch Mutationen ausgelöste Inaktivierung der Wachstumskontrolle und des Selbstzerstörungsprogramms bringt mit sich, dass die betroffenen Zellen unkontrolliert wachsen und es zu einer Gewebewucherung kommt. So ein Zellhaufen wird als gutartiger Tumor bezeichnet: Er teilt sich zwar ungebremst, verdrängt seine gesunden Nachbarzellen aber nur, indem er sie quasi zur Seite schiebt.

Erst wenn die Tumorzellen die Fähigkeit gewinnen, das sie umgebende, gesunde Gewebe aktiv aufzulösen und in dieses hinein zu wachsen, wird aus der relativ harmlosen Ansammlung von Tumorzellen ein bösartiges Krebsgeschwür. Der Tumor ist dann invasiv. Diese »Umwandlung« bringt zudem oft mit sich, dass sich die Tumorzellen weit über den Ort der Entstehung hinaus im Körper ausbreiten. Diesen Prozess bezeichnet man als Streuung oder Metastasierung. Erst wenn dieser gefährliche Zustand der Invasivität und Streuung erreicht ist, spricht man von einem bösartigen (malignen) Tumor oder auch von Krebs.

Die sechs universellen Kennzeichen von Krebs

Um den Begriff Krebs zu vereinheitlichen, legten Wissenschaftler folgende sechs Kriterien fest. Erst wenn sie alle erfüllt sind, spricht man von einer Krebszelle:

- Unabhängigkeit von äußeren Wachstumssignalen
- Unempfindlichkeit gegenüber wachstumshemmenden Signalen
- Blockade des programmierten Zelltods

Tumor oder Krebs

Nur bösartige Tumoren werden als Krebsgeschwür oder Krebs bezeichnet. Verdrängend wachsende Tumoren sind gutartig und werden nicht Krebs genannt. Allerdings lässt sich von außen nicht einfach so erkennen, ob es sich bei einer Gewebewucherung um einen gutartigen oder bösartigen Tumor handelt. Dazu bedarf es der genauen Untersuchung einer Gewebeprobe. Aus diesem Grund wird operativ entferntes Gewebe, bei dem ein Verdacht auf Krebs besteht, systematisch untersucht. Anhand dessen kann das Gewebe genau klassifiziert werden.

- andauernde Neubildung von Blutgefäßen
- unbegrenzte Teilungsfähigkeit
- Gewebeinvasion und Metastasierung

Das Immunsystem im Kampf gegen innere Feinde

Von uns unbemerkt, entstehen Tag für Tag bis zu einige Hundert Zellen in unserem Körper, die Mutationen aufweisen, die zu unkontrolliertem Wachstum führen. Doch deswegen hat trotzdem nicht jeder Mensch Krebs. Denn obwohl sich im Körper ständig Tumor- oder Krebszellen bilden, stehen diese erst einmal einem mächtigen Gegenspieler gegenüber: dem körpereigenen Immunsystem, das die entarteten Zellen rasch aufspürt und sofort unschädlich macht.

Damit das Immunsystem die entarteten Körperzellen effektiv vernichten kann, muss es die Zellen also als »Feind« identifizieren. Und tatsächlich verraten sich die Tumor- und Krebszellen durch bestimmte Strukturen auf der Oberfläche ihrer Zellmembran. Weil sie jedoch aus körpereigenen Zellen entstanden sind und diesen noch immer sehr ähnlich sind, ist es für das Immunsystem extrem schwierig, die speziellen, entarteten Zellen zu erkennen und anzugreifen. Trotzdem schafft es ein schlagkräftiges Immunsystem, uns tagtäglich gegen das Wachstum mutierter Zellen zu unterstützen. Doch manche Krebszellen können das Immunsystem täuschen und sich mit einem »Schutzschild« gegen dessen Angriff wehren.

ERNSTFALL KREBS

Besteht der Verdacht auf eine Krebserkrankung, lässt sich in vielen Fällen bei einem minimalinvasiven Eingriff (Operation mit kleinstmöglicher Verletzung von Haut und Weichteilen) eine kleine Gewebeprobe entnehmen. Dieses Verfahren wird zum Beispiel bei der Biopsie verdächtiger Knoten in der Brust oder bei Verdacht auf Prostatakrebs angewandt. Stellt der Pathologe durch die Analyse der entnommenen Gewebeprobe fest, dass es sich um einen Tumor oder Krebsgewebe handelt, wird die Gewebewucherung in der Regel chirurgisch entfernt. Ergänzend wird der Krebspatient mithilfe einer Chemo- und/oder Strahlentherapie behandelt, um auch noch diejenigen Tumor- oder Krebszellen abzutöten, die bei der Operation nicht entfernt wurden oder werden konnten.

Je früher, desto besser

Generell lässt sich sagen: Je früher ein entarteter Zellhaufen erkannt wird, desto besser sind die Heilungschancen. Dies trifft insbesondere auf die Vorstufen von Darmtumoren zu (sogenannte Adenome); sie sind in der Regel gutartige Tumoren. Durch die Anwendung von Krebsfrüherkennungstests und/oder einer

Darmspiegelung lassen sich diese Krebsvorstufen meist gut erkennen und mit einem kleinen Eingriff (minimalinvasiv) entfernen. In den allermeisten Fällen bedeutet dies eine Heilung des Patienten. Nutzen Sie daher unbedingt regelmäßig die von den Krankenkassen angebotenen Krebsvorsorgeuntersuchungen. Leider lassen sich aber auch damit nicht sämtliche Vorstufen oder kleine Zellhaufen entdecken. Daher wird es auch in Zukunft immer wichtiger werden, bessere Krebsfrüherkennungstests zu entwickeln, die einerseits möglichst früh entartete Zellverbände aufspüren und andererseits den Therapieverlauf überprüfen. Eine Reihe neuer Testmethoden, wie zum Beispiel der EDIM-TKTL1-Bluttest (siehe Seite 18 f.), werden sicher schon in naher Zukunft das bereits bestehende Spektrum der Vorsorgeuntersuchungen in einem noch größeren Umfang erweitern. Sie werden dabei helfen, entartete Zellverbände oder Krebsgeschwüre schnell aufzuspüren und zu lokalisieren.

WARUM BEKOMMEN WIR KREBS?

Ob wir im Lauf unseres Lebens an Krebs erkranken oder nicht, hängt von sehr vielen Faktoren ab. Meist ist es die Kombination aus einzelnen Krebs begünstigenden Umständen, die sich summieren und schließlich zum Ausbruch der Krankheit führen. Zu diesen Faktoren gehören vererbte Gendefekte, Vireninfektionen, Vergiftungen durch Chemikalien oder DNA schädigende Strahlung – und nicht zuletzt auch eine ungesunde Lebensweise. Immer öfter jedoch sind auch Menschen von dieser heimtückischen Krankheit betroffen, die sich scheinbar gesund ernähren, regelmäßig Sport treiben, Normalgewicht haben und weder rauchen noch trinken. Wie lässt sich die massive Zunahme der Krebserkrankungen erklären?

NEUE URSACHENFORSCHUNG

In den seltensten Fällen findet sich eine monokausale Erklärung für das Auftreten eines Krebsgeschwürs wie bei einem vererbten Gendefekt (siehe Kasten). Doch auch wenn verschiedene Gründe zum Auftreten von Krebszellen führen und noch nicht alle Ursachen erforscht sind, so kristallisiert sich doch immer mehr heraus, dass es einen entscheidenden Faktor gibt, der bei der Entstehung und Verbreitung von Krebszellen eine weitaus wichtigere Rolle spielt als bisher angenom-

INFO

Bei Verdacht Brust ab?

Das hohe Brustkrebsrisiko bei Frauen mit einem vererbten Defekt in den Genen BRCA1 oder BRCA2 führte in den USA zu der äußerst fragwürdigen Situation, dass Frauen sich aufgrund einer BRCA-Mutation präventiv ihre Brüste abnehmen ließen. Sogar jungen Mädchen wurde noch vor Eintritt in die Pubertät zu diesem Eingriff geraten. Tatsache ist: Solche Mutationen stellen zwar durchaus ein erhöhtes Risiko für Krebs dar (Prädisposition). Dennoch führt dies nicht zwangsläufig zu einer Krebserkrankung. Das bedeutet, dass nicht jeder Mensch, der diese Genmutation trägt, auch tatsächlich Krebs bekommt (unvollständige Penetranz der Genmutation). Die Wahrscheinlichkeit für eine Krebserkrankung ist jedoch bei einem vererbten Gendefekt deutlich höher als bei Personen ohne diese Mutation. Die Betroffenen sollten daher früher und öfter Vorsorgeuntersuchungen und Krebsfrüherkennungstests durchführen lassen.

men: der Stoffwechsel der Krebszelle und der direkte Einfluss unserer Ernährung auf das Krebswachstum.

Der kleinste gemeinsame Nenner

Die bisher geltende Lehrmeinung geht davon aus, dass es keinen kleinsten gemeinsamen Nenner gibt, auf den sich alle bösartigen Krebszellen bringen lassen. Vielmehr stelle jede Krebszelle – je nach Entstehungsort, Art der Krebszelle und Lokalisation – eine eigene Form dar und benötige daher auch eine eigene Therapie. Nun jedoch liegt der Beweis vor, dass nicht Art oder Lokalisierung der Krebszelle eine entscheidende Rolle für ihre Bösartigkeit spielt, sondern die Art ihres Stoffwechsels. Eine »normale« Zelle verbrennt zur Energiegewinnung Glukose. Die Krebszelle benutzt dagegen einen anderen Weg, um ihre Energieversorgung zu sichern und sich im Körper auszubreiten. Sie vergärt die Glukose und erzeugt dadurch Milchsäure.

Diejenigen entarteten Zellen, die immer mal wieder im Körper entstehen, teilen sich zwar immer weiter, sie zerstören aber nicht aktiv ihr Umfeld. Stellt der Verband aus entarteten Zellen jedoch seinen Stoffwechsel um, dann wird er schnell zum »Raubtier«, das gnadenlos in das benachbarte Gewebe einfällt und es zerstört, um Platz für sich zu schaffen. Dieser Mechanismus, bei dem der Stoffwechsel der Zelle von Verbrennung auf Vergärung umschaltet, ist bei allen aggressiven Krebszellen identisch.

DIE ENTDECKUNG DES TKTL1-STOFFWECHSELS

Bisher wurde diesem veränderten Stoffwechsel in Krebszellen wenig Beachtung geschenkt. Erst jetzt kristallisiert sich zunehmend heraus, dass

genau dieser Aspekt den entscheidenden Durchbruch in der Krebstherapie bringen kann.

Im weiteren Verlauf des Buches möchten wir Sie auf eine Entdeckungsreise mitnehmen. Erfahren Sie, dass es im menschlichen Körper eine bisher unbekannte Form der Vergärung gibt, die entscheidenden Einfluss auf die Bildung aggressiver Krebsarten hat. Begleiten Sie uns bei der Entdeckung des TKTL1-Stoffwechsels der Krebszelle (siehe Seite 20 ff.).

TKTL1 ist die Abkürzung für Transketolase-like-1, also ein Transketolase-ähnliches Gen beziehungsweise Protein. Transketolasen sind Enzyme, die in allen Lebewesen vorkommen und den Umbau von Zucker ermöglichen. So kann der Körper zum Beispiel aus Glukose einen Zucker (Desoxyribose) herstellen, der Bestandteil der DNA ist.

Transketolasen stellen evolutionär gesehen eine der ältesten Enzyme überhaupt dar und kommen in allen Lebewesen vor, die auf der Erde leben – in Menschen, Tieren und Pflanzen ebenso wie in Bakterien und Hefen.

DIE WISSENSCHAFTLICHE ANERKENNUNG

Inzwischen haben renommierte wissenschaftliche Einrichtungen die Bedeutung des TKTL1-Gens für die Entstehung von aggressiven Krebszellen bestätigt und in ihre Forschungen integriert. Gerade der Aspekt der Aktivierung der Zuckervergärung über den TKTL1-Stoffwechsel wurde durch neueste Studien nationaler und internationaler Forschergruppen belegt, bei der das Vorhandensein des TKTL1-Proteins in Tumoren und Krebsgeschwüren überprüft wurde (siehe auch Seite 18 f.). Bei der Auswertung der Ergebnisse wurden sowohl die Anzahl der Tumorzellen, die TKTL1-positiv waren, berücksichtigt als auch die Konzentration (Expression) von TKTL1 in den Tumorzellen.

Neue Diagnoseverfahren

Der Nachweis der TKTL1-Vergärung bietet bisher nicht mögliche diagnostische und therapeutische Optionen. Unabhängig von der vermuteten oder nachgewiesenen Tumor- beziehungsweise Krebsart lässt sich nun mit einem Test feststellen, ob das TKTL1-Gen in den Tumor- oder Krebszellen angeschaltet wurde. Der sogenannte EDIM-TKTL1-Bluttest ist ein auf der Durchflusszytometrie basierendes Verfahren; es nutzt das körpereigene Immunsystem, um von den Makrophagen (körpereigene Fresszellen) aufgenommene tumorspezifische Strukturen nachzuweisen. Die mit dem Testverfahren ermittelten, aktivierten Makrophagen haben die Aufgabe, in Tumorgewebe einzuwandern und Tumorzellen »aufzufressen«. Dabei nehmen sie tumorspezifische Strukturen auf, die dann wiederum mit dem durchgeführten Bluttest nachgewiesen werden (siehe auch Kasten rechte Seite). Bei einem positiven Testergebnis – also dem Nachweis von vergärenden, TKTL1-positiven Krebszellen – sollten Sie darauf bestehen, dass dieses Ergebnis bei der Therapieempfehlung berücksichtigt wird. Die Kosten für die Arbeitsschritte des EDIM-TKTL1-Bluttests werden bei Krebspatienten vollständig von den Krankenkassen erstattet.

TKTL1 BEI VERSCHIEDENEN TUMORARTEN

Die Aktivierung der TKTL1-Vergärung konnte bisher bei allen getesteten Krebsarten festgestellt werden. Es stellt daher ein generelles Phänomen bei Krebs dar – und damit den bisher vergeblich gesuchten gemeinsamen Nenner unterschiedlicher Krebsarten.

Blasentumoren

Bei dieser Tumorart konnte bewiesen werden, dass die Anwesenheit und Konzentration des TKTL1-Proteins sowohl in einer Wechselbeziehung (Korrelation) zur Invasivität der Tumoren als auch zum Tod der Krebspatienten steht. Je mehr Tumorzellen das TKTL1-Protein aufwiesen und je höher die Konzentration an TKTL1 in den Tumorzellen war, desto schneller verstarben die Betroffenen.

Darmkrebs

Bei Darmkrebspatienten korrelierten Anwesenheit und Konzentration des TKTL1-Proteins ebenfalls mit der Invasivität der Tumoren. Auch hier verstarben Patienten, bei denen viel TKTL1 in den Tumoren nachgewiesen wurde, deutlich schneller als solche, die wenig oder überhaupt kein TKTL1 aufwiesen.

Eierstock- und Gebärmutterhalskrebs

Untersuchungen an Patientinnen mit Eierstockkrebs oder Gebärmutterhalskrebs ergaben, dass die TKTL1-Expression bei diesen Krebsarten zudem in einem deutlichen Zusammenhang zur Metastasenbildung steht.

Kehlkopfkrebs

Auch bei Kehlkopfkrebspatienten ging die TKTL1-Expression mit dem Auftreten von Metastasen einher.

Nasen-Rachen-Karzinome und Schilddrüsenkarzinome

Bei diesen beiden Krebsarten konnte ebenfalls der Nachweis erbracht werden, dass die TKTL1-Expression mit dem Auftreten von Metastasen in Lymphknoten zusammenhängt.

Nierenkrebs

Bei Nierenkrebs korrelierte die TKTL1-Expression mit dem Fortschreiten der Krebserkrankung und der Bildung von Metastasen. Zudem gelang es, eine Gruppe von TKTL1-positiven Nierentumoren zu identifizieren, die zwar mit gängigen diagnostischen Verfahren als Tumoren mit guter Prognose eingeschätzt wurden, entgegen dieser Einschätzung jedoch höchst aggressive Krebsgeschwüre darstellten, an denen die betroffenen Patienten innerhalb kurzer Zeit verstarben. Diese aggressiven, bösartigen Tumoren wurden mit den bisher zur Verfügung stehenden Diagnoseverfahren schlichtweg übersehen und können nun durch den Nachweis von TKTL1 endlich identifiziert werden.

Hirntumoren

Es konnte nachgewiesen werden, dass relativ gutartige Hirntumoren (Astrozytome) keine oder nur eine geringe Expression des TKTL1-Proteins aufwiesen, während aggressive Hirntumoren (Glioblastome) eine sehr hohe TKTL1-Expression zeigten.

Krebs bei Kindern

Untersuchungen an Tumoren zeigten, dass die Umschaltung auf die TKTL1-Vergärung nicht nur bei Erwachsenen von großer Bedeutung ist, sondern auch bei krebskranken Kindern. So wurde bei sogenannten Nephroblastomen (den am häufigsten auftretenden bösartigen kindlichen Nierentumoren; Wilms-Tumoren) die TKTL1-Expression spezifisch in der Gruppe der aggressiven und chemoresistenten Tumoren nachgewiesen.

EDIM-TKTL1-BLUTTEST

Mit dem Testverfahren werden Makrophagen auf erhöhte Konzentrationen von TKTL1-Antigen untersucht. Ein positiver Befund ist ein Hinweis auf die Energiegewinnung durch Vergärung und somit auf aggressive Krebszellen und ein erhöhtes Metastasenrisiko.

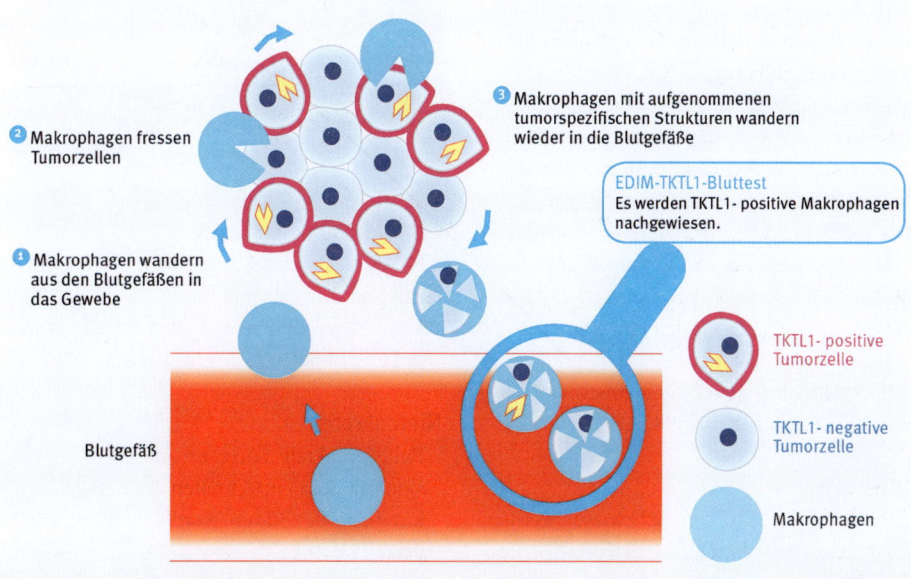

❷ Makrophagen fressen Tumorzellen

❸ Makrophagen mit aufgenommenen tumorspezifischen Strukturen wandern wieder in die Blutgefäße

EDIM-TKTL1-Bluttest
Es werden TKTL1- positive Makrophagen nachgewiesen.

❶ Makrophagen wandern aus den Blutgefäßen in das Gewebe

TKTL1- positive Tumorzelle

TKTL1- negative Tumorzelle

Makrophagen

Blutgefäß

19

DR. RER. NAT. JOHANNES F. COY ÜBER SEINE ENTDECKUNG,

DEN TKTL1-STOFFWECHSEL DER KREBSZELLE

Was hat Sie dazu gebracht, sich als promovierter Biologe mit Schwerpunkt Molekulargenetik und Biochemie so intensiv mit dem Thema Krebs zu beschäftigen?

Seit über 80 Jahren sucht man intensiv nach Ursachen und Therapien für Krebs. Doch trotz einiger Erfolge bleibt die Forschung die Antwort auf diese Fragen weitestgehend schuldig. Da Krebs nach wie vor eine der häufigsten Todesursachen ist und viel Leid und Schmerz verursacht, ließ mich dieses Thema nie los. Im ausgehenden 20. Jahrhundert setzte man große Hoffnungen auf das humane Genomprojekt. Durch die Bestimmung der vollständigen Sequenz des menschlichen Genoms (Erbgut) und aller darin verschlüsselter Gene sollten endlich die Ursachen für Erkrankungen, insbesondere die Ursachen für »Zivilisationskrankheiten« aufgedeckt werden. Man hoffte, neue, erfolgreiche Therapien gegen diese Krankheiten entwickeln zu können. Und tatsächlich gelang es mithilfe eines großen finanziellen und technologischen Aufwands auch, die Sequenz des menschlichen Genoms aufzuklären. Doch die Hoffnungen, die in dieses Projekt gesetzt wurden, erfüllten sich in den Augen vieler Forscher nicht.

Welches Ziel verfolgte die Genomforschung am Deutschen Krebsforschungszentrum?

Als ich 1990 meine Tätigkeit am Deutschen Krebsforschungszentrum (DKFZ) in Heidelberg aufnahm, steckte die Genomforschung noch in den Kinderschuhen. Unsere Forschergruppe konzentrierte sich zum Beispiel auf einen speziellen Abschnitt des X-Chromosoms (Xq28). So ein Chromosom müssen Sie sich als ganz langen Faden vorstellen, der aus den vier Buchstaben A, G, T und C besteht. Im Falle des X-Chromosoms ein Faden mit 240 Millionen Buchstaben. Mit einer »Schere« (Restriktionsenzym) wurde dieser Faden in viele kleine Stücke unterteilt. Ich entwickelte damals eine neue Methode, die die Ähnlichkeit der Gensequenzen innerhalb der Säugetiere (Konservierung) ausnutzte. Ich habe bei der Hausschlachtung eines Metzgers verschiedene Gewebeproben eines Schweins entnommen und diese dann mittels einer bestimmten Technik mit den menschlichen DNA-Stücken verglichen. Mithilfe dieser Technik konnte ich ein DNA-Stück identifizieren, von dem ich vermutete, dass es ein Gen beinhaltete; eine Forschergruppe aus England, die mit uns zusammenarbeitete, bestimmte dann die komplette Sequenz dieses DNA-Stücks. Mithilfe von Computeranalysen konnten wir feststellen, dass in der ausgewählten DNA-Sequenz Ähnlichkeiten zu dem Transketolase-Gen (TKT) vorhanden waren. Das TKT-Gen im Menschen war erst wenige Jahre zuvor entdeckt worden. Es bildet ein Eiweiß – das Transketolase-Enzym –, das in der Lage ist, Zucker um- und abzubauen. Diese Transketolase-Enzymreaktionen sind so wichtig, dass alle Lebensformen auf unserer Erde sie benötigen – Bakterien und Hefen genauso wie pflanzliche und tierische Zellen. Das Transketolase-Enzym führt unter anderem eine enzymatische Reaktion durch, bei der Glukose in einen Zucker umgewandelt wird, der wiederum als Teil der DNA-Buchstaben benötigt wird. Das von mir entdeckte Gen nannte ich wegen seiner Ähnlichkeiten zu bereits bekannten Transketolase-Genen Transketolase-ähnliches-1 (Transketolase-like-1) – kurz TKTL1.

TKTL1 ist also eine absolute Neuentdeckung?

Ja. Als erster Mensch ein bisher unbekanntes Gen zu entdecken und zu entschlüsseln, das gleicht dem Gefühl, das die Entdecker eines neuen Kontinents oder zumindest einer neuen Insel empfunden haben müssen. Ich kann mich daher auch noch gut daran erinnern, wie ich mich fühlte, als deutlich wurde, dass ich ein bisher unbekanntes Gen entdeckt hatte. Es dauerte leider allerdings gar nicht lange, bis meine Euphorie von einer schlechten Nachricht zunichte gemacht wurde: Die englische Forschergruppe erklärte kurze Zeit später, dass das gerade von mir entdeckte TKTL1-Gen überhaupt kein funktionsfähiges Gen darstelle, da das Gen einen gravierenden Fehler aufweise.

Ein herber Rückschlag?

Nicht wirklich. Ich konnte durch Experimente nämlich nachweisen, dass dieser Fehler zwar in der Tat vorhanden war, dass er aber geschickt überbrückt wurde. Ich möchte dies in einem Bild erklären: Bisher bekannte Transketolase-Gene lassen sich mit Bauanleitungen für vierrädrige Autos vergleichen. Bei dem von mir entdeckten Transketolase-ähnlichen Gen (TKTL1) war ein Rad so verändert, dass es nicht mehr rollen konnte. Auf den ersten Blick musste man daher annehmen, dass das Auto damit gar nicht fahren könne. Ich konnte allerdings zeigen, dass das Rad zwar kaputt war, dass es aber auch gar nicht mehr benötigt wurde. Zum Verständnis: Normalerweise haben Autos vier Räder. Wenn ich bei einem normalen Auto das rechte vordere Rad abmontiere, kann es nicht mehr fahren, weil die Karosserie auf der Straße aufliegt. Setze ich das funktionsfähige linke Vorderrad allerdings in die Mitte des Autos, fährt es wie ein Dreirad. Die Veränderung im TKTL1-Gen hatte damit meiner Meinung

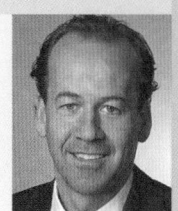

Dr. Johannes F. Coy, Entdecker des TKTL1-Gens, spricht über seine Forschungsergebnisse.

nach das Gen (oder wie im Beispiel das Auto) nicht inaktiviert, sondern nur verändert.

Damit war das TKTL1-Gen anerkannt?

Leider nein. Obwohl ich 1996 meine Forschungsergebnisse publizierte und dabei auch darauf hinwies, dass das TKTL1-Gen zwar ein verändertes Transketolase-Gen ist, es aber dennoch voll funktionsfähig sein könnte, interessierte sich niemand für diese Ergebnisse.

Was führte Sie dazu, trotzdem weiter am TKTL1-Gen zu forschen?

Nach fünf weiteren Jahren Forschung im DKFZ wechselte ich 2001 zu einer kleinen Biotechfirma in Heidelberg. Dieses Unternehmen arbeitete gerade daran, einen Test zur Früherkennung von Gebärmutterhalskrebs zu entwickeln und auf den Markt zu bringen. Meine Aufgabe bestand darin, weitere Gene zu identifizieren, die für eine Früherkennung von anderen Krebsarten geeignet wären. Neben meiner eigentlichen Forschungsarbeit habe ich dabei auch bei »meinen« bereits entdeckten Genen untersucht, ob sie im Hinblick auf Krebs auch eine Rolle spielen. Dabei stellte ich fest, dass bei einem Teil der von mir untersuchten Krebsgewebe das TKTL1-Gen aktiviert war. Als klar war, dass die Aktivierung bei allen untersuchten Krebsarten auftrat, meldete die Firma ein Patent auf das TKTL1-Gen an.

Der erste Schritt zum Erfolg?

Zunächst ja. Doch als nach eineinhalb Jahren die Entscheidung anstand, das Patent weiter zu verfolgen, stoppte die Firma die Forschungen am TKTL1-Gen. Gleichzeitig teilte man mir mit, dass die Patente zum Schutz des TKTL1-Gens aufgegeben werden. Gesetzlich stand mir das Recht zu, die Patentanmeldung weiterzuführen. Ich sah mich dadurch vor eine wichtige Entscheidung gestellt: Sollte ich das Patent verfallen lassen? Oder sollte ich die hohen Kosten selbst aufbringen und die Patentanmeldung aus eigener Kasse fortführen?

Eine schwere Entscheidung mit weitreichenden Konsequenzen. Wie haben Sie sich entschieden?

Mir war klar, dass ich die TKTL1-Patentanmeldung zwar übernehmen, aber nicht lange fortführen konnte. Der Finanzbedarf für die Aufrechterhaltung einer internationalen Patentanmeldung ist immens. Doch trotz der hohen Kosten habe ich mich schließlich dazu entschlossen, die TKTL1-Patentanmeldung zu übernehmen. Ich kann mich noch ganz genau an den Moment erinnern, als ich das Einschreiben an das Europäische Patentamt in München weggeschickt habe. Parallel habe ich auch noch die Basispatentanmeldung zum TKTL1-Gen, welches das DKFZ nicht mehr weiterführen wollte, und ein weiteres DKFZ-Patent (DNaseX-Patent) übernommen. Die Weiterführung dieser drei Patentfamilien bedeutete so hohe Kosten, dass mich oft Zweifel übermannten, ob es nicht ein riesengroßer Fehler war, mein mühsam erspartes Geld in eine solch waghalsige Idee zu investieren. Ich wusste ja zu diesem Zeitpunkt nicht, ob das TKTL1-Gen überhaupt ein funktionsfähiges Gen darstellte.

Wie konnten Sie sich letzendlich aus dieser recht schwierigen Lage befreien?

2004 konnte ich eine mittelständische Firma, die Diagnostika im Bereich Lebens- und Futtermittel und Serologie entwickelt und vertreibt, überzeugen, auch im Bereich der Tumordiagnostik aktiv zu werden und an meinen Projekten zu forschen. Gleichzeitig wurde ich als Mitarbeiter in diesem neu geschaffenen Bereich eingestellt. Aufgrund der Firmenausrichtung sowie der Forschungs- und Entwicklungsprojekte war es natürlich nicht möglich, Krebsforschung in der Form zu betreiben, wie ich es bisher gewohnt war. Mir blieb nur, in Zusammenarbeit mit anderen Laboratorien weitere Experimente und Studien anzuregen und die Tests innerhalb der Firma voranzubringen. Mithilfe eines Klinikums gelang es dann, den von mir inzwischen etablierten Antikörper zum Nachweis des TKTL1-Proteins zu testen. Endlich hatte ich den Beweis, den ich brauchte. Diesen Moment werde ich mein Lebtag nicht vergessen: Ich hatte Gänsehaut und Freudentränen schossen mir in die Augen. Freitagnachmittag um 13.30 Uhr blieb für mich einen Moment lang die Zeit stehen.

Der Beweis der Existenz des TKTL1-Gens ist das eine. Konnten Sie jetzt auch seine Funktion enträtseln?

Das war der nächste schwierige Schritt. Nächtelang las ich Arbeiten zum Thema Transketolase und Krebs. Die Literatur war zu dem damaligen Zeitpunkt spärlich. Es war aber bekannt, dass die Hemmung der Transketolase (durch Oxythiamin) auch das Tumorwachstum in einem Mausmodell hemmte. Man schrieb diese Wirkung der Transketolase zu und folgerte, dass nur das bekannte Transketolase-Enzym (TKT) eine wichtige Funktion für das Tumorwachstum einnähme. In Folge dessen begannen mehrere

Pharmafirmen, ein Medikament zur Hemmung des TKT-Enzyms zu entwickeln – ohne Erfolg. Scheinbar hatte keiner getestet, ob das TKT-Gen tatsächlich der »böse Bube« war. Meine Untersuchungen belegten dagegen, dass in Tumoren ausschließlich das TKTL1-Gen angeschaltet wurde; weder das seit Langem bekannte »normale« TKT-Gen noch das TKTL2-Gen (eine Art eineiiger Zwillingsbruder des TKTL1-Gens) waren in Tumoren stärker aktiv als im vergleichbaren gesunden Gewebe. Deshalb war ich mir absolut sicher, dass das TKTL1-Gen als einzige Transketolase von Bedeutung für das Wachstum von Tumoren ist.

Und vorher war dies niemandem klar?

Erstaunlicherweise glaubten weder andere Forscher noch die Pharmafirmen an die Existenz eines funktionsfähigen TKTL1-Gens. Hinzu kam, dass sich die Spezialisierung in der Forschung immer weiter ausdehnt; kaum jemand hat noch den Überblick und vermag seine eigenen Ergebnisse in ein Gesamtbild einzuordnen. Es gibt immer mehr Detailwissen, aber die Zusammenhänge versteht kaum noch jemand. Bis auf das TKTL1-Gen waren bereits alle Puzzleteile vorhanden. Das entscheidende Verbindungsstück (missing link) fehlte jedoch. Erst mit dem TKTL1 baute ich das gesamte Puzzle zusammen. Bei meinen Studien stieß ich dabei auf einen Übersichtsartikel von 1998, der darauf hinwies, dass es noch immer Unklarheiten in Bezug auf Transketolasen und der damit verbundenen Stoffwechselwege gäbe. Neugierig geworden studierte ich weitere Literatur zu diesem Thema. Dabei erkannte ich: Seit mehr als 50 Jahren werden weltweit in allen gängigen Lehrbüchern bestimmte Reaktionsgleichungen als Fakt präsentiert, obwohl Forschungen bereits 1954 ergaben, dass darüber hinaus noch weitere

Reaktionen ablaufen, die sich unserer Kenntnis entziehen. Ich frage mich, wie man die Interaktion von Nahrung und menschlichem Stoffwechsel richtig verstehen soll, wenn die Lehrbasis nicht korrekt ist.

Das ist ja unglaublich, dass das bisher keiner weiter verfolgt hat.

Ich war auch mehr als erstaunt über diesen Umstand. Meine Literaturrecherche zu Transketolasen empfand ich inzwischen so spannend und fesselnd wie einen Hitchcock-Krimi. Das nächste wichtige Puzzleteil, auf das ich bei meiner Suche nach der Transketolase-Wahrheit gestoßen bin, war die Publikation einer ungarischen Forschergruppe, die sich mit dem Vitamin-C-Stoffwechsel befasste. Sie zeigten in dieser auf den ersten Blick unbedeutenden Arbeit fast nebenbei, dass Oxythiamin die Milchsäureproduktion in Krebszellen hemmte. Da Oxythiamin auch ein Hemmstoff der Transketolase ist, bedeutete dies meiner Meinung, dass Transketolasen maßgeblich an der Bildung von Milchsäure in Krebszellen beteiligt sind. Es musste also neben der bekannten Milchsäurevergärung auch eine Milchsäureproduktion mithilfe von Transketolasen geben.

Statt selbst zu forschen haben Sie also im Wesentlichen »alte« Ergebnisse neu interpretiert?

Ich hatte ja keine andere Möglichkeit. Mein Handwerkszeug bestand aus einem Schreibtisch, einem Laptop mit Internetzugang und Zeit zum Denken. Aktiv forschen konnte ich nicht, dazu fehlten Mittel und Ausstattung. Aber vielleicht war das auch gut so. Vielleicht führte gerade das Erkennen von Querverbindungen und das »Denken« neuer, unbekannter Pfade zum Ziel.

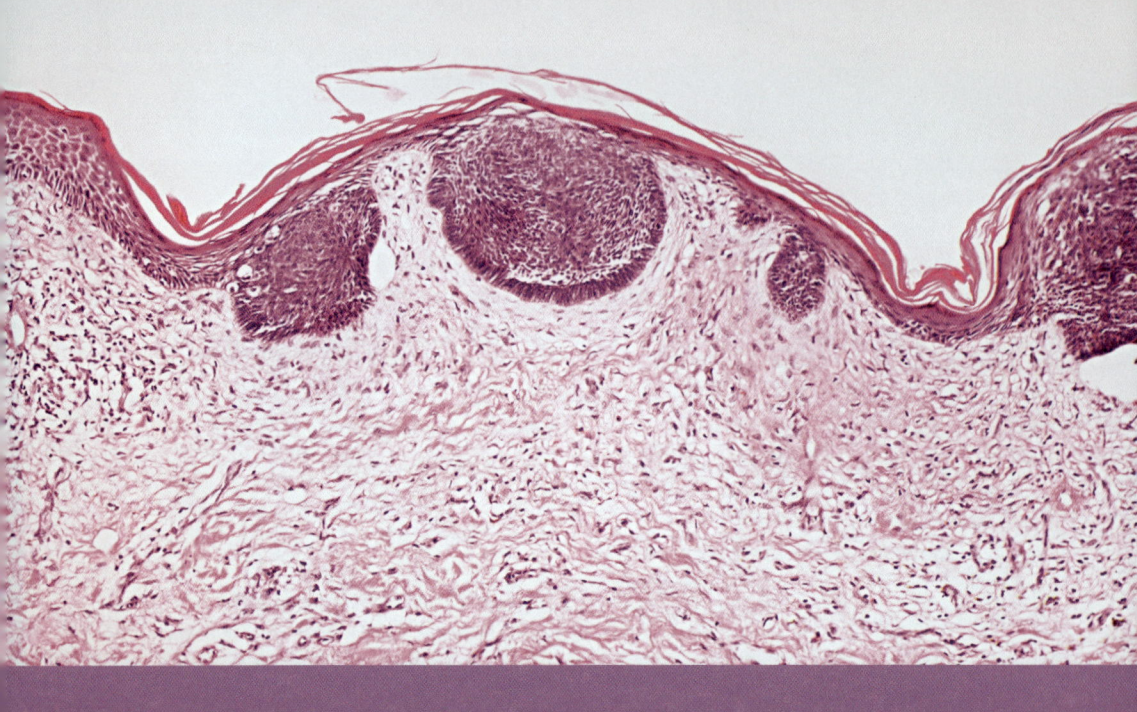

Der Stoffwechsel der Krebszelle

ALS SICH VOR VIELEN MILLIONEN Jahren Leben auf der Erde entwickelte, herrschten ganz andere Bedingungen als heute. Die Atmosphäre war noch nicht mit Sauerstoff angereichert und ließ daher kein Leben in der Form zu, wie wir es heute kennen. Die einzige zur Verfügung stehende Energiequelle waren chemische Verbindungen; mit ihrer Hilfe konnten Mikroorganismen Energie freisetzen. Diese Art der sauerstoffunabhängigen Energiegewinnung bezeichnet man als Vergärung. In ökologischen Nischen, wie heißen, schwefelhaltigen Quellen, nutzen auch heute noch Mikroorganismen diese Art der Energiegewinnung. Und auch Pflanzen können bei einem Sauerstoffmangel auf diesen Stoffwechselprozess zurückgreifen.

SAUERSTOFF FÜLLT DIE ATMOSPHÄRE

Schließlich gelang es ersten Bakterien mithilfe der Photosynthese, die im Sonnenlicht enthaltene Energie zu nutzen und Wasser zu spalten. Der dabei gebildete Wasserstoff wurde in Form von Zuckermolekülen gespeichert und als Energiequelle verwendet. Bei der Wasserspaltung entstand neben dem genutzten Wasserstoff das »Abfallprodukt« Sauerstoff. Die urzeitlichen Bakterien produzierten mit der Zeit so viel davon, dass sich zunächst die Meere, schließlich aber auch die Atmosphäre mit diesem Gas anreicherte. Erst jetzt konnten sich Mikroorganismen und letztendlich auch größere Lebewesen entwickeln, die in der Nahrung gespeicherte Energie mithilfe von Sauerstoff nutzen: Der Wasserstoff wird vom Kohlenstoff getrennt und in einer Art körpereigener Brennstoffzelle, den Mitochondrien, zu Wasser oxidiert. Dabei wird die in Form von Kohlenwasserstoffverbindungen gespeicherte Energie wieder freigesetzt und es werden die Abfallprodukte Wasser und Kohlendioxid gebildet. Diesen Prozess der Energiegewinnung bezeichnet man als Verbrennung.

EINE MISCHFORM ENTSTEHT

Eine Zeit lang existierten vergärende und verbrennende Mikroorganismen nebeneinander her. Im Laufe der Zeit jedoch verschmolzen die beiden unterschiedlichen Lebensformen. Es bildete sich eine Mischform aus einer vergärenden Urzelle (Archaea) und einem verbrennenden Bakterium (Mitochondrium). Die Urzelle der höheren Lebewesen war entstanden. Noch heute trägt jede einzelne Zelle des menschlichen Organismus diese »geschluckten« Urbakterien in sich – und damit auch gleichzeitig beide Möglichkeiten der Energieversorgung:
- die sauerstoffabhängige (aerobe) Energiefreisetzung durch Verbrennung in den Mitochondrien (siehe Kasten).
- sowie die sauerstoffunabhängige (anaerobe) Energiefreisetzung durch Vergärung und Bildung von Milchsäure.

SAUERSTOFF IST LEBEN

An der Art der Energiegewinnung hat sich bis heute kaum etwas geändert: Der Mensch nimmt die durch die Pflanzen gespeicherte Sonnenenergie in Form von Nahrung wieder auf und spaltet sie in ihre kleinsten Bestandteile. Diese verwendet der Organismus entweder sofort zur eigenen Energieversorgung oder lagert sie für später ein.

Mitochondrien: unsere Kraftwerke

Die Hauptenergielieferanten der meisten Zelltypen unseres Körpers sind die Mitochondrien. Sie funktionieren im Prinzip wie kleine Brennstoffzellen: Indem sie Wasserstoff mithilfe von Sauerstoff zu Wasser verbrennen, setzen sie Energie frei. Die Verbrennung ist eine äußerst effektive Form der Energiefreisetzung, weil sie die Brennstoffe vollständig verstoffwechselt und damit den größtmöglichen Energiegewinn erzielen kann. Daher wird der überwiegende Teil der Energie, die für die Aufrechterhaltung unserer lebensnotwendigen Körperfunktionen benötigt wird, auf diese effiziente Art freigesetzt.

Rund um die Uhr laufen unzählige Stoffwechselaktivitäten im Körper ab. Denn damit die Zellen mithilfe der Mitochondrien ausreichend Energie freisetzen können, brauchen sie Sauerstoff – und zwar ununterbrochen. Aus diesem Grund müssen wir ständig ein- und ausatmen. Ohne Atemluft würde der Körper bereits nach wenigen Minuten zusammenbrechen und wie eine Flamme unter einem Glas ersticken. Doch auch wenn wir beschleunigt atmen und viel Sauerstoff in die Lungen pumpen (Hyperventilation), kann es im Körper zu einer kurzfristigen Sauerstoffunterversorgung kommen. Dies ist zum Beispiel der Fall, wenn wir sehr schnell rennen und nicht ausreichend Sauerstoff in unsere Muskulatur gelangt. Die Muskeln benötigen dann einfach mehr Energie, als über die Verbrennung freigesetzt werden kann, Sauerstoff ist damit der begrenzende Faktor.

Turbogang für die Flucht

Über viele Jahrtausende jedoch mussten unsere Vorfahren genau mit dieser Situation fertig werden: Mussten sie zum Beispiel vor Tieren wegrennen oder kämpfen, waren sie in einer lebensbedrohenden Situation, bei der Sauerstoff nur begrenzt zur Verfügung stand. Diese Einschränkung wurde mit einem Trick zumindest teilweise überwunden: Sobald die Muskelzelle nicht genügend oder keinen Sauerstoff mehr zur Verfügung hatte und dadurch ihre Leistung beeinträchtigt wurde, schaltete sich das Notprogramm »Vergärung« ein. Diese sauerstoffunabhängige Energiegewinnung war sozusagen ein Turbogang, der zusätzliche Reserven bereitstellte. Sofort stand den Zellen neue Energie zur Verfügung und ließ die Muskeln weitere Höchstleistungen erbringen. Diese Dualität der Energiegewinnung haben sich unsere Zellen bis heute erhalten.

Abfallprodukt Milchsäure

Beim Vergärungsprozess entsteht Milchsäure, die von der Muskelzelle über die Blutbahn in

---

AUS DER FORSCHUNG

Unterschied der Energiegewinnung in einer Tumorzelle und einer Krebszelle

In gutartigen Tumorzellen (TKTL1-negative Tumorzellen) wird der Zucker aus der Nahrung verbrannt. In TKTL1-positiven Tumorzellen (= Krebszellen) ist die Verbrennung in den Mitochondrien abgeschaltet und die Vergärung über das TKTL1-Enzym angeschaltet. Durch die Vergärung stellt die Krebszelle aus Zucker Milchsäure her, die Angriffe des Immunsystems abwehrt und zugleich das umgebende Gewebe auflöst. Dadurch beginnen Krebszellen zu streuen.

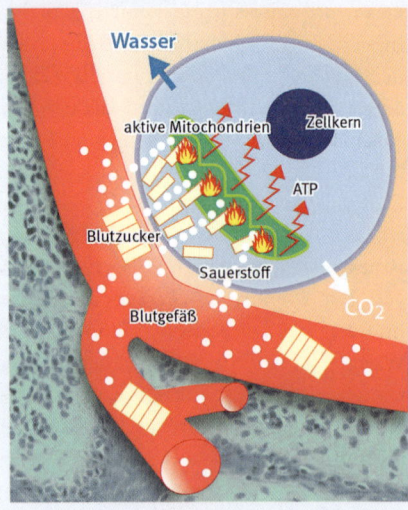

Verbrennungsprozess mit Sauerstoff

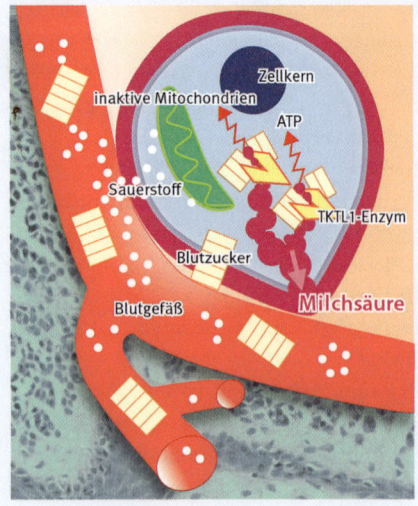

Vergärungsprozess ohne Sauerstoff

die Leber gelangt. Dort wird sie unter Energieaufwand wieder zu Glukose (Zucker) umgebaut, erneut dem Blutstrom zugeführt und schließlich zum Muskel zurücktransportiert. Solange die Flucht- oder Kampfsituation besteht, führt die Muskulatur diese Mischform aus Verbrennung und Vergärung der Glukose durch. Sobald die Muskeln zur Ruhe kommen und wieder ausreichend Sauerstoff zur Verfügung steht, wird die Vergärungsreaktion gestoppt. Die Zellen verbrennen die Energie dann wieder wie gewohnt. Die Folgen einer Muskelübersäuerung haben Sie übrigens sicher schon einmal am eigenen Leib gespürt: Wenn Sie im anaeroben Bereich trainieren (hohe Bewegungsfrequenz oder großer Krafteinsatz), löst die bei der Vergärung anfallende Milchsäure gemeinsam mit Mikroverletzungen der Muskelfasern den sogenannten Muskelkater aus.

1:0 FÜR GLUKOSE

In allen Situationen, in denen große Mengen an Kraft freigesetzt werden müssen, ist Glukose die ideale Energieform. Sie hat gegenüber Fett (dem anderen wichtigen Energieträger) den wesentlichen Vorteil, dass die Zelle die enthaltene Energie sowohl durch Verbrennung als auch durch Vergärung nutzen kann. Fettsäuren dagegen können nur verbrannt werden, wenn ausreichend Sauerstoff dafür vorhanden ist. Aus diesem Grund empfehlen Sportwissenschaftler, beim Ausdauertraining zur Gewichtsreduktion immer im aeroben Bereich zu trainieren, die Muskeln also stets ausreichend mit Sauerstoff zu versorgen (langsames Tempo). Nur dann schmilzt das Fett.

Für unsere Vorfahren war es (über)lebenswichtig, beide Formen der Energiespeicher ständig aufzufüllen: mit Glukose für die schnelle Energieversorgung (vor allem in Notfällen) und mit Fett für eine langfristige.

AUCH KREBSZELLEN VERGÄREN

Renommierte Wissenschaftler aus aller Welt stellten im Rahmen ihrer Forschungsarbeiten immer wieder eine erhöhte Milchsäurekonzentration in der Umgebung von Krebszellen fest. Daraus folgerten sie schon früh, dass Krebszellen einen anderen Stoffwechsel durchführen als gesunde Zellen. Doch obwohl der deutsche Nobelpreisträger Otto Heinrich Warburg (1883–1970) bereits 1924 die Vergärung in Krebszellen beobachtete und als eigentliche Ursache für Krebs benannte, maß man dem bisher kaum Bedeutung zu.

DIE THESE VON OTTO HEINRICH WARBURG

Otto Heinrich Warburg, Gründer und Direktor des Kaiser-Wilhelm-Instituts für Zellphysiologie in Berlin (ab 1953 Max-Planck-Institut für Zellphysiologie) wurde 1931 für »die Entdeckung der Natur und der Funktion des Atmungsferments« mit dem Nobelpreis für Medizin ausgezeichnet. Die nach ihm benannte Warburg-Hypothese wurde in jüngster Zeit immer wieder bestätigt: Warburg hatte entdeckt, dass Krebszellen Glukose nicht zu Wasser und Kohlendioxid verbrennen, sondern zu Milchsäure vergären, obwohl genug Sauerstoff für die normale Verbrennung vorhanden war. Daraus leitete er bereits 1924 die Hypothese ab, dass eine Störung in der Mitochondrien-Funktion und die Energiefreisetzung über Vergärung der eigentliche Grund dafür sei, dass im Körper Krebszellen entstehen.

Warburg zeigte auch, dass bestimmte gesunde Gewebe, wie die Zellen der Netzhaut und der Hoden, ebenfalls eine Vergärung von Glukose zu Milchsäure durchführen – selbst wenn genügend Sauerstoff zur Verfügung steht. Ein Beweis dafür, dass es auch im gesunden Gewebe zwei verschiedene Vergärungsstoffwechsel gibt.

VERGÄRUNG IST NICHT GLEICH VERGÄRUNG

Zurück zur Krebszelle. Die Vergärung in diesen entarteten Zellen unterscheidet sich grundlegend von der in Muskel- und Embryogewebe. Im Gegensatz zu diesen bevorzugt die Krebszelle – wie Netzhaut, Hoden und Nerven – nämlich auch bei ausreichend vorhandenem Sauerstoff die Vergärung zur Energiegewinnung; dadurch schützt sie sich vor gefährlichen Sauerstoffradikalen (ROS; reactive oxygen species). Die Vergärung verläuft zudem über einen anderen Stoffwechselweg als in Muskelgeweben; identisch ist nur das Endprodukt: Milchsäure. Vor der Entdeckung des TKTL1-Gens kannte man diesen »anderen« Weg des Vergärungsstoffwechsels nicht. Deshalb folgerte man, dass die Milchsäure von Krebszellen nur über den sogenannten Embden-Meyerhof-Weg gebildet würde. Bei diesem wird Zucker in zwei Teile gespalten, nach einer Reihe von chemischen Reaktionen spaltet sich Wasserstoff ab, der wiederum in den Mitochondrien verbrannt wird. Dadurch wird Energie freigesetzt. Steht nicht genug Sauerstoff zur Verfügung, schalten die Zellen auf Vergärung, als Abfallprodukt entsteht Milchsäure. Ist wieder Sauerstoff vorhanden, wird wieder wie gewohnt verbrannt.

Dass es sich bei dieser These um einen fatalen Irrtum handelte, zeigte sich erst mit der Entdeckung des TKTL1-Enzyms. Nun konnte ein weiterer Weg identifiziert werden, bei dem im Körper ebenfalls unabhängig von Sauerstoff Milchsäure gebildet wird: der Pentosephosphat-Weg. Auf diesem Weg wird Zucker um-, aber auch abgebaut. Weil die Vergärung auf diesem Wege sowohl in An- als auch in Abwesenheit von Sauerstoff durchgeführt wird (also nicht durch Sauerstoff unterdrückt wird), stellt sie keine Notfallreaktion dar; sie ist ein gezielt ausgewählter Weg der Energiefreisetzung – in gesunden Zellen (zum Beispiel Netzhaut, Hoden und Nervenzellen) und in Krebszellen. Im Gegensatz zur Energiefreisetzung in Mitochondrien bietet die Vergärung mithilfe von TKTL1 und dem Pentosephosphat-Weg den großen Vorteil, dass keine schädlichen Sauerstoffradikale (ROS) gebildet werden.

Milchsäure in Krebszellen

Aktuelle Versuche bestätigen eindrucksvoll, dass in Krebszellen die Milchsäure unter Beteiligung der TKTL1-Transketolase und des Pentosephosphat-Wegs produziert wird. Die Milchsäureproduktion im Muskelgewebe bei Abwesenheit von Sauerstoff verläuft dagegen über den Embden-Meyerhof-Weg; sie wird nur als Notfallreaktion bei Sauerstoffmangel durchgeführt. Die Zugabe von Sauerstoff unterdrückt im Muskelgewebe die Vergärung sofort, um mehr Energie über die Verbrennung freisetzen zu können. In Krebszellen dagegen wird sie durch Sauerstoff nicht unterdrückt, weil Krebszellen durch diese Form der Vergärung Vorteile haben (etwa Hemmung des Immunsystems).

VERGÄRENDE KREBSZELLEN KÖNNEN OHNE SAUERSTOFF WACHSEN

Sauerstoff ist oftmals der beschränkende Faktor des Wachstums. Es besteht bereits dann eine gefährliche Sauerstoffunterversorgung, wenn die Zelle nur einen zehntel Millimeter von einer Sauerstoff transportierenden Kapillare (kleines Blutgefäß) entfernt liegt. Kein Wunder also, dass schon für kleine Tumoren die Sauerstoffversorgung von den Blutgefäßen abgewandten, im Inneren des Tumors liegenden Tumorzellen ein großes Problem darstellt. Leider stirbt jedoch das im Inneren liegende Gewebe bei Sauerstoffmangel nicht wie bisher vermutet komplett ab. Es schaltet stattdessen seine Energieversorgung auf die vom energetischen Standpunkt zwar weniger ergiebige, dafür aber sauerstoffunabhängige Vergärung um: die Vergärung über das TKTL1-Gen. Dadurch verschaffen sich die betroffenen Tumorzellen nicht nur einen Vorteil gegenüber ihren noch sauerstoffabhängigen »Verwandten«; im Inneren des Tumors sind damit auch bösartig wachsende Krebszellen entstanden, die aufgrund der gebildeten Milchsäure invasiv sind. Das Krebsgeschwür wird dadurch zunehmend aggressiver, beginnt invasiv zu wachsen und zu streuen (siehe auch Seite 30).

Die Größe allein ist nicht entscheidend

Es gibt sehr große gutartige Tumoren, die noch nicht gestreut haben, obwohl sie zuweilen ein Gewicht von drei bis vier Kilogramm erreichen. Auf der anderen Seite können bereits sehr kleine, bösartige Tumoren streuen. Die Größe allein entscheidet demnach nicht über die Aggressivität. Die verdrängend und damit lokal begrenzt wachsenden Tumoren stellen nicht das eigentliche medizinische Problem dar. Die wuchernden Tumoren werden erst dann lebensbedrohlich, wenn sie ihren Stoffwechsel verändern und zu invasiv wachsenden Krebsgeschwüren werden, die in gesundes Gewebe eindringen und Metastasen bilden. Durch die Entdeckung des TKTL1-Gens und seiner Bedeutung für die Vergärung konnte erstmals die Bedeutung des Warburg-Effekts für Krebs aufgeklärt werden (siehe Seite 27). Als bisher fehlendes Puzzlestück löst es den scheinbaren Widerspruch zwischen Warburgs Hypothese von der Mitochondrien-Störung und dem Anschalten der Vergärung und der

aktuellen Lehrmeinung zur Entstehung von Krebs als Folge von DNA-Mutationen auf. Beide Theorien sind kein Widerspruch, sondern ein Bestandteil des Gesamtmechanismus der Entstehung einer Krebszelle. Besonders deutlich wird dabei die Bedeutung des Warburg-Effektes für die Entstehung von Krebs, wenn Sie sich die damit einhergehenden Vorteile für eine Krebszelle verdeutlichen.

SCHUTZ FÜR DIE KREBSZELLE

Krebszellen entstehen zum einen als Folge von Mutationen in Genen, die beispielsweise das Wachstum und Absterben von Zellen steuern. Die unkontrolliert wachsenden entarteten Zellen gewinnen ihre Energie zunächst – genau wie die meisten gesunden Zellen – über aktive Mitochondrien: Sie verbrennen Wasserstoff zu Wasser. Durch weitere Mutationen, die diese Verbrennung ab- und die Vergärung über das TKTL1-Enzym anschalten, entstehen daraus Krebszellen, die den Zucker nicht verbrennen, sondern ihn nur bis zum Endprodukt Milchsäure vergären – auch wenn Sauerstoff für eine Verbrennung vorhanden ist. Auf den ersten Blick erscheint dies wenig sinnvoll, da die Vergärung von Glukose energetisch nicht sehr effektiv ist und gleichzeitig sehr viel Energie in Form von Milchsäure ungenutzt bleibt. Die Krebszelle macht sich dieses scheinbare Manko jedoch zunutze und verwendet Milchsäure zugleich als Schwert und Schutzschild. Denn die abgegebene Milchsäure blockiert den Angriff der sogenannten natürlichen Killerzellen (NK-Zellen) und hemmt so das Immunsystem. Der Grund: Durch die Milchsäure verändert sich das unmittelbare Umfeld der Krebszelle in ein extrem saures Milieu. Dieser »künstlich« aufgebaute, saure pH-Wert (bis zu pH 2) hindert die Immunzellen daran, die Krebszellen aktiv anzugreifen. Die Milchsäure umgibt die Krebszelle also wie ein Schutzschild, an dem eindringende Immunzellen abprallen – und hebelt damit unser sonst so schlagkräftiges Immunsystem einfach aus.

DIE MILCHSÄURE ZERSTÖRT DEN ZELLVERBAND

Menschliches Gewebe besteht nicht einfach nur aus einem lose zusammengewürfelten Zellhaufen, sondern ist durch ausgeklügelte Zell-Zell-Kontakte fest miteinander verbunden. Die einzelnen Zellen dieses Verbandes stehen zudem ständig eng miteinander in Verbindung und können auf diese Weise auf schnellstem Wege Informationen austauschen.

Die von einer Krebszelle ausgeschüttete Milchsäure zerstört diese Zell-Zell-Kontakte: Der Gewebeverband wird dadurch zunehmend auseinandergebrochen und schließlich sogar ganz aufgelöst (Matrixdegradation). Darüber hinaus schädigt auch die massive Veränderung des pH-Werts in der unmittelbaren Umgebung der Krebszellen die benachbarten gesunden Zellen dramatisch und löst letztendlich sogar deren programmierten Zelltod aus (siehe auch Seite 14). Vereinfacht ausgedrückt treibt die vergärende Krebszelle ihre gesunden Nachbarzellen mithilfe der Milchsäure in den »freiwilligen« Selbstmord. Das Fatale dabei: Da bei der Krebszelle dieser Auslöser für den Zelltod durch eine Mutation (p53) funktionslos ist, ist sie selbst absolut immun gegenüber dem von ihr ausgelösten Zerstörungsprogramm. Ein perfider »Trick«: Denn indem sie ihre Umgebung durch eine hohe Milchsäureproduktion einfach auflöst, kann sich die Krebszelle praktisch ungestört den Weg durch das gesunde Gewebe bahnen, um neue Territorien zu erobern. Dieses Verhalten bezeichnet man als invasives Wachstumsverhalten einer malignen

Tumorzelle. Die Krebszelle kann sich nun ohne lokale Begrenzungen im Körper ausbreiten und Metastasen bilden. Studien haben gezeigt, dass die Wahrscheinlichkeit einer Metastasenbildung umso größer ist, je höher die Milchsäureproduktion eines Tumors ist.

METASTASENBILDUNG

Stellen Sie sich vor, Krebszellen lösen sich vom Ursprungstumor (Primärtumor) ab. Sie verschaffen sich zunächst Platz, indem sie mithilfe der Milchsäure die umliegenden gesunden Zellen zerstören. Anschließend versuchen sie, sich bis zu einem Lymph- oder Blutgefäß »durchzuarbeiten«. Stoßen die Krebszellen auf ein Blutgefäß oder Lymphgefäß, durchwandern sie die Gefäßwand und nutzen die Blut- oder Lymphbahn, um sich weiter zu verbreiten: Es bilden sich Lymphknoten- oder Fernmetastasen in soliden Geweben wie in Leber oder Gehirn. Am Ziel angekommen, durchwandern die Krebszellen abermals die Gefäßwand, um auch in ihrem neuen Besiedelungsgebiet die Zell-Zell-Kontakte der gesunden Zellen aufzulösen, sich zu teilen und wieder raumgreifend zu wachsen. Nicht einmal die harten Knochenstrukturen sind gegen dieses invasive Wachstum gewappnet. Die Milchsäure der Krebszelle löst das Knochengewebe ebenso auf wie andere Zellen.

VERGÄRUNGSSTOFFWECHSEL BLOCKIERT DIE KREBSTHERAPIE

Krebszellen weisen oft eine enorm hohe Teilungsrate auf. Das Prinzip der Chemo- und Strahlentherapie versucht sich genau diesen Umstand zunutze zu machen und Zellen in der Wachstumsphase tödlich zu treffen. Allerdings werden die durch die Bestrahlung gebildeten Radikale durch die Stoffwechselprodukte der Vergärung in Krebszellen neutralisiert, sodass in der Krebszelle nicht der programmierte Zelltod ausgelöst werden kann. Auch die toxischen Wirkstoffe der Chemotherapien lösen nicht den gewünschten Tod der Krebszelle aus, da die Vergärung zu einer Abschaltung der Mitochondrien und damit zu einer Blockade des Selbstzerstörungsprogramms führt. Das gelingt nur bei Tumorzellen, die nicht vergären und nicht invasiv sind.

WAS BEWIRKT EINE STRAHLENTHERAPIE?

Während der Bestrahlung mit Gammastrahlen (Röntgenstrahlen) entstehen im Zielgewebe Radikale, die zu Veränderungen der DNA und damit zum Absterben der bestrahlten Zellen führen. Zwar versucht man bei einer lokal begrenzten Bestrahlung, möglichst wenig gesunde Zellen, dafür aber umso mehr Krebszellen zu zerstören. Weil die Röntgenstrahlen auf ihrem Weg zu den Krebszellen aber auch gesundes Gewebe durchstrahlen, werden immer auch »normale« Zellen geschädigt.

Doch während gesunde Zellen und gutartige Tumorzellen unter der radioaktiven Bestrahlung absterben, entgeht die vergärende Krebszelle dem Zelltod. Der Grund: Die Aktivierung des Pentosephosphat-Wegs (siehe Seite 28) in der Krebszelle verhindert, dass der programmierte Zelltod ausgelöst wird. Denn sobald der Stoffwechsel umschaltet, entsteht als Nebenprodukt NADPH. Diese Wasserstoffverbindung reduziert Glutathion, eines der wichtigsten körpereigenen Antioxidanzien, das die Zellen vor Schäden durch Radikale (aggressive Sauerstoffmoleküle) und Oxidation schützt. Mit dem Glutathion wird auch das aus den Mitochondrien freigesetzte Cytochrom c reduziert, was wiederum die Auslösung des programmierten Zelltodes unterdrückt. So verliert die vergärende Krebszelle die Fähigkeit, sich selbst zu zerstören. Das Ergebnis dieses Prozes-

AUS DER FORSCHUNG

Blockade des TKTL1-Gens

In einer 2009 publizierten Studie des Deutschen Krebsforschungszentrums in Heidelberg wurde die Rolle des TKTL1-Gens bei Krebszellen untersucht: Hemmte man das TKTL1-Gen, indem man die Bildung des TKTL1-Proteins blockierte, führte dies auch zu einer Hemmung der Glukoseaufnahme und Milchsäureproduktion. Gleichzeitig wurde das Wachstum der Krebszellen verlangsamt und die Zellteilung gehemmt; die Krebszellen reagierten zudem deutlich empfindlicher auf Radikale und Zelltod auslösende Therapien. Des Weiteren konnte gezeigt werden, dass die Hemmung des TKTL1-Gens die Invasivität der Krebszellen reduziert und das Wachstum von Tumoren einschränkt. Die Ergebnisse beweisen auf eindrucksvolle Weise, wie wichtig die Rolle des TKTL1-Gens für Krebs ist. Sie zeigen zudem, dass seine Hemmung eine vielversprechende Strategie darstellt, die Resistenz vergärender Krebszellen gegenüber Chemo- und Strahlentherapie zu durchbrechen.

ses: Krebszellen sind deutlich resistenter gegenüber einer Bestrahlung als gesunde Zellen. Hinzu kommt: Bei der Vergärung entsteht neben Milchsäure auch das Stoffwechselprodukt Pyruvat, das die durch die Bestrahlung gebildeten Radikale sehr effizient neutralisiert. Gemeinsam mit dem gleichzeitig verhinderten Selbstzerstörungsprogramm führt dies dazu, dass die Resistenz der Krebszellen zunehmend steigt. Vereinfacht gesagt bringt die Strahlentherapie also genau das Gegenteil dessen, was man erreichen möchte: Während gesundes Gewebe und »harmloseres« Tumorgewebe absterben, überleben die aggressiven Krebszellen. Setzen Tumorzellen dagegen ihre Energie weiterhin über die Form der Verbrennung in den Mitochondrien frei, sterben sie durch Bestrahlung leichter ab. Denn sie können weder Glutathion noch Pyruvat zu ihrem Schutz bilden. Im Gegensatz zu einem Krebsgeschwür, das aus vergärenden Krebszellen besteht, lassen sich Tumoren aus verbrennenden Tumorzellen daher mithilfe radioaktiver Bestrahlung therapieren.

RESISTENZ GEGEN CHEMOTHERAPIE

Besonders bitter für Krebspatienten ist, dass die vergärende Krebszelle sich denselben Mechanismus auch bei einer Chemotherapie zunutze macht – das konnte eine Forschergruppe in den USA bereits 2005 nachweisen. Gleichzeitig konnten die Wissenschaftler jedoch zeigen, dass ein Entzug von Glukose die aggressiven Krebszellen zum Absterben bringt – ein wichtiger Ansatzpunkt bei der Krebsbehandlung.

AGGRESSIONSMOTOR ZUCKER

Neu entstehende Tumor- oder Krebszellen können wie die meisten gesunden Zellen zunächst zwischen der Energiegewinnung durch Verbrennung und Vergärung hin- und herschalten. Erst wenn sie ununterbrochen genug Zucker zur Verfügung haben, verlieren sie die

AUS DER FORSCHUNG

Unterschiedliche Energiefreisetzung

Solange Tumorzellen ausreichend mit Sauerstoff versorgt werden und »normal« verstoffwechseln, sind sie gutartig und stellen in der Regel keine lebensbedrohliche Form dar (oben). Erst wenn sie auf Vergärung umstellen, werden sie invasiv: Es entwickelt sich Krebs, der streut (unten).

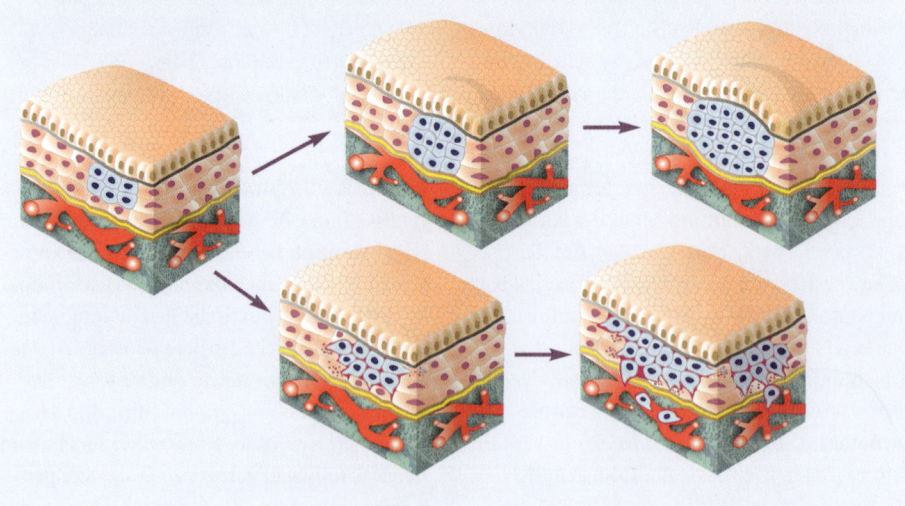

Fähigkeit, die Verbrennung wieder zu aktivieren. Ab dann sind sie völlig abhängig von Zucker; er ist nun ihre einzige Energiequelle. Und die Krebszelle nutzt die Vorteile der Vergärung, um sich effektiv gegen bisher gängige Therapien zu schützen. Doch neben aller Raffinesse weist dieser Mechanismus einen großen Schwachpunkt auf – und genau diesen können Sie sich zunutze machen: Die Krebszelle hat einen extrem hohen Glukosebedarf. Nur wenn ihr genügend Zucker zur Verfügung steht, kann sie vergären und sich mit Energie versorgen. Weil die Vergärung in Bezug auf die Energieausbeute aber weitaus weniger effizient ist als die Verbrennung, muss die Krebszelle etwa das 20- bis 30fache an Glukose aufnehmen. Dadurch entsteht eine direkte Abhängigkeit der Krebszelle von ihrem Hauptenergielieferant Zucker.

EIN NEUER THERAPIEANSATZ

Beim Versuch, die Krebszellen mittels Bestrahlung oder Chemotherapie abzutöten, verschafft man den vergärenden Krebszellen einen klaren Vorteil. Während die verbrennenden Zellen durch diese Behandlung absterben, können sich die vergärenden ungehindert räumlich ausdehnen – zumal sie nun die Energie liefernde Glukose nicht mehr mit den anderen Zellen teilen müssen. Mit jeder weiteren Strahlen- oder Chemotherapie wird das Mengenverhältnis zu Gunsten der vergärenden Krebszellen verschoben; zum Schluss bleiben nur noch vergärende Krebszellen übrig. Mit fatalen Folgen: Es liegt nun ein Krebsgeschwür vor, das sowohl gegen Angriffe des Immunsystems als auch gegen gängige Therapien geschützt ist.

Konsequente Glukosereduktion

Doch die aggressiven Krebszellen können nur dann überleben, wenn ausreichend Glukose für eine Vergärung zur Verfügung steht. Wenn also

---

INFO

Vergärende Tumoren

Durch die Vergärung von Zucker sind Krebszellen in der Lage,
- mithilfe der gebildeten Milchsäure ein Schutzschild gegen das sie angreifende Immunsystem aufzubauen.
- unabhängig von der Sauerstoffversorgung zu wachsen.
- mithilfe der Milchsäure benachbartes Gewebe aufzulösen, invasiv zu wachsen und zu metastasieren.
- gegen Radikale bildende Therapien wie Strahlentherapie resistent zu werden.
- eine Resistenz gegen Therapien zu entwickeln, die normalerweise den Zelltod auslösen (Chemotherapien).

---

gängige Therapien mit einer entsprechenden Ernährungsumstellung kombiniert werden, die die Glukosezufuhr stark reduziert, lässt sich der Krebs wieder sensibilisieren und im besten Fall sogar »aushungern«. Denn wenn man die Vergärung hemmt, sind die Krebszellen gezwungen, wieder auf die Verbrennung umzustellen und die Mitochondrien erneut zu aktivieren. Eine »junge« Krebszelle kann, wenn der Zuckernachschub ausbleibt, den Schalter wieder auf die oxidative Energiegewinnung (Mitochondrien) umlegen und auf diese Weise überleben; sie ist dann empfänglich für die gängigen Therapien.

Kann sich eine Krebszelle dagegen über einen langen Zeitraum darauf verlassen, immer genug Zucker zu bekommen, verliert sie allmählich die Fähigkeit, die Mitochondrien im Notfall wieder anschalten zu können. Sie stirbt dann bei einem konsequenten Glukosemangel ab.

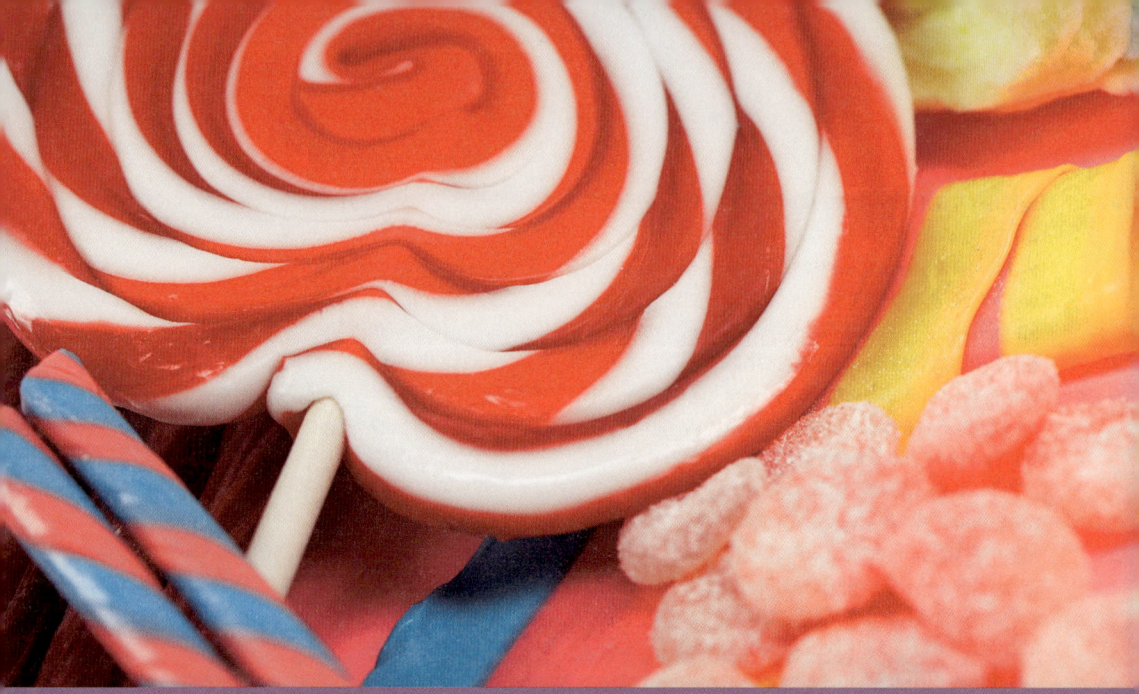

Zucker: Nahrungsgrundlage der Krebszellen

SICHERLICH IST DIE ERKENNTNIS, dass Zucker nicht besonders gesund ist, keine große Neuigkeit für Sie. Zahnärzte schlagen seit Jahren Alarm, dass die süße Kost – vor allem aber auch zuckerhaltige Getränke – die Zahnsubstanz zerstören. Schließlich sind sie die Nahrungsgrundlage der säurebildenden Bakterien in der Mundhöhle. Leicht zu verstehen, dass wir daher zum Schutz unserer Zähne auf Süßigkeiten verzichten sollten. Doch nur wenigen ist bewusst, dass wir Zucker nicht nur in Form von Haushaltszucker zu uns nehmen. Auch alle kohlenhydrathaltigen Lebensmittel (wie Kartoffeln, Nudeln und Brot) baut der Körper zu Zucker (Glukose) um; Nudeln beispielsweise werden zu rund 80 Prozent zu Zucker gespalten. Doch die Menge an Kohlenhydraten (und damit an Glukose), die jeder täglich zu sich nimmt, hat nicht nur Einfluss auf den Zustand der Zähne, sondern auch katastrophale Folgen für den gesamten Stoffwechsel.

ENERGIETRÄGER GLUKOSE

Glukose spielt im menschlichen Stoffwechsel eine zentrale Rolle, da sie sowohl verbrannt als auch vergoren werden kann, was bei der Energiegewinnung einen großen Vorteil bietet (siehe auch Seite 26). Ob Zellen Glukose oder Fette und Ketonkörper (Nebenprodukt der Fettverbrennung in den Leberzellen bei niedrigem Blutzuckerspiegel) als Energielieferant verwenden, hängt sowohl von ihrer Funktion im Organismus als auch von der Ernährungsweise ab. Nerven- und Gehirnzellen beispielsweise bevorzugen Glukose als Energielieferant. Sie benötigen sogar eine gewisse Menge davon, um funktionstüchtig zu bleiben. Wenn Sie zu wenig Glukose über die Nahrung aufnehmen, decken zunächst die körpereigenen Glykogenspeicher in Leber und Muskeln den Bedarf (Glykogen ist die Speicherform der Glukose im Körper). Erst wenn auch dieser Vorrat zur Neige geht, stellt der Stoffwechsel auf ein Sparprogramm um. Dazu reduzieren alle Zellen, die nicht unbedingt Glukose benötigen, ihren Verbrauch und stellen die Verwendung letzlich sogar ganz ein. Die kostbare Glukose steht nun ausschließlich den Zellen zur Verfügung, die sie unbedingt benötigen. Dabei gibt es eine regelrechte Rangliste, die festlegt, welche Zellen welche Priorität haben. An oberster Stelle stehen zum Beispiel Nerven- und Gehirnzellen.

GLUKOSETRANSPORT IM MENSCHEN

Im menschlichen Körper erfüllt das Blut und die darin gelöste Glukose die Funktion des Wasserbeckens (siehe Beispiel). Die Zellen können dann mit Zuckerpumpen (Glukosetransporter) Zucker aus dem Blut entnehmen. Aufgrund dieses ausgeklügelten Mechanismus werden Zellen mit hoher Priorität auch bei geringer Glukoseverfügbarkeit noch versorgt, wohingegen Zellen mit niedriger Priorität gezwungen werden, auf Fette und körpereigene Ketonkörper als Energiequelle umzuschalten.

ZUCKER: GIFT UND MEDIZIN

Damit alle Zellen stets mit dem lebenswichtigen Energieträger versorgt werden, wird die Glukose über den Blutstrom im Körper verteilt. Für den Fall einer Mangelsituation, wie

BEISPIEL

Die Glukoseverteilung im Körper funktioniert wie ein Bewässerungssystem: An der Seite eines Wasserbeckens befinden sich mehrere Öffnungen, aus denen das Wasser in mehrere Kanäle fließt. Das Besondere ist, dass diese Öffnungen auf unterschiedlicher Höhe angebracht sind.

Angenommen, das Becken ist insgesamt einen Meter hoch und es befinden sich Austrittsöffnungen in 90, 50 und 10 Zentimeter Höhe. Wenn das Becken komplett mit Wasser gefüllt ist, fließt aus allen Öffnungen Wasser in die Bewässerungskanäle. Sinkt der Wasserspiegel im Becken auf 80 Zentimeter, so fließt das Wasser nur noch in die Kanäle, deren Öffnungen darunter liegen. In diesem Fall gibt die Höhe der Öffnung die Priorität vor. Pflanzen, die nur wenig Wasser brauchen, könnte man durch einen Wasserkanal bewässern, dessen Zutrittsöffnung auf 90 Zentimeter liegt. Sie würden nur dann »gegossen«, wenn der Wasserstand im Becken über 90 Zentimeter liegt. Sinkt der Pegel dagegen, wird kein Wasser mehr in den Kanal eingespeist. Pflanzen, die viel Wasser benötigen, würde man daher durch Bewässerungskanäle versorgen, deren Öffnungen auf niedriger Höhe angebracht sind. Auf diese Weise würden diese Pflanzen auch dann noch gewässert, wenn nur noch eine geringere Menge des kühlen Nass im Becken vorhanden wäre. Das Prinzip auf einen Blick: Je höher dabei die Priorität der zu bewässernden Pflanzen ist, desto niedriger ist die Öffnung angebracht, durch die der Kanal mit Wasser gespeist wird.

sie während einer Hungerphase auftreten kann, ist der Körper also perfekt ausgestattet. Für den gegenteiligen Fall – eine Überernährung – sind wir dagegen kaum ausgerüstet. Gefährlich wird es für die Zellen, wenn der Blutzuckerspiegel nach dem Essen schnell und stark ansteigt und dadurch viel Insulin ausgeschüttet wird. Dieses Hormon soll helfen, den Zucker aus dem Blut möglichst schnell in die Zellen zu pumpen. Sind die Zuckerspeicher jedoch schon gefüllt, haben die Zellen damit ein großes Problem: Die hohe Zuckerkonzentration schädigt die empfindlichen Zellstrukturen. Weil die Speicher in der Zelle bereits voll sind, versucht diese zudem so schnell wie möglich, den Zucker in anderer Form zu verwerten. Er wird deshalb in eine nichtreaktive, sichere Energiespeicherform überführt: Fett.

....

BEISPIEL

Bei Gänsen nutzt man das Prinzip der zuckervermittelten Fettbildung bei der Herstellung von Gänsestopfleber rigoros aus. Unter Zwang werden dem Tier immer wieder große Mengen stärkereiches Getreide in den Magen gestopft. Bei der Verdauung wird Glukose freigesetzt, das daraufhin gebildete Insulin beschleunigt die Aufnahme des Blutzuckers in die Fettzellen, insbesondere in der Leber. Dort wird die Glukose in Fett umgewandelt.

Unbewusst kurbeln auch viele Menschen diesen Kreislauf an, indem Sie viele stärke- und zuckerhaltige Lebensmittel essen. Das falsche Ernährungsverhalten schlägt leider jedoch nicht nur auf der Waage zu Buche. Auch die Leber verfettet, was Gesundheit und Wohlbefinden deutlich einschränkt.

....

Ein hoher Blutzuckerspiegel und die damit einhergehende Insulinausschüttung mästen förmlich die Fettzellen. Daher bezeichnen immer mehr Ernährungswissenschaftler und Forscher Insulin auch als Masthormon.

DIE DOSIS MACHT'S

Schon zu Beginn der Neuzeit erkannte der berühmte Arzt Paracelsus (1493–1541): »All Ding' sind Gift und nichts ohn' Gift; allein die Dosis macht, dass ein Ding kein Gift ist.« Das ist auch beim Zucker nicht anders. Im Gegensatz zu Wasser und Salz – zwei anderen lebenswichtigen Stoffen, die in hoher Dosis tödlich wirken – weisen Zuckermoleküle zudem aber auch noch chemische Eigenschaften auf, die zu unerwünschten Reaktionen mit anderen Molekülen der Zelle führen und dadurch die Zellstruktur massiv schädigen. Zucker hat also zwei Gesichter: Auf der einen Seite dient er als Energielieferant und Ausgangssubstanz für die Synthese wichtiger Stoffe. Auf der anderen Seite gehen von einem Glukoseüberschuss Risiken aus, die zu gravierenden Zellschäden und schweren Erkrankungen führen können.

Besonders gefährdete Zellen

Manche Gewebe und Zellen des menschlichen Körpers sind besonders vom Risiko betroffen, das mit einer übermäßig hohen Glukosekonzentration einhergeht. Dabei handelt es sich genau um diejenigen Gewebe, die im Notfall zuerst mit Glukose versorgt werden. Entsprechend bekommen sie auch bei einem Zuckerüberfluss die größte Dosis zugeteilt. Netzhaut (Retina), Nervenzellen (Neuronen) und Blutgefäßzellen (Endothelzellen) sind die ersten »Opfer« eines dauerhaft zu hohen Blutzuckerspiegels. Kommt es über einen langen Zeitraum immer wieder zu hohen Blutzuckerkonzentrationen, führt dies zu chronischen

Diabetes-Schäden wie Retinopathie (diabetesbedingte Netzhautschädigung), Nephropathien (Nierenschädigung), Neuropathie (Nervenerkrankungen aufgrund von Diabetes) und Schäden an den Blutgefäßen. Im schlimmsten Fall führt der ständige Zuckerkonsum zu Blindheit, Nervenschäden, Fußamputationen und Herzinfarkt.

DER KÖRPEREIGENE ENERGIEHAUSHALT

Glukose bietet als Energielieferant den Vorteil der dualen Energiefreisetzung: Der Organismus kann sie also sowohl verbrennen als auch vergären. Dennoch gibt es Zellen und Gewebe im menschlichen Körper, die freiwillig auf Glukose verzichten und ihre Energie selbst dann lieber in Form von Fettsäuren und Ketonkörpern decken, wenn ausreichend Glukose vorhanden ist. Der Grund dafür liegt in der geringen Glukose-Speicherkapazität. Unser Zuckerspeicher (Glykogen) reicht gerade einmal für ein bis zwei Tage – und auch das nur, wenn wir uns kaum bewegen oder arbeiten. Müssen wir körperliche Höchstleistung erbringen, sind die Speicher schon nach zirka 30 Minuten erschöpft. Das reichte über Jahrtausende nicht aus: Damit unsere Vorfahren trotz leerer Glykogenspeicher volle Leistung bringen konnten, um zu jagen, zu kämpfen oder zu flüchten, war es wichtig, auf weitere Energiespeicher zurückgreifen zu können.

NOTRESERVE FETTVERBRENNUNG

Waren die Glykogenspeicher geleert, blieb nur die Fettverbrennung zur Energiefreisetzung übrig. Wer keine Fettreserven besaß, konnte keine Leistung mehr bringen.
Beim Abbau der Fettspeicher werden vor allem Fettsäuren freigesetzt. Nur ein winziger Anteil

INFO

Zurück zu den Wurzeln?

Ein großer Teil der Weltbevölkerung wird heute das erste Mal in der Geschichte nicht mit Hunger und Mangel konfrontiert, sondern mit Überfluss. Jeder einzelne von uns muss dem Rechnung tragen und zu einem Ernährungs- und Lebensstil zurückkehren, der bis ins hohe Alter für Gesundheit und Wohlbefinden sorgt.
Denn unser Körper kann sich nur sehr langsam über viele Generationen hinweg an grundlegende Veränderungen der Nahrungszusammensetzung anpassen. Er ist von den aktuellen Veränderungen komplett überfordert und reagiert darauf mit Symptomen und chronischen Erkrankungen, die zu Recht als Zivilisationskrankheiten bezeichnet werden: Herz-Kreislauf-Erkrankungen, Diabetes, Demenz und natürlich Krebs. Doch keine Sorge: Für eine gesunde Ernährungsweise bedarf es keiner Rückkehr in längst vergangene Zeiten, sondern nur eines konsequenten Umdenkens. Dabei müssen Sie auf (fast) nichts verzichten und können ebenso abwechslungsreich essen wie bisher. Warten Sie nicht, sondern nehmen Sie Ihre Gesundheit selbst in die Hand.

($\frac{1}{16}$) des Fettmoleküls wird in Form von Glycerin frei. Dieses wiederum kann in Glukose umgewandelt und für die Aufrechterhaltung des Blutzuckerspiegels verwendet werden. Die Fettsäuren stehen dem Körper dagegen zur Verbrennung oder zur Bildung von Ketonkörpern (Acetoacetat, Aceton und β-Hydroxybutyrat) zur Verfügung. Letztere wiederum dienen

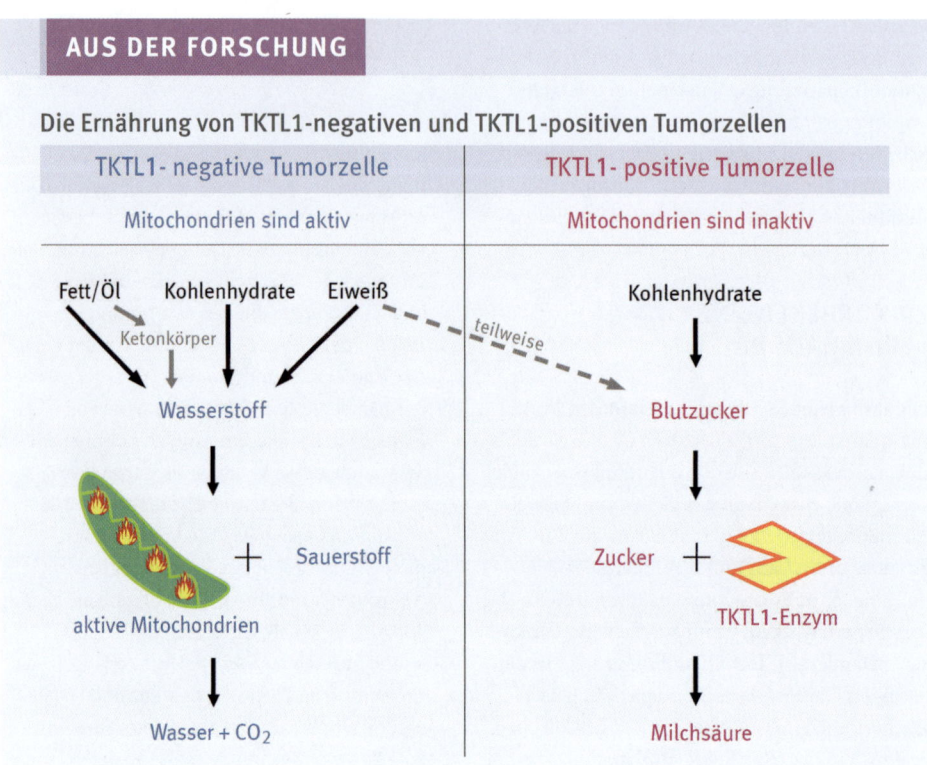

AUS DER FORSCHUNG

Die Ernährung von TKTL1-negativen und TKTL1-positiven Tumorzellen

TKTL1- negative Tumorzelle	TKTL1- positive Tumorzelle
Mitochondrien sind aktiv	Mitochondrien sind inaktiv

Fett/Öl   Kohlenhydrate   Eiweiß   Kohlenhydrate

Ketonkörper

teilweise

Wasserstoff   Blutzucker

+ Sauerstoff   Zucker +

aktive Mitochondrien   TKTL1-Enzym

Wasser + CO_2 Milchsäure

ebenfalls als Energielieferanten für das Gehirn und den Herzmuskel. Im Falle einer Zuckerknappheit kann das Gehirn auf ein Sparprogramm umschalten, bei dem nur die Grundversorgung mit Glukose gedeckt wird und die restliche Energie aus Ketonkörpern stammt.

DAS HERZ IST UNABHÄNGIG VON ZUCKER

Der Herzmuskel benötigt immer große Mengen von Energie. Im Notfall würde die körpereigene Produktion von Zuckermolekülen nicht ausreichen, um seinen enormen Energiebedarf zu decken. Deshalb erwies es sich als sinnvoller Überlebensvorteil, dass sich unser wichtigster Muskel im Laufe der Evolution auf die gut zu bevorratende, glukoseunabhängige Energie-

quelle Fett konzentrierte. Das Herz versorgt sich deshalb auch dann noch mit Energie aus Fettsäuren, Ketonkörpern und Milchsäure, wenn eigentlich genug Glukose vorhanden ist, um den Energiebedarf zu decken.

Genau das ist der Grund, weshalb die Vergärung beim Herz im Gegensatz zu anderen Geweben als Notreaktion im Falle einer Sauerstoffunterversorgung keine Rolle bei der Energiegewinnung spielt. Und so sind die Herzmuskeln aufgrund ihrer »eigenständigen« Energieversorgung auch vor vergärenden Krebszellen geschützt.

Gibt es einen Herzkrebs?

Haben Sie schon einmal davon gehört, dass jemand an Herzkrebs erkrankt oder gar gestorben sei? Nein? Dabei liest und hört man doch allerorten, dass Krebserkrankungen deshalb so zunehmen, weil die Menschen immer älter werden. Und tatsächlich: Die Wahrscheinlichkeit, dass Mutationen in Zellen auftreten und damit Krebs auslösen, nimmt mit dem Alter der Zelle zu. Je älter eine Zelle wird, desto größer ist die Wahrscheinlichkeit, dass Mutationen zu ihrer Entartung führen. Doch kann dies wirklich die steigende Zahl von Krebsfällen erklären?

Am Beispiel des Herzens lässt sich verdeutlichen, dass diese Altersthese so nicht stimmen kann. Das Herz ist dasjenige Organ im menschlichen Körper, das am stärksten auf die Energiefreisetzung durch Verbrennung angewiesen ist und am wenigsten zur Vergärung von Glukose neigt. Dies hat auch zur Folge, dass eine Herzzelle bei akutem Sauerstoffmangel (Herzinfarkt durch Gefäßverschluss) nicht auf die sauerstoffunabhängige Form umschalten kann. Sie geht stattdessen sofort zugrunde. Auch wenn dieser Umstand im akuten Fall tödlich sein kann, so ist die einseitige Art der Energieversorgung langfristig doch von Vorteil. Die Festlegung auf eine sauerstoffabhängige Energiefreisetzung schützt die Herzmuskelzelle nämlich davor, zu einer vergärenden Krebszelle zu mutieren. Zudem können die im Blutstrom zirkulierenden Krebszellen in der Regel nicht in den Herzmuskel einwandern und dort gefährliche Metastasen bilden.

Das Herz schützt sich aktiv vor Krebszellen

Mithilfe der Milchsäurebildung sind metastasierende Krebszellen in der Lage, in das sie umgebene Gewebe zu wuchern und an verschiedensten Stellen im menschlichen Körper Tochterkolonien zu bilden (siehe Seite 30). Im Blut umhertreibende Krebszellen können große Organe wie Gehirn, Leber oder Lunge und selbst feste Strukturen wie Knochen besiedeln. Die losgelösten Krebszellen kommen über den Blutstrom dabei mehrfach auch mit dem Herzmuskel in Kontakt. Trotzdem schaffen sie es in der Regel nicht, den Herzmuskel zu besiedeln. Es gibt allerdings gutartige Tumoren, die mit verdrängendem Wachstum überwiegend auf die Randbereiche des Herzens beschränkt sind. Ein invasiver Krebs jedoch, der vom Herzen ausgeht, ist bisher nicht bekannt.

Daraus lässt sich schließen: Aggressive Krebszellen können nur dann neues Gewebe besiedeln, wenn sie ausreichend Glukose zu Milchsäure vergären können. Im Herzen funktioniert diese Strategie aufgrund der dort stattfindenden Verbrennung und fehlenden Zuckerversorgung nicht; den Krebszellen fehlt schon bald die Nahrungsgrundlage, sie gehen ein und werden vom Immunsystem aufgelöst.

Eine effektive Strategie

Sie sehen: Die These, dass mit zunehmendem Alter der Zellen die Wahrscheinlichkeit von Mutationen zunimmt und damit auch das Krebsrisiko steigt, trifft für das Herz nicht zu. Das Alter allein kann also nicht die entscheidende Rolle bei der Entstehung bösartiger Tumoren spielen. Die einzig schlüssige Erklärung hierfür liegt in der besonderen Energieversorgung der Herzzelle. Die Festlegung auf Verbrennung und damit der Verzicht auf Glukose als Energieträger schützt den Herzmuskel vor Vergärung und somit auch vor Krebs. Diese Strategie des Nachschubstopps können Sie sich mit der neuen Anti-Krebs-Ernährung ebenfalls zunutze machen. Durch gezielten Glukoseentzug zwingen Sie die vergärenden Krebszellen in Ihrem Körper dazu, ihren Verbrennungsstoffwechsel wieder zu aktivieren. Im besten Fall »verhungern« die Krebszellen regelrecht (siehe Seite 33).

KREBS IM TIERREICH

Die momentan vorherrschende Lehrmeinung zu Krebs besagt, dass mit zunehmendem Alter auch die Zahl der Mutationen in einer Zelle zunehmen, wodurch die Krebsrate steigt (siehe Seite 39). Daraus ließe sich folgern, dass Lebewesen mit mehr Zellen auch eine höhere Krebsrate hätten. Je mehr Zellen ein Lebewesen hat, desto größer müsste also die Wahrscheinlichkeit sein, dass es in einer seiner Zellen zu einer Mutation kommt. Im Vergleich zu einer Hausmaus mit einem Körpergewicht von 60 Gramm hätte dementsprechend ein riesiger Blauwal mit seinen 120 Tonnen (also 120.000 kg = 120 Millionen Gramm) aufgrund seiner höheren Zellmasse statistisch gesehen eine zweimillionenfach höhere Krebsrate. Bezieht man darüber hinaus noch die Lebenserwartung von Maus (zwei Jahre) und Wal (50 Jahre) mit ein, so wäre die statistische Wahrscheinlichkeit einer Krebserkrankung beim Wal gegenüber der Maus fünfzigmillionenfach höher. So weit die Theorie, aber ist dies auch tatsächlich so?

Wunder der Natur

Hätten Wale wirklich eine fünfzigmillionenfach höhere Krebsrate als Mäuse, dürften sie im Verlauf der Evolution keine Chance auf ein langfristiges Überleben gehabt haben. Bezeichnenderweise wird dieses Phänomen – genauso wie das der extrem niedrigen Rate an Herzkrebspatienten – nicht von Krebsforschern erkannt und hinterfragt, sondern von Forschern aus anderen Bereichen der Biologie. So beantwortete der Nobelpreisträger und geniale Bakteriengenetiker Joshua Lederberg (1925–2008) die Schlüsselfrage im Bereich Krebs mit einer bemerkenswerten Gegenfrage:

»Wie vermeiden Wale und Riesenkraken ein einziges neoplastisches Ereignis in ihrer riesigen Biomasse?« (Neoplasie = Synonym für Tumor). Er wunderte sich ganz offensichtlich, dass Lebewesen mit einer so großen Biomasse kein Problem mit Krebs haben. Ich selbst habe mir oft die Frage gestellt, ob Krebs auch für Tiere ein generelles Problem darstellt. Auf der Suche nach einer Antwort stieß ich nur auf domestizierte und Nutztierarten, die mit Kohlenhydraten gefüttert werden: Haustiere wie Hund und Katze sterben ebenso an Krebs wie Labormäuse und -ratten. Wie aber sieht es bei Kühen, Pferden, Ziegen und Schafen aus? Können diese Tiere an Krebs erkranken?

Es gibt keine statistischen Daten

Sie werden zu Recht anmerken, dass es kein Krebsregister und keine Studien zu Fallzahlen von Krebs bei Nutztieren gibt. Trotzdem lassen sich aufgrund allgemeiner Erfahrungen Querverbindungen ziehen. Bei Nutztieren wie Kühen oder Schafen, die auch als Fleischlieferant dienen, ist die Schlachtung im Prinzip automatisch auch eine Obduktion. Würden während der Schlachtung in größerer Zahl Krebsgeschwüre entdeckt, würde dies sicherlich bekannt sein – das entsprechende Fleisch würde mit hoher Wahrscheinlichkeit nicht als Nahrungsmittel genutzt werden.

Unverdauliche Kohlenhydrate

Kühe, Pferde, Ziegen und Schafe ernähren sich jedoch völlig anders als Mensch, Hund und Katze: Sie fressen überwiegend Pflanzen. Zwar besteht auch deren Hauptanteil aus Kohlenhydraten, diese sind jedoch für die Tiere unverdauliche Ballaststoffe. Die Pflanzenteile werden durch das Kauen zunächst mechanisch zerkleinert, ehe die an sich unverdaulichen Kohlenhydrate im Verdauungstrakt durch Bakterien verdaut werden. Eine Kuh beispielsweise verdaut eigentlich überhaupt nicht selbst, sondern lässt diese Arbeit Bakterien und Einzeller verrichten. Diese vergären im Verdauungstrakt die Kohlenhydrate der Nahrung zu Fettsäuren und zum Abfallprodukt Methangas. Durch das Bakterienwachstum erfolgt zudem ein Aufbau wertvoller Biomasse in Form weiterer Bakterien. Diese wiederum werden von der Kuh verdaut und bilden so eine wichtige Eiweißquelle. Auch die von den Bakterien gebildeten Fettsäuren nimmt die Kuh auf und verwertet sie weiter.

Sie sehen: Obwohl die Kuh nur Kohlenhydrate zu sich nimmt, »ernährt« sie sich doch ausschließlich von Fettsäuren und Eiweiß. Aus diesem Grund kommt es auch unmittelbar nach der Nahrungsaufnahme nicht zu einem schnellen Anstieg des Blutzuckerspiegels oder zu einer erhöhten Insulinausschüttung. Die Ernährungsform der Wiederkäuer führt also zu einem stabilen Blutzuckerspiegel. Genauso ist es bei anderen Pflanzenfressern.

Was ist mit Fleischfressern?

Genau wie Pflanzenfresser, die sich wie erklärt nur von Fett beziehungsweise Öl und Eiweiß ernähren, führen auch reine Fleischfresser wie zum Beispiel Wildkatzen ihrem Körper über die erlegte Beute lediglich diese Nahrungsbausteine zu. Weil sie keine Kohlenhydrate, die Glukose freisetzen, fressen, entfällt auch bei ihnen der sich automatisch erhöhende Blutzucker- und Insulinanstieg nach der Nahrungsaufnahme.

»SONDERFALL« MENSCH

Anders als (wildlebende) Tiere konsumiert der Mensch meist eine Mischkost aus Pflanzen und Fleisch. Unsere Nahrung besteht aus Eiweiß, Fett und Kohlenhydraten. Dabei wird – im Gegensatz zum Tierreich – der überwiegende Teil der Kohlenhydrate im Verdauungstrakt zu Zucker aufgespalten. Ihr unverdaulicher Anteil (Ballaststoffe) spielt – zumindest in der westlichen Ernährung – nur noch eine untergeordnete Rolle.

Die meisten verspeisten Kohlenhydrate sind Einfachzucker wie Glukose (Traubenzucker) oder Fruktose (Fruchtzucker), Zweifachzucker (Kristallzucker, Milchzucker, Malzzucker) und Mehrfachzucker (Stärke). All diese Glukoseverbindungen bezeichnet man im engeren Sinne als Zucker. Sie sind in der Regel wasserlöslich und haben – bis auf die Stärke – einen süßen Geschmack (mehr zu den verschiedenen Zuckerarten erfahren Sie ab Seite 60).

GEFAHRENQUELLE VERSTECKTER ZUCKER

Das Fatale: Nicht alle Zucker sind auf den ersten Blick (oder Bissen) als solche zu erkennen. Viele Grundnahrungsmittel enthalten jedoch einen hohen Anteil an Stärke. Hierzu zählen Brot, Nudeln, Reis und Kartoffeln. Die bei der Verdauung im Darm freigesetzte Glukose aus diesen Lebensmitteln wird über die Darmschleimhaut aufgenommen und sehr schnell ins Blut abgegeben, wo sie zu einem raschen Anstieg des Blutzuckerspiegels führt. Weil dies sehr gefährlich ist, schüttet die Bauchspeicheldrüse Insulin aus. Dieses Hormon dockt an die Zellmembran der Körperzellen an und sorgt dafür, dass die Glukose aktiv aus dem Blut in die Zellen transportiert wird. Auf diese Weise normalisiert sich der Blutzuckerspiegel wieder (siehe Seite 61 f.).

Blutzucker und Krebs

Betrachtet man die Ernährungsweise aller Lebewesen auf unserem Planeten, ernähren sich mehr als 99,9999 Prozent so, dass nach der Mahlzeit kein nennenswerter Blutzucker- und Insulinanstieg zu verzeichnen ist. Keines der sich auf diese Weise ernährenden Lebewesen stirbt an Krebs.

Nur der Mensch und von ihm falsch gefütterte (Haus-)Tiere müssen mit den gravierenden Schwankungen des Blutzuckerspiegels zurechtkommen. Nur bei ihnen kommt es nach der Mahlzeit zu einem schnellen und starken Anstieg von Glukose im Blut. Und genau dieser hohe Blutzuckerspiegel ist letztlich für den Ausbruch sogenannter Zivilisationskrankheiten, wie Adipositas, Alzheimer, Herz-Kreislauf-Erkrankungen oder Diabetes und damit nicht zuletzt auch für Krebs verantwortlich. Schließlich stellt der immer wieder stark ansteigende Blutzucker für die wuchernden Krebszellen eine optimale Energieversorgung dar und fördert dementsprechend ihr Wachstum.

KANNTE DER URMENSCH KREBS?

Als der Mensch vor etwa 2,5 Millionen Jahren aufbrach, sich die Erde untertan zu machen, unterschied er sich in seiner Nahrungsaufnahme nicht grundlegend von anderen Säugetieren in seiner Umgebung. Er ernährte sich von dem, was er sammeln, pflücken oder erbeuten konnte. Auf seinem Speisezettel standen wild wachsende Früchte, Knollen, Beeren und Nüsse sowie Insekten, Reptilien oder kleine Säugetiere. Auf diese Weise ernährte sich der Mensch über den weitaus größten Zeitraum seiner

Existenz. Sein Speiseplan wurde von den Jahreszeiten und den Wetterbedingungen diktiert und bestand aus tierischem Eiweiß und Fetten sowie ballaststoffreichen Pflanzenteilen wie Blätter und Knollen, Beeren, Nüssen und Früchten. Eben den Lebensmitteln, die unser Körper zu seiner Gesunderhaltung benötigt: Lebensmittel, die reich an essenziellen (lebenswichtigen) Fetten und Aminosäuren sowie Vitaminen sind. Die von uns so begehrten und verehrten Kohlenhydrate spielten dagegen in der Urernährung eine untergeordnete Rolle. Man bezeichnet diese Ernährungsform nach der Zeit, in der diese Menschen gelebt haben (Paläolithikum, Altsteinzeit), dementsprechend auch als Paleo-Diät.

Ob die Menschen damals ein Krebsproblem hatten, lässt sich heute nur schwer beantworten. Knochenfunde geben jedoch keinerlei Hinweise auf Krebserkrankungen, die sich in Form von Knochenmetastasen manifestiert hätten.

Unsere Vorfahren waren keine Vegetarier

Mit der Sesshaftwerdung jedoch vollzog sich eine dramatische Änderung im Essverhalten, die bis heute einschneidende, medizinische Konsequenzen hat. Am Übergang zum sesshaften Ackerbauer-Leben reduzierte sich der Anteil an Beutetieren in der Nahrung stark; der Fleischverbrauch sank. Der beginnende Ackerbau lieferte dafür auf einfache Weise Energie – in Form von kohlenhydratreichen Lebensmitteln, die bei der Verdauung sehr schnell und sehr viel Glukose und Insulin freisetzten. Archäologische Funde zeigen jedoch, dass die neue Ernährungsweise nicht nur Vorteile mit sich brachte, sondern auch eindeutige Nachteile: ein verringertes Längenwachstum zum Beispiel, sowie Erkrankungen, die ihre Spuren am Knochen- und Skelettsystem hinterließen (zum Beispiel Karies).

Rohfleischesser

Ursprünglich lebende Eskimos (was im Indianischen »Rohfleischesser« bedeutet) konsumieren auch heute noch sehr viel Fett beziehungsweise Öl und Eiweiß. Ihre tägliche Nahrung besteht vor allem aus Robben, Wal, Lachs, Karibu, Elch und Algen. Auch die Aborigines im abgelegenen Outback ernähren sich fernab jeder Zivilisation noch wie ihre Vorfahren: vom Fleisch der Kängurus und Wallabys, von Insekten, Käfern, Spinnen, Würmern, Maden, Wurzeln und Beeren. Und selbst in der Schweiz gab es bis vor Kurzem noch abgelegene Bergdörfer, deren Bewohner bei bester Gesundheit sehr alt wurden. Ihre Ernährung bestand aus viel fettreichem Käse, Sahne, roher Ziegenmilch und Roggenbrot sowie Fleisch und Wein in moderaten Mengen.

All diesen Menschen ist eines gemein: Sie haben keinerlei Probleme mit irgendeiner Form von Krebserkrankungen.

WIR ESSEN UNS KRANK

Immer mehr Studien verdeutlichen den direkten Zusammenhang zwischen dem Konsum von stark glukose- und stärkehaltigen Lebensmitteln und der Entstehung von Krankheiten. Doch weil unsere Ernährung ein Lernprozess ist, wird er durch Vorbilder und Verhaltensregeln in der Gesellschaft und familiären Umgebung maßgeblich geprägt – und weitergegeben. Eltern übertragen ihr ungesundes Essverhalten auf ihre Kinder und »vererben« ihnen dadurch nicht nur eine eventuell organisch vorliegende

Erkrankung oder gar eine genetische Prädisposition für Krebs, sondern gleichzeitig auch die risikofördernden Verhaltensmuster und Ernährungsvorlieben.

DIE ROLLE DER ERNÄHRUNG

Zuckerfreisetzende Lebensmittel wie Brot, Nudeln, Kartoffeln, Reis und natürlich reiner Zucker – also alle Lebensmittel, die schnell und viel Glukose bei der Verdauung freisetzen –, stehen schon seit Längerem in Verdacht, einen Beitrag zur Entstehung von sogenannten Zivilisationskrankheiten wie Diabetes, Alzheimer oder Herzinfarkt zu leisten. Neueste wissenschaftliche Forschungen zeigen, dass die ganz »normale« Ernährung zudem auch einen erheblichen Einfluss auf die Entstehung und das Wachstum von Krebszellen hat.

Der Fluch des Überflusses

Das tägliche Überangebot an zucker- und stärkereichen Lebensmitteln sowie die Angst vor angeblich dick machenden Fetten, hat viele Menschen in eine Ernährungsweise getrieben, die schon lange nicht mehr auf unsere natürlichen körperlichen Bedürfnisse abgestimmt ist. Moderne Ernährung muss ohne großen Zeitaufwand und mit möglichst geringen Kosten möglichst schnell satt machen und dabei noch mit einem intensiven Geschmackserlebnis verbunden sein. Die Problematik dabei liegt in dem »veralteten« genetischen und biochemischen Programm unserer Zellen, das sich noch nicht an die neuen Nahrungsmittel angepasst hat. Schließlich ist unser Körper das Ergebnis einer langen Entwicklung von nahezu 2,5 Millionen Jahren. Wenn Sie sich diese ungeheure Zahl auf einem Zahlenstrang vorstellen, dessen Länge der der Chinesischen Mauer entspräche, wäre die Entwicklung der letzten 100 Jahre gerade einmal ein Schritt darauf.

SO BEUGEN SIE KREBS VOR

Bisherige Strategien zur Krebstherapie betrachten Krebszellen als gefährliche Zellen, die abgetötet werden müssen, um den Patient erfolgreich zu behandeln. Da diese Strategie jedoch offensichtlich erfolglos ist, fordern immer mehr Krebsforscher ein Umdenken. Sie betrachten gesunde Zellen und Krebszellen als Teile eines »Ökosystems« (Körper), die um Nahrung und Ressourcen konkurrieren. Betrachtet man gesunde Zellen als Nützlinge und Krebszellen als Schädlinge, sollte man bei der Behandlung so vorgehen, dass die Schädlinge nicht überhand nehmen. Dies erfordert zum einen ein Vorgehen gegen die Schädlinge, zum anderen müssen auch die Nützlinge gestärkt werden. Es ist dabei gar nicht erforderlich, die Schädlinge (also die Krebszellen) komplett auszurotten; es reicht völlig, wenn sie kontrolliert werden. Dies erreichen Sie am besten, indem Sie den enormen Zuckerbedarf der Krebszellen deutlich einschränken und so ihr Wachstum hemmen. Fehlt der Glukosenachschub, kann eine Tumorzelle nicht auf die permanente Vergärung umschalten. Dadurch wiederum fällt es ihr sehr schwer, sich vor dem Immunsystem zu schützen.

Spannen Sie einen Schutzschild auf

Es gibt mehrere Ebenen, auf denen Sie einer Krebserkrankung entgegenwirken können: Zunächst sollten Sie natürlich alles vermeiden, was zu DNA-Mutationen in gesunden Zellen führt. Denn diese Mutationen lösen die Entstehung von Tumor- und Krebszellen überhaupt erst aus. Ein wichtiger Beitrag gegen Krebs ist daher zum Beispiel der Verzicht auf das Rauchen (sowohl Aktiv- als auch Passivrauchen). Meiden Sie zudem den Verzehr von mit Pestizid belastetem Obst, Gemüse und Blattsalate und achten Sie auch beim Fleisch auf die Qualität (artgerechte Haltung).

Stärken Sie Ihr Immunsystem

Weil der Übergang von der gesunden Zelle über die Tumorzelle bis zur Krebszelle nicht abrupt, sondern allmählich verläuft, sind Krebszellen nicht unverwundbar. Die Zunahme von DNA-Mutationen innerhalb der Zelle führt zu Veränderungen auf der Oberfläche der Zellmembran. Das Immunsystem erkennt daher von außen, dass eine Störung vorliegt, und löst die unerwünschte Zelle auf. Alles, was die körpereigenen Abwehrkräfte fördert, beugt somit auch Krebs vor: ausreichend Schlaf, möglichst wenig Stress (am besten lernen Sie eine Entspannungsmethode wie Yoga, Qi Gong oder Muskelrelaxation nach Jacobson), Bewegung an der frischen Luft, eine ausgewogene Ernährung und regelmäßige Saunabesuche.

Vermeiden Sie Entzündungen

Entzündliche Erkrankungen können die Vorstufe von Krebs sein: Eine chronische Entzündung der Bauchspeicheldrüse (Pankreatitis) beispielsweise kann zum Pankreaskarzinom führen. Eine Gastritis, die durch Bakterien (Helicobacter pylori) in der Magenschleimhaut ausgelöst wird, trägt zur Entstehung von Magenkrebs bei. Auch Menschen mit entzündlicher Darmerkrankung (Ulcerative Colitis) haben ein deutlich erhöhtes Risiko für Darmkrebs. Woran liegt das? Tumorzellen machen sich den Heilprozess des Körpers zunutze, indem sie mithilfe von Entzündungssignalen Immunzellen anlocken und für ihre Zwecke missbrauchen. Eine besonders wichtige Form dieser Immunzellen, die sogenannten Makrophagen, produzieren Wachstumsfaktoren, die von den Tumorzellen für ihr beschleunigtes Wachstum genutzt werden. Die sich vermehrenden Tumorzellen bilden daraufhin immer mehr Entzündungssignale und locken so auch immer mehr Makrophagen an – ein Teufelskreis. Deshalb ist es wichtig, dass Sie unerwünschte Entzündungsreaktionen in Ihrem Körper aufspüren und verhindern. Beseitigen Sie beispielsweise die Entzündungsherde wie entzündete Zahnwurzeln. Vermeiden Sie chronische Entzündungen des Darms, indem Sie der Fehlbesiedelung mit unerwünschten oder toxischen Bakterien und Hefen entgegenwirken. Die Beschränkung von Glukose und Stärke wirkt dem Wachstum von Hefen (beispielsweise Candida) entgegen. Achten Sie auf das richtige Verhältnis von Omega-3- zu Omega-6-Fettsäuren (siehe auch Seite 76). Vermeiden Sie Lebensmittel, die bei Ihnen entzündliche Reaktionen hervorrufen; diese Lebensmittel lassen sich durch einen Bluttest identifizieren. Lassen Sie sich von Ihrem Arzt beraten, welcher Test für Ihre individuelle Situation am besten geeignet ist.

Unterscheiden Sie zwischen akuten und chronischen Entzündungen. Nehmen Sie Letztere sehr ernst; sie können die Vorstufe von Krebs sein. Weisen Sie Ihren Arzt auf entzündliche Prozesse in Ihrem Körper hin und fragen Sie ihn nach seinem Rat.

Treiben Sie Sport

Regelmäßige körperliche Bewegung leert die Glykogenspeicher und entzieht auf diese Weise den vergärenden Krebszellen ihre Energieversorgung. Außerdem aktiviert Ausdauersport das Immunsystem, das Gewebe wird besser durchblutet und mit mehr Sauerstoff versorgt. Auch dies unterdrückt das Umschalten von Verbrennung auf Vergärung. Wenn Sie sich kohlenhydratarm ernähren und regelmäßig

Sport treiben, bildet Ihr Körper zudem Ketonkörper (Acetoacetat), die eine hemmende Wirkung auf Tumorzellen aufweisen, ohne dabei gesunde Zellen zu hemmen.

Ernähren Sie sich nach dem Dr.-Coy-Prinzip

Eine wichtige Ebene der Prävention kommt der glukose- und stärkearmen Ernährung zu. Da bei der Veränderung von Tumor- zu Krebszelle die Verbrennung ab- und die Vergärung angeschaltet wird, haben Sie über einen konsequenten Ernährungs- und Lebensstil großen Einfluss darauf, ob sich der Stoffwechsel der Tumorzelle auf Vergärung umstellt.

Indem Sie die Zuckerzufuhr auf ein sinnvolles Maß begrenzen, haben Sie eine sehr einfache und wirkungsvolle Möglichkeit, Ihre Gesundheit und Ihr Lebensalter positiv zu beeinflussen. Sie müssen deshalb nicht auf Genuss verzichten. Wie abwechslungsreich die Anti-Krebs-Ernährung sein kann, erfahren Sie im letzten Kapitel dieses Buches. Lassen Sie sich von den Rezepten ab Seite 145 zu einem gesunden und langen Leben inspirieren.

Lust auf Leben

Jeder Tag, an dem Sie möglichst wenige Kohlenhydrate verspeisen, sich moderat bewegen und Freude am Leben haben, ist ein Gewinn – für Sie, aber auch für Ihre Gesundheit. Da macht es gar nichts, wenn Sie auf einer Feier oder im gemütlichen Familien- oder Freundeskreis auch einmal richtig über die Stränge schlagen. Denn selbst wenn sich ausgerechnet in diesen Phasen Krebszellen bilden sollten, können Sie diese mit einer überwiegend konsequenten Umsetzung der Anti-Krebs-Ernährung in Schach halten oder sogar wieder ganz zum Absterben bringen.

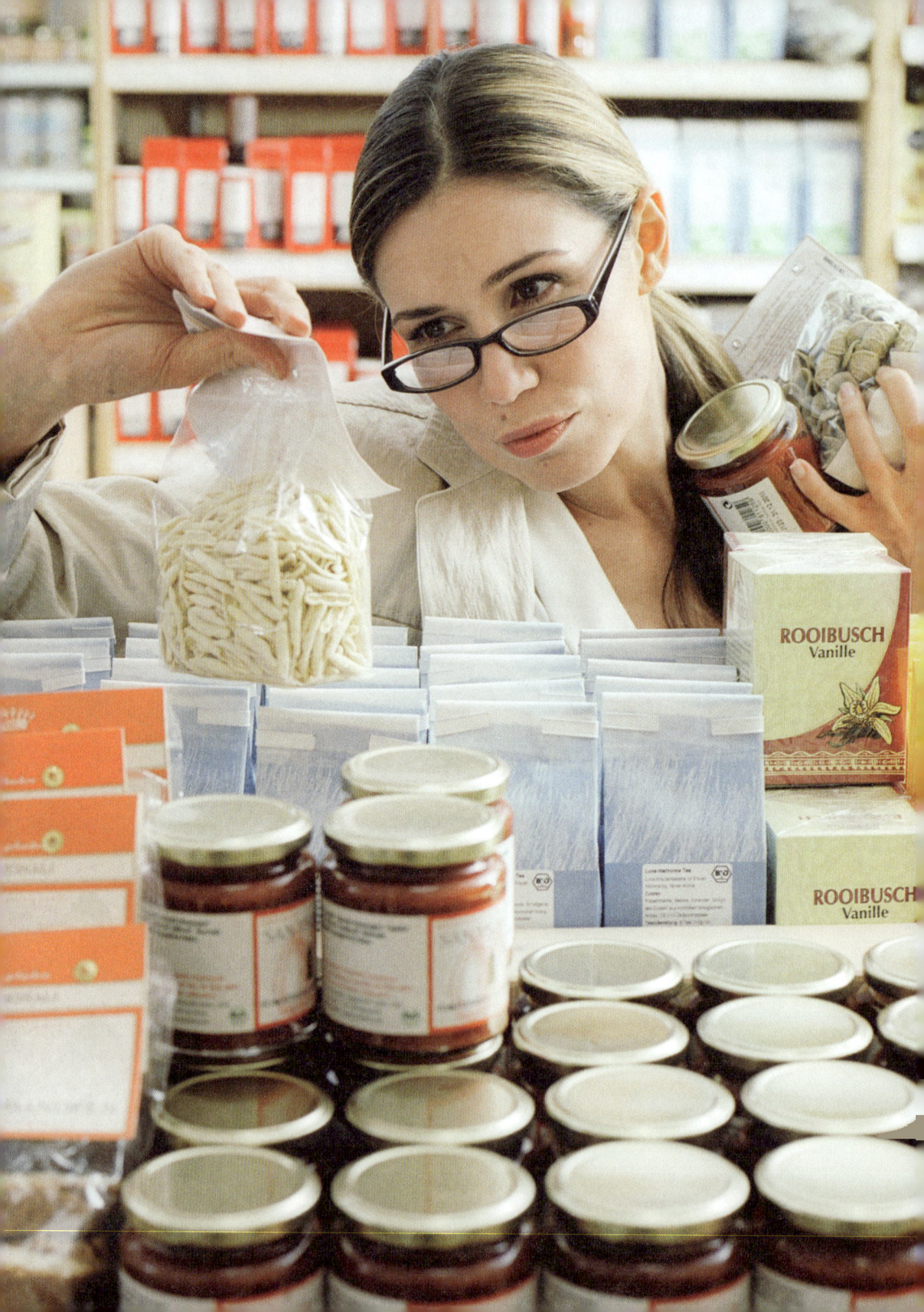

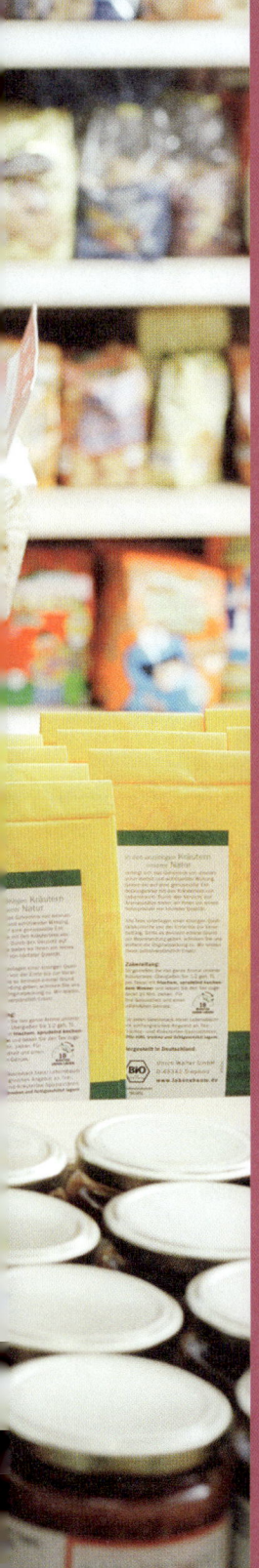

Die Basis der Anti-Krebs-Ernährung

SELBST AKTIV WERDEN

···✦ Wie gesund ist unsere Nahrung?

···✦ Wie die Ernährung den Stoffwechsel beeinflusst und welche Lebensmittel helfen, den Krebs zu besiegen.

···✦ Die positive Wirkung von naturheilkundlichen Methoden und Entspannungstechniken sowie von Ausdauersport auf verschiedene Krebsarten.

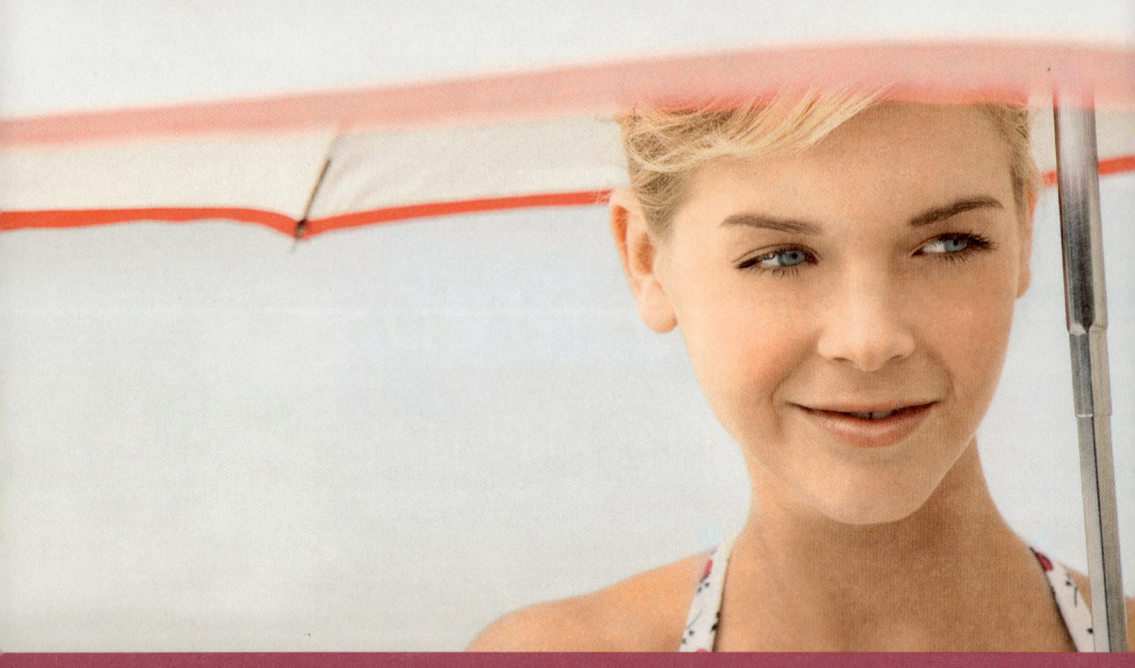

Schützt die moderne Ernährung noch unsere Gesundheit?

DIE ERSTEN SPUREN menschlichen Lebens reichen etwa sieben Millionen Jahre in die Vergangenheit zurück. Über eine sehr lange Zeit hat der Mensch sich dabei immer weiter entwickelt und sich dadurch genetisch an die verschiedensten klimatischen und ökologischen Veränderungen angepasst. »Erst« seit etwa 40.000 Jahren haben sich unsere Gene nachweislich nicht mehr entscheidend verändert. Die Spezies Mensch passte sich der Umwelt ab diesem Zeitpunkt kaum noch durch genetische Veränderung an; unsere Ahnen waren von nun an in der Lage, allein durch ihr eigenes Verhalten in verschiedenen Lebensräumen und unter den unterschiedlichsten Bedingungen zu überleben.

Egal ob Dürre, Hungerszeiten, Naturkatastrophen oder Kriege: Dank technischer Neuerungen erfolgte die äußerliche Anpassung immer rasanter – bis in die heutige Zeit. Zumindest in der westlichen Welt haben inzwischen viele das Gefühl, mit diesem Tempo nicht mehr Schritt halten zu können. Kein Wunder: Schließlich wurden noch nie so viele wichtige Erfindungen innerhalb so kurzer Zeit gemacht wie heute. Nie waren die Menschen reicher und unabhängiger von der Natur.

So gesehen nähert sich unsere Gesellschaft immer mehr dem mittelalterlichen Idealbild des Paradieses an: dem märchenhaften Schlaraffenland – ein Land, in dem den Menschen gebratene Hähnchen in den Mund fliegen und in dem Milch und Honig in Strömen fließen. Kurz gesagt: Ein Land, in dem ein schier unglaublicher Überfluss an Nahrung herrscht. Doch obwohl alle Träume wahr zu werden scheinen, müssen wir doch mit Erschrecken feststellen, dass es oft gerade diese paradiesische Erfüllung ist, die uns krank macht. Vor allem das Übermaß an Kohlenhydraten wirkt sich dabei immer öfter auf unsere Gesundheit und unser Wohlbefinden aus – leider nicht im positiven Sinne. Zum Glück jedoch steht es jedem frei, sich aus dem Überangebot an Speisen genau diejenigen Lebensmittel herauszugreifen, die den Körper auf gesunde Weise ernähren und dabei helfen, Krankheiten zu vermeiden.

FLUCH DER BEQUEMLICHKEIT

Neben der Ernährungsweise hat sich auch der Bewegungsumfang des modernen Menschen deutlich verändert. Noch vor zwei Generationen musste der überwiegende Teil der Bevölkerung sein täglich Brot durch harte körperliche Arbeit verdienen. Und genau auf dieses bewegungsreiche Leben ist unser Organismus, sind all unsere Gene ideal angepasst.
Heute erleichtert die technische Entwicklung den Broterwerb zunehmend. Die meisten von uns verbringen den Tag im Sitzen – noch dazu meist einseitig belastet, hochkonzentriert und nicht selten unter gehörigem Zeitdruck. Hinzu kommt, dass Bewegung auch im restlichen Alltag eine immer geringere Rolle spielt. Während unsere Eltern und Großeltern noch ganz selbstverständlich mit dem Fahrrad zur Arbeit und zum Einkaufen fuhren oder einfach zu Fuß gingen, setzen wir uns heute in den Bus oder das Auto – kein Wunder, schließlich liegen Wohnung und Arbeitsplatz oft weit auseinander und nicht überall gibt es noch den Tante-Emma-Laden um die Ecke. Zu Hause

reduziert sich dank Waschmaschine und Co. die körperliche Arbeit ebenso. Keine Frage: Niemand will das Rad der Zeit zurückdrehen, schließlich schenken uns die technischen Errungenschaften jede Menge freie Zeit. Aber vielleicht sollten wir diese Stunden nicht nur gemütlich auf dem Sofa, vor dem Fernseher oder dem Computer verbummeln, sondern uns ab und zu auch den körperlichen Ausgleich schaffen, der im restlichen Alltag fehlt. Nutzen Sie Ihre Freizeit dazu, Ihrem Körper seine natürliche Freude an der Bewegung zurückzugeben.

STELLEN SIE DIE BALANCE WIEDER HER
Der Mensch ist genetisch auf Bewegung programmiert. Sie bildet gemeinsam mit der Ernährung und dem Stoffwechsel ein harmonisches Gleichgewicht. Wird sie – wie es heute häufig der Fall ist – vernachlässigt, schlägt der Zeiger der Waage im wahrsten Sinne des Wor-

> **INFO**
>
> #### Mit gutem Beispiel voran
>
> Bei vielen Erwachsenen wächst das Bewusstsein dafür, wie wichtig Bewegung für die Gesundheit ist. Ganz anders sieht es leider bei Kindern und Jugendlichen aus: In dieser Altersgruppe geht der Trend eindeutig zu einer drastischen Einschränkung körperlicher Betätigung. Nutzen Sie daher als Eltern Ihre Vorbildfunktion und leiten Sie Ihre Kinder wieder zu mehr Bewegung an. Toben, rennen und klettern gehören zur gesunden Entwicklung der motorischen Fähigkeiten. Fehlen diese Impulse, steigt außerdem das Risiko für Zivilisationskrankheiten und Essstörungen mit zunehmendem Alter deutlich an.

tes deutlich in die andere Richtung aus. Denn die wenigsten Menschen verändern mit der Bewegungsreduktion gleichzeitig die Ernährungsweise – ein Ungleichgewicht entsteht. Um die Dysbalance zu vermeiden, müssen Sie den veränderten Lebensgewohnheiten Rechnung tragen und Strategien entwickeln, um die gesundheitlichen Gefahren zu verringern, die mit dieser Entwicklung verbunden sind. Die Lösung liegt in einer Kombination aus regelmäßigem sanftem Ausdauersport und einer kohlenhydratarmen, bewussten Ernährung.

DER ENERGIEVERBRAUCH SINKT

Körperlich harte Arbeit, wie sie unsere Vorfahren über Jahrtausende verrichten mussten, führte dazu, dass die aktiven Muskeln reichlich Energie verbrauchten. Diese Energie muss dem Organismus durch die Nahrung in Form von Fett, Eiweiß und Kohlenhydraten zugeführt werden. Frühzeitliche Jäger und Sammler deckten den Bedarf weitestgehend mit Fett und Eiweiß. Die körperlich hart arbeitenden Ackerbauern griffen dann in immer höheren Maße zu stärkehaltigen Grundnahrungsmitteln wie Getreide, Brot und (später) Kartoffeln. Immer jedoch war die Nahrung wasser- und ballaststoffreich und hatte dadurch eine geringe Energiedichte. Im Klartext bedeutet dies, dass die Nahrung früher pro Volumeneinheit weniger Kalorien enthielt als heute. Man musste daher größere Portionen essen, um satt zu werden. Zudem war der Energieverbrauch höher. Das ist heute ganz anders: Der Energiegehalt moderner Fertigprodukte und »Snacks« ist bisweilen so hoch, dass schon ein Powerriegel die Kalorienzahl einer gesamten Mahlzeit aufweisen kann. Dabei benötigen wir durch den Rückgang der körperlichen Arbeit und der damit einhergehenden geringeren Muskelmasse viel weniger Kalorien.

Die Folge: Wer trotzdem weiterhin kräftig zulangt, nimmt zwangsläufig zu. Das Fatale dabei ist, dass gerade der Konsum von solchen Kohlenhydraten, die schnell und viel Glukose freisetzen, nur kurz für ein Sättigungsgefühl sorgen. Ebenso rasch, wie der Blutzucker infolge der Kohlenhydrate steigt, sinkt er auch wieder. Man fällt in ein »Hungerloch« und bekommt Heißhunger – oft wiederum auf Süßes. Wer sich dagegen kohlenhydratarm ernährt, kann diese Falle umgehen und bleibt länger satt.

ERNÄHRUNG IST MEHR ALS NUR NAHRUNGSAUFNAHME

Auf lange Sicht führt die veränderte Zusammensetzung der Nahrungsmittel gemeinsam mit der nachlassenden körperlichen Bewegung zu einem ununterbrochen überlasteten Stoffwechsel. Dieser ist zwar von Natur aus so flexibel, dass er sich bis zu einem gewissen Grad anpassen kann; die heutige Ernährung schießt aber bisweilen weit über diese Toleranzgrenze hinaus. Deshalb betonen immer mehr Wissenschaftler, dass die mangelnde köperliche Betätigung und die falsche Zusammensetzung der Nahrung den Menschen krank machen.

Es ist also an der Zeit, sich ein paar Gedanken zu machen über das, was wir essen. Allerdings steht die Ernährung bisher meist nur in einem Kontext: Übergewicht und Diät. Schon Grundschüler kennen bisweilen den Kaloriengehalt vieler Lebensmittel besser als das Einmaleins. Dabei ist eins viel wichtiger als das Kalorienzählen: Legen Sie Ihr Augenmerk auf Inhalt, Qualität und Zusammensetzung der täglichen Nahrung. Auf diese Weise können Sie Ihr Essen entspannt und ohne Reue genießen und Ihren Körper gleichzeitig vor Zivilisationskrankheiten wie zum Beispiel Krebs, Diabetes, Alzheimer und Demenz schützen.

KANN NAHRUNG WIRKLICH KRANK MACHEN?

Seit rund 100 Jahren nehmen in der westlichen Welt bestimmte gesundheitliche Probleme drastisch zu; sie werden als Zivilisationskrankheiten bezeichnet. Weil Herz-Kreislauf-Erkrankungen ebenso wie neurodegenerative Erkrankungen (etwa Alzheimer), Diabetes und Krebs nur in modernen Industriestaaten auftreten, sind sich die Wissenschaftler einig, dass es einen Zusammenhang mit der veränderten Lebens- und Ernährungsweise in diesen Nationen geben muss. Doch was genau macht uns eigentlich krank? Sind es die künstlichen Zusatzstoffe, Aromen und Geschmacksverstärker im »modernen« Essen oder ist es gar die Zusammensetzung der Lebensmittel selbst, die uns schadet?

Die Antwort auf diese Frage verspricht ein Blick auf den Wechsel vom ursprünglichen Sammler, zum Jäger und Sammler bis letztlich zum ortsgebundenen Ackerbauern. Denn erst durch die in Folge der Eiszeit knapper werdenden Ressourcen waren die Urmenschen gezwungen, sich in den nunmehr kargen Gegenden nach neuen Nahrungsquellen für die zunehmend wachsenden Sippschaften umzusehen. Der Urmensch ergänzte dabei seinen vegetarischen Speiseplan mit Maden, Insekten und später auch kleinen Tieren. Fast zweieinhalb Millionen Jahre benötigte er, seine kognitiven Fähigkeiten so weit zu entwickeln, dass er seinen Hauptbedarf an Lebensmitteln über erbeutete Tiere decken konnte. 99 Prozent seiner entwicklungsgeschichtlichen Existenz ernährte sich der Mensch auf diese ursprüngliche Weise: Seine Nahrung bestand aus eiweiß-, fett- und ballaststoffreichen Mahlzeiten in hoher Qualität. Wildfleisch und Fisch waren ebenso wie Nüsse und grüne Pflanzen reich an natürlichen Omega-3-Fettsäuren.

Erst seit etwa 10.000 Jahren, also lediglich einem kurzen Wimpernschlag der Geschichte, baut ein Teil der Menschen Getreide an. Seit dieser Zeit begann mit der Verbreitung des Ackerbaus die Umstellung auf eine kohlenhydratreiche Ernährungsweise und die Entfernung von unserer ursprünglichen Ernährungsweise.

Der Stoffwechsel unserer Urväter war perfekt an den natürlichen Rhythmus von Bewegung, Hunger und Sättigung angepasst; sein Organismus war optimal auf die verfügbaren Nahrungsmittel und deren spezifische, eiweiß-, fett- und ballaststoffreiche Zusammensetzung eingestellt. Der Körper verwertete in den guten Zeiten die im Überfluss vorhandene Energie, indem er sie mithilfe des Hormons Insulin in Form von Fett speicherte (siehe Seite 61 f.). Im Winter oder während Hungerzeiten wurden die Fettreserven dann wieder verbraucht. Auch heute noch sind wir von unserem Stoffwechsel sehr viel mehr Jäger und Sammler, als wir denken. Und genau daraus ergibt sich ein organisch-biochemisches Problem: Unsere Körperzellen sind einfach nicht auf den übermäßigen Zucker- und Stärkegehalt unserer täglichen Ernährung programmiert und werden dadurch geschädigt. Sie haben sich nicht an den Überfluss angepasst.

VOM JÄGER ZUM ACKERBAUERN

Zeiten der Nahrungsmittelknappheit zu überwinden, war für unsere Vorfahren ein wichtiges Kriterium, um zu überleben. Eine Möglichkeit, die lebensbedrohlichen Hungerperioden zu vermeiden, bestand darin, Nahrungsmittelvorräte anzulegen. Doch gerade Fleisch, Hauptnahrungsmittel der Jäger, ließ sich nur schwer konservieren. Salz zum Pökeln war rar, Trocknen aufgrund hoher Luftfeuchtigkeit oder kalter Temperaturen in vielen Regionen überhaupt nicht oder nur eingeschränkt möglich.

Demgegenüber boten Ackerbau und das Anpflanzen von Obst und Gemüse den Vorteil, dass die Nahrungsmittel relativ planbar zur Verfügung standen. Zudem waren die Ackerbauern unabhängig von den Wanderbewegungen der zu jagenden Tiere; sie konnten sich an einem Platz niederlassen. Durch die bewusste Suche nach größeren Grassamen und schmackhafteren Obstsorten geschah zudem schon früh eine Auslese, ertragreiche Sorten wurden »gezüchtet«. Im Zuge dessen wandelten sich immer mehr Gesellschaften von Jägern und Sammlern zu Ackerbauern, die Getreide anbauten und deren stärkereiche Samen als Nahrungsmittelvorrat und Saatgut lagerten. Schnell erkannten die Siedler, dass es viel einfacher war, eine Herde zu beaufsichtigen, als sie in der Wildnis zu jagen – zumal auf diese Weise jederzeit Fleisch zur Verfügung stand, sogar im Winter. Im Lauf der Zeit entwickelte sich so sogar noch eine zusätzliche Nahrungsquelle: Die Milch der Tiere ließ sich trinken und zu haltbaren Produkten wie Käse, Butter oder Joghurt verarbeiten.

VERÄNDERUNGEN IM SPEISEPLAN

Die meisten zu Nahrungszwecken angebauten Pflanzen weisen eine wesentliche Gemeinsamkeit auf: Alle Teile, die zur Nahrungsmittelherstellung verwendet werden – bei Kartoffeln die Knolle, bei Getreide die Samenkörner –, enthalten Energie in Form von Zucker (in der pflanzlichen Speicherform: Stärke). Dabei besteht der eigentliche Sinn der stärkehaltigen Samen, insbesondere der Gräser, überhaupt nicht darin, dem Menschen als Nahrung zu dienen, sondern die Fortpflanzung der eigenen Art zu sichern.

INFO

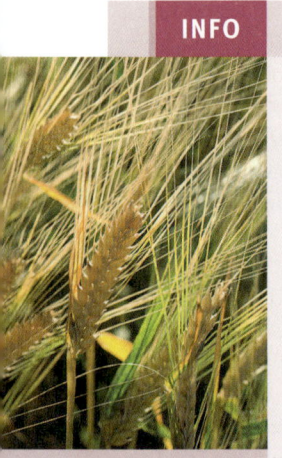

Weizengluten führt zu Unverträglichkeiten.

Gluten

Gluten (Klebereiweiß) ist Bestandteil vieler Getreidearten. Es ist vor allem für die Backeigenschaften von Mehl von zentraler Bedeutung, da es sich mit Wasser zu einem klebrigen Teig verbindet. Gluten führt bei vielen Menschen zu einer Unverträglichkeitsreaktion mit Symptomen wie Durchfall, Übelkeit und Blähungen. Bei einer genetischen Veranlagung kann dies zum Ausbruch einer entzündlichen Erkrankung der Darmschleimhaut führen: der sogenannten Zöliakie. Darüber hinaus steht Gluten im Verdacht, den Ausbruch von Diabetes Typ I zu begünstigen; rund 30 Prozent aller Typ-I-Diabetiker leiden gleichzeitig an einer Zöliakie. Dabei fällt auf, dass Gluten aus ursprünglichen Getreidearten wie Einkorn, Emmer und Dinkel weit weniger Reaktionen auslöst als das Gluten in Weizen. Einige Getreidesorten sind sogar völlig glutenfrei, wie Amaranth, Hirse oder Quinoa. Allerdings enthalten auch diese Getreidesorten Stärke, die den Blutzucker ebenso beeinflusst wie Weizen. Sie sollten daher im täglichen Speiseplan nur in kleinen Mengen auftauchen (siehe auch Seite 130). Mais, ebenfalls glutenfrei, aber zugleich sehr zuckerhaltig, ist für die neue Anti-Krebs-Ernährung nicht zu empfehlen.

Wie gesund ist Getreide?

Jahrtausendelang hatte der Mensch nur Samen solcher Pflanzen verspeist, die von wohlschmeckendem, süßem Fruchtfleisch umgeben waren. Manche davon enthalten zwar vor Fraß schützende Giftstoffe (zum Beispiel Bohnen). Diese ließen sich jedoch durch Erhitzen unschädlich machen. Getreidesamen dagegen stellten eine für den Menschen neue Kombination aus Fraßschutzstoffen (wie Lektine) in der Samenhülle und hochkonzentriertem Zucker (Stärke) im Sameninneren dar. Dabei können die enthaltenen Giftstoffe zu entzündlichen Prozessen im Darm und anderen Organen führen. Und die Lektine werden auch durch Kochen und Backen nur teilweise neutralisiert.

Getreidesamen, die keine Spelzen haben, wie beispielsweise Weizen, bezeichnet man als Nacktgetreide. Sie sind durch den fehlenden mechanischen Schutz anfälliger für Fressfeinde und enthalten daher mehr Giftstoffe in der Samenschale. Dadurch ist die Samenschale von Weizen sehr viel giftiger als die Hülle spelzenhaltiger Getreidesamen wie Dinkel, Emmer und Einkorn. Diese ursprünglichen Getreidesorten sind viel verträglicher, weil sie im Darm weniger oder keine entzündlichen Prozesse auslösen. Da die teilweise aufwändige Abtrennung der Spelzen vom Samen jedoch mit deutlichen Mehrkosten verbunden war (und ist), wurden (und werden) ertragreichere nichtbespelzte Getreidesamen wie Weizen bevorzugt. Neben den Giftstoffen in der Schale weist Weizen ein weiteres Problem auf: Das in ihm enthaltene Gluten (auch Klebereiweiß genannt) sorgt zum einen für besonders gute Backeigenschaften, zum anderen aber kann es starke Unverträglichkeiten auslösen und dadurch zu weiteren, teils gravierenden gesundheitlichen Problemen führen. Die Unverträglichkeit des Glutens aus Weizen ist dabei deutlich höher als die aus Urgetreidesorten (Einkorn, Emmer, Dinkel) oder Hafer und Gerste. Zudem weisen Gluteneiweiße innerhalb der verschiedenen Weizensorten ein unterschiedlich hohes Unverträglichkeitsrisiko auf. Dies liegt zum Teil daran, dass bei der Züchtung von Weizensorten in den letzten Jahrzehnten vor allem auf Ertrag und Backeigenschaften, aber nicht auf für die Gesundheit bedenklichen Inhaltsstoffe dieses Getreides geachtet wurde.

Der Preis für wogende Weizenfelder

Weizen stellt heute nach Mais und Reis die wichtigste Nahrungsquelle für die Weltbevölkerung dar. Das aus modernen Weizensorten gewonnene Weißmehl besteht jedoch zum Großteil aus Zucker und weist kaum noch gesundheitsfördernde sekundäre Pflanzenstoffe auf (wie zum Beispiel Carotinoide). Aus diesem Grund werden sie auch als Leerkalorien bezeichnet, die neben ihrem Energiegehalt und Geschmack keinerlei positiven Effekt oder gesundheitsfördernde Inhaltstoffe aufweisen. Der Grund: Die Züchtung ertragsstärkerer Getreidesorten mit einem hohen Stärkeanteil ging zu Lasten des Anteils wichtiger sekundärer Inhaltsstoffe und wertvollen Eiweißes. So weist die Urgetreidesorte Einkorn etwa die zweifache Eiweißmenge auf wie moderne Weizensorten und enthält noch die gesunden sekundären Inhaltsstoffe. Auch der Eiweißgehalt von Dinkel ist etwa 50 Prozent höher als der von Weizen. Ein weiterer Nachteil der hochgezüchteten Getreidesorten: Sie sind weitaus anfälliger für Krankheiten und Ungeziefer. Der Anbau macht daher einen Einsatz von Pflanzenschutzmitteln notwendig. Um den Ertrag immer weiter zu steigern, müssen die Felder zudem regelmäßig gedüngt werden – mit allen Nachteilen, die durch im Dünger enthaltene Stoffe für die Umwelt bedeuten.

KOHLENHYDRATE SIND SCHLECHT FÜR DEN DARM

Der Darm spielt nicht nur eine große Rolle bei der Verdauung, sondern ist auch ein extrem wichtiger Teil unseres körpereigenen Immunsystems. In der Darmschleimhaut befinden sich mehr als 70 Prozent der gesamten Abwehrzellen des Körpers; der Darm ist damit der größte Teil des menschlichen Immunsystems. Hier werden bestimmte Antikörper produziert (Typ Immunglobulin A – kurz IgA), die den Körper bei der Abwehr von Eindringlingen und Fremdkörpern unterstützen.

Die Rolle der Ernährung

Unsere Nahrung und unser Lebensstil beeinflussen in großem Maße, wie gut das darmeigene Abwehrsystem funktioniert. Lebensmittel, die es als »Feind« erkennt, können zu Unverträglichkeitsreaktionen mit zum Teil schwerwiegenden Nebenwirkungen führen (zum Beispiel starkem Durchfall). Ob ein Nahrungsmittel eine Unverträglichkeitsreaktion auslöst, hängt ganz wesentlich davon ab, ob seine Bestandteile ins Blut gelangen. Bei einem geschädigten Darm ist die Durchlässigkeit durch Störungen in der Schleimschicht (Mukosa) und aufgrund einer falschen Darmflora (Gesamtheit der Mikroorganismen im Darm) deutlich erhöht; unzureichend verdaute Lebensmittelteile können ins Blut gelangen und Entzündungsreaktionen auslösen.

Zucker fördert Pilze

Ein starker Zucker- und Stärkekonsum führt dazu, dass die gesunden, säurebildenden Darmbakterien auf Kosten von Pilzen zurückgedrängt werden. Vor allem Hefen wie Candida lieben Zucker und vergären ihn in giftige Fusel-Alkohole, die auch in den restlichen Körper gelan-

gen. Durch die Pilze wird die Darmschleimhaut zudem so geschädigt, dass Entzündungen ausgelöst werden, was wiederum das Immunsystem erheblich belastet. Als wäre das noch nicht genug, führt der Rückgang guter milchsäurebildender Darmbakterien und das Wachstum von Pilzen zu einem alkalischeren pH-Wert; im Stoffwechsel anfallender Ammoniak kann dann nicht mehr über den Darm in Form des ungefährlichen Ammonium-Ions (NH_4^+) ausgeschieden, sondern muss über die Niere entgiftet werden. Das Zellgift hemmt darüber hinaus die mitochondriale Energiegewinnung und fördert so den Übergang von einer Tumor- in eine Krebszelle. Gleichzeitig belastet Ammoniak den Stoffwechsel und wirkt entzündungsfördernd.

Wenn Sie den Kohlenhydratanteil in Ihrer Nahrung reduzieren, können Sie nicht nur gegen Krebszellen vorgehen. Sie stärken auch die gesunde Darmflora und vermeiden einen Befall durch Pilze sowie die schädlichen Wirkungen von Ammoniak. Gleichzeitig fördern Sie die Funktionsfähigkeit Ihres Darms, verringern die Entstehung entzündlicher Prozesse und fördern die Abwehrkraft Ihres Immunsystems.

Darmsanierung

Der Darm kann jedoch nur dann richtig funktionieren, wenn die richtigen Bakterien in ihm wachsen und die Darmschleimhaut intakt ist. Es lohnt sich also, die gesunde Darmflora durch eine sogenannte Darmsanierung zu stärken:

● Fasten, also jeglicher Verzicht auf feste Nahrung und eigentlich der Klassiker unter den Methoden der Darmsanierung, ist bei Krebspatienten nur im Anfangsstadium der Krankheit und vor dem Einsatz von Chemotherapien ratsam. Mit der kohlenhydratarmen, eiweiß- und ölreichen Anti-Krebs-Ernährung bewirken Sie im Körper aber beinahe denselben biochemischen Effekt (siehe auch Seite 70).

- Der Einlauf zählt zu den effektivsten Arten der Darmpflege. Schon wenige Minuten nach der Darmspülung gehen Darminhalt und Wasser ab: Die natürliche Darmflora findet einen gesunden und gereinigten Boden, was für die Regulierung sehr wichtig ist.

- Eine moderne Variante der Darmspülung ist die Colon-Hydrotherapie: Sie dauert zwar länger als ein klassischer Einlauf, dafür erfolgt die Entleerung weniger krampfartig. Bei der Colon-Hydrotherapie werden insgesamt bis zu 25 Liter Wasser durch ein in sich geregeltes U-System gespült. Das Wasser hat bis zu 41 °C. Dadurch lösen sich Verkrampfungen. Eine begleitende Bauchmassage unterstützt die entspannende Wirkung.

- Verdauungsanregende Mittel wie Lein- und Flohsamen tragen ebenfalls zur Regulierung des Darms bei. Letztere lösen auch Darmschlacken und reinigen den Darm so auf sehr sanfte Art. Wenn Sie Ihre Ernährung umstellen, nehmen Sie ohnehin automatisch mehr Ballaststoffe zu sich. Nicht vergessen: viel trinken, 2–3 Liter am Tag.

- Eine Behandlung mit Probiotika (probiotische Keime, die sich im Darm ansiedeln und dessen gesunde Tätigkeit fördern) ist zu empfehlen. Kombinieren Sie die Einnahme von Probiotika mit einer ausreichend hohen Aufnahme von Ballaststoffen, da diese zum Teil von den Mikroorganismen abgebaut werden.

- Zu den gesundheitsfördernden Darmbakterien zählen vor allem Milchsäurebakterien, die durch die Milchsäurebildung zu einem sauren pH-Wert im Darm beitragen. Essen und trinken Sie daher möglichst oft milchsauer vergorene Lebensmittel (siehe Seite 82).

Süße Verführung

Der Trend, Nutzpflanzen ohne Rücksicht auf ihre biologische Wertigkeit ausschließlich unter dem Aspekt des höheren Ertrags zu züchten, hat sich gerade in den letzten Jahrzehnten dramatisch verstärkt. Neben neuen Hochleistungsgetreidesorten führt dies auch bei Obstzüchtungen zu gravierenden Umwälzungen in Bezug auf ihre Verwertbarkeit.

Ausgehend von Pflanzen wie Wildapfel und Wildkirsche wurden die ursprünglichen Arten durch Züchtung so verändert, dass zwar der Ertrag zunahm, die biologische Wertigkeit der Früchte jedoch dramatisch abnahm. Da bei der Züchtung vor allem besonders süße und gut aussehende Früchte bevorzugt wurden, gingen immer mehr ursprüngliche Inhaltsstoffe verloren; stattdessen stieg der Zuckergehalt an. Im Vergleich zu neuzeitlichem Obst weisen ursprüngliche Sorten wie Wildkirschen und alte Apfelsorten (zum Beispiel Alkmene, Gravensteiner, Ingrid Marie, James Grieve, Roter Boskop) wertvolle Inhaltsstoffe bei zugleich moderatem Zuckergehalt auf. Versuchen Sie daher möglichst oft, diese »alten«, ursprünglichen Obstsorten zu kaufen. Bioläden und Wochenmarkthändler führen sie meist noch und freuen sich über Kenner, die zu diesen besonderen Früchten greifen. Lassen Sie sich dabei von Schorf und anderen kleinen optischen »Mäkeln« auf Äpfeln nicht abschrecken. Apfelschorf ist ein Zeichen, dass die Frucht nicht gespritzt und nicht mit Pestiziden behandelt wurde. Die Früchte sind deutlich gesünder als ihre glänzenden »Verwandten«.

Ursprüngliches und wild wachsendes Beerenobst, wie Wildheidelbeeren, Wildbrombeeren und Walderdbeeren, ist ebenfalls besonders gesund. Aber auch kultivierte Sorten, wie Erdbeeren, Himbeeren, Stachel- und Johannisbeeren enthalten noch viele wertvolle Inhaltsstoffe.

KATRIN B. ÜBER IHR LEBEN, IHREN BRUSTKREBS –

UND WAS DANACH KOMMT

Wie haben Sie festgestellt, dass Sie Brustkrebs haben?

Am Anfang stand ein mulmiges Gefühl. Ich hatte schlecht geträumt und erwachte mit diffusen Ängsten, die sich mit meiner Brust beschäftigten. Im Arbeitsstress wichen sie zurück und ich vergaß sie fast. Am Abend aber hatte ich das starke innere Bedürfnis, meine Brust gründlich zu untersuchen. Ich setzte mich auf mein Bett und tastete meine Brust ab. Plötzlich stockte mir förmlich der Atem. Mir wurde heiß und kalt zugleich. Unter meinen tastenden Fingern zeichnete sich ganz deutlich ein kleiner Knoten ab. Immer wieder tastete ich in allen möglichen Körperlagen nach der Stelle, doch es änderte nichts, der Knoten blieb. Unscheinbar wie eine kleine Erbse und doch hartnäckig angsteinflößend. Ich versuchte mir erst einmal die Situation schönzureden, mich zu beruhigen. Nun gut, dachte ich, das wird eine Zyste sein oder auch verhärtetes Gewebe so kurz vor der Regel. Ein paar Tage tastete ich jeden Morgen, ob der Knubbel nicht doch einfach von selbst verschwunden war. Doch dann siegte endlich die Vernunft über die Angst und ich machte einen Termin bei meinem Frauenarzt aus.

Haben Sie von Ihrem Gynäkologen sofort eine gesicherte Diagnose erhalten?

Nein, im Gegenteil. Aufgeregt schilderte ich dem Arzt meine zufällige Entdeckung und bat um eine gründliche Untersuchung. Stattdessen wollte er mich davon überzeugen, dass ich wohl in die Wechseljahre käme und ein bisschen überempfindlich reagieren würde. Der Befund sei unauffällig und für eine Mammografie bestände keine aktuelle Veranlassung. Dabei zeigte die Ultraschalluntersuchung einen deutlichen dunklen Schatten auf der rechten Seite. Als ich den Arzt darauf hinwies, meinte er nur, dass er das wohl besser entscheiden könne, und entließ mich mit wenig beruhigenden Worten.

Haben Sie sich denn davon beruhigen lassen?

Nein, natürlich nicht. Ein paar Tage habe ich, verunsichert durch die Aussage des Frauenarzts, abgewartet, bis ich schließlich selbst die Initiative ergriff und mir einen Termin im Brustzentrum der Uniklinik Mainz geben ließ. Mein Bauchgefühl wollte diesen Befund einfach nicht auf sich beruhen lassen.

Der Knoten war dann doch nicht harmlos.

Nein, er war alles andere als das. Statt einer überheblichen Abfuhr bot man mir in Mainz die gesamte Diagnostik: Ultraschall, Tastuntersuchung, Mammografie. Die Ärztin war sehr freundlich, zugleich aber auch besorgt, als sie die ersten Ergebnisse sichtete, und riet mir zu einer Biopsie. Bei diesem kleinen Eingriff wurde mir unter lokaler Betäubung eine kleine Gewebeprobe entnommen.

Und das Ergebnis?

Kam am nächsten Tag: »… Stanzbiopsie rechte Mamma bei 10:00 h, histologisch erkennt man ein fibrosiertes Brustdrüsenparenchym mit Formationen eines malignen epithelialen…« Dieser kryptische Text ließ keine Zweifel offen: Brustkrebs. Die Ärztin am Telefon war in diesem schrecklichen Moment sehr hilfreich und konnte mich einigermaßen beruhigen. Da ich vom Büro aus anrief, arbeitete ich wie in Watte weiter. Du musst jetzt funktionieren, schien mein Körper zu sagen. Ich ging nach

Hause und googelte die ganze Nacht. Welche Diagnose, was für Therapien gab es? Und vor allem: Wie hoch war die Überlebenschance? Ich hatte nur noch ein Ziel: überleben. Mein Weltbild hat sich seitdem komplett verschoben. Ich empfinde das Leben als kostbarer denn je.

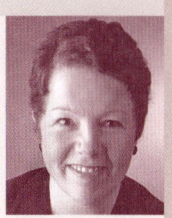

Katrin B. erzählt, wie sich ihr Leben durch die Diagnose Brustkrebs verändert hat.

Wie haben Sie die Therapie erlebt?

Ich habe wie eine Maschine funktioniert, meinen langjährigen Hausarzt konsultiert, einige Kliniken angeschaut, mich schließlich für eine entschieden und mich im Internet über alle Formen der Behandlung informiert. Zu diesem Zeitpunkt habe ich auch eine mir gut bekannte Therapeutin ins Vertrauen gezogen. Sie hat mich sehr gut aufgefangen und war in diesen harten Tagen eine große Hilfe – und ist es bis heute. Eine weitere sehr große Unterstützung habe ich damals von der Selbsthilfegruppe »mamazone« erfahren. Die ausführlichen Telefonate mit der Beraterin, die selbst betroffene Patientin war, haben mir unwahrscheinlich viel Mut gemacht. Vier Wochen nach der Diagnose hatte ich einen OP-Termin in der Uniklinik in Heidelberg. Je mehr ich mich mit dem Thema beschäftigte, desto mehr wich meine Angst einem Verstehen.

Wie verlief die Therapie?

Der OP-Termin verlief sehr gut. In Heidelberg wurde professionell gearbeitet. Der Arzt sagte mir gleich bei der Aufnahme, dass meine Brust erhaltend operiert werden kann und nicht entfernt wird. Das war sehr beruhigend. Nach der OP war ich tatsächlich relativ fit, ich bin am gleichen Abend schon über den Flur gelaufen. Nach fünf Tagen war ich zu Hause. Damit hatte ich nicht gerechnet. Allerdings standen das Endergebnis und damit der Behandlungsplan noch aus. Ich sollte eine Woche warten. In dieser Zeit habe ich mich weiterhin sehr gut in-

formiert, über Ernährung, Lebensgewohnheiten, Psyche etc. Ich wollte unter keinen Umständen eine Chemotherapie machen. Ich hatte eine Heidenangst vor dieser Behandlung – und zudem war ich in den vergangenen zehn Jahren ausschließlich in naturheilmedizinischer Behandlung. Ende November 2007 kam endlich das positive Ergebnis der Uni Heidelberg: kein Lymphknotenbefall, kein Befall an den Tumorrändern und ein positiver Hormonrezeptorstatus – der Tumor wurde also durch Hormone gefördert. Ich konnte mich vor lauter Glück gar nicht mehr beruhigen. Trotzdem empfahl die Uni Strahlen-, Chemo- und Antihormontherapie. Ein Schock.

Also doch das volle Programm?

Ja, meine ersten Gedanken waren »Mein Gott, nach diesen Behandlungen bist du eine alte Frau, nichts wird mehr so sein wie vorher, das Leben ist gelaufen«. Ich war wütend, traurig, frustriert. Ein paar Tage später hatte ich einen persönlichen Termin, um die Einzelheiten der Behandlung zu besprechen. Ich fragte, warum ich eine solche Tortur durchmachen sollte, wo doch der Lymphknoten gar nicht befallen war. Der Arzt schaute mich verwirrt an und meinte: »Frau B., wir wollen doch nur Ihr Bestes, Sie sind eine junge Frau und Sie sollten wirklich alle Möglichkeiten ausschöpfen, um wieder gesund zu werden.«

Erst zu diesem Zeitpunkt kamen Angst und Panik so richtig durch. Ich hatte schlaflose Nächte und wusste gar nicht mehr, was ich wollte und was nicht. Kein Mensch konnte mir diese Entscheidung abnehmen. Es waren aufregende Wochen, die ich dafür genutzt habe, mir eine »zweite Meinung« einzuholen und tagelang im Internet zu suchen, damit ich mich entscheiden konnte: pro oder contra Chemotherapie. Diese Entscheidungsfindung hat mich wirklich viel Kraft gekostet. Schließlich war sie lebensentscheidend, im wahrsten Sinne des Wortes. Eines Morgens, kurz nach dem Aufstehen, aber war ich mir sicher: Ich wollte die gesamte Therapie durchführen.

Wie haben Sie die Behandlung erlebt?

Im Großen und Ganzen habe ich die Therapien recht gut überstanden und ich bin in der Tat keine alte, graue Frau geworden, wie ich befürchtet hatte. Dies habe ich vor allem dem Umstand zu verdanken, dass ich meine Ernährung, von der ich vorher dachte, dass sie nach allgemein üblicher Betrachtung recht gesund war, noch einmal kritisch unter die Lupe genommen habe.

Was hat Sie dazu gebracht?

Meine erste Behandlung mit Chemotherapeutika startete Anfang 2008. In der davorliegenden Weihnachtszeit habe ich ungebremst in großen Mengen all das gegessen, auf das ich Lust hatte. Vielleicht wollte mein Körper Vorrat anlegen oder sich entschädigen. Als aber die Chemotherapie begann, habe ich mich sehr bewusst, vitalstoffreich und kohlenhydratarm ernährt. Erstaunlicherweise hatte ich im Lauf der Behandlungen keine Lust mehr auf Süßigkeiten, Alkohol, Kartoffeln, Nudeln und Pizza. Abgesehen von den ersten drei bis vier Tagen nach den Anwendungen, in denen ich mich aufgedunsen und unwohl fühlte, ging es mir zeitweise richtig gut.

Mein Hausarzt hat mir einen sehr guten Vorsorgeplan ausgearbeitet: hohe Dosen Selen, Q10, ein Mittel, das sämtliche Schleimhäute im Körper schützt und einige homöopathische Essenzen. Ich war viel an der frischen Luft, bin sogar in die Sauna gegangen, habe gemalt und war alles in allem eigentlich guter Dinge. Ich habe viele Menschen getroffen, bin auch mal ausgegangen. Nur große Menschenmengen habe ich gemieden. Ansonsten gab es in dieser Zeit nicht allzu viele Einschränkungen. Ich glaube ganz fest daran, dass die innere Einstellung zur Behandlung sowie die persönliche Ernährungs- und Lebensweise viel zum Erfolg einer Behandlung beitragen können.

Und das hat geholfen?

Ein Newsletter von der »mamazone« hat mich auf einen interessanten Forschungs- und Therapieansatz in der Krebsforschung aufmerksam gemacht: die Entdeckung eines Enzyms mit dem Namen TKTL1, das im Tumor nachgewiesen werden kann. Während der Chemotherapie bin ich dann gemeinsam mit meinem behandelnden Arzt auf die Möglichkeit der speziellen Untersuchung des TKTL1-Enzyms gestoßen. Wir haben den entnommenen Tumor aus Heidelberg angefordert und in ein Labor nach Frankfurt gesandt. Das Ergebnis: Tatsächlich wiesen 77 Prozent meiner Krebszellen das TKTL1-Enzym auf, waren also TKTL1-positiv. Mein Arzt reagierte zum Glück umgehend: Ich sollte den Konsum sämtlicher »Zuckerbildner« sofort stark einschränken. Ich musste also so viele Lebensmittel wie möglich aus meinem Speiseplan streichen, die der Körper zu Glukose umwandelt. Eine Therapie, die auf den ersten Blick für manchen vielleicht ungewöhnlich erscheinen mag, sich letztendlich aber doch bezahlt macht.

War die Umstellung schwer für Sie?

Nein, gar nicht. Ich wusste ja, was auf dem Spiel stand. Zudem habe ich zu diesem Zeitpunkt speziell auf diese Art der Ernährung zugeschnittene Produkte in meinen Ernährungsalltag eingebaut und von einem Tag auf den anderen die Kohlenhydratzufuhr drastisch reduziert – insgesamt habe ich davon nur noch 60 Gramm am Tag gegessen. Und von Süßigkeiten habe ich sogar ganz die Finger gelassen. Während dieser Zeit habe ich zudem Kontakt zu Dr. Johannes F. Coy aufgenommen, der mich im Hinblick auf die Anti-Krebs-Ernährung sehr gut beraten hat.

Hatten Sie dabei nie das Gefühl, auf zu viel verzichten zu müssen?

Nein, im Gegenteil. Ich hatte von Anfang an ein gutes Körpergefühl. Die Chemotherapie war zu diesem Zeitpunkt fast beendet und ich habe mich nach der sechsten und letzten Behandlung, entgegen allen Aussagen, relativ wohl gefühlt. Gleichzeitig war ich natürlich unendlich glücklich, endlich alles überstanden zu haben. Inzwischen weiß ich, dass dieser Erfolg zum großen Teil der Ernährungsumstellung zu verdanken ist. Die ganze Zeit über musste ich mir jedoch immer wieder die Zweifel meiner Familie, Freunde und Bekannten anhören: »Meinst Du, das bringt was mit der Ernährung?« – »Das ist doch lachhaft, Krebs kommt doch nicht von der Ernährung, so ein Quatsch.« – »Ja, lebe du nur gesund, wirst schon sehen was du davon hast.« Kurzum: Die Akzeptanz war leider eher gering. Wie ich mich fühlte und aussah, zählte nicht.

Wie ernähren Sie sich heute, eineinhalb Jahre nach der Therapie?

Mir fällt die eingeschränkte Zufuhr von Kohlenhydraten erstaunlicherweise bis zum heutigen Tage nicht schwer. Mein Wohlbefinden ist trotz der schweren Erkrankung sehr gut, ich bin fit und munter, kann sogar Sport treiben. Und auch die seit Juli 2008 laufende Antihormonbehandlung vertrage ich gut. Meine letzte Behandlung, die Bestrahlung, liegt nun ein Jahr zurück. Im September 2008, nach einer vierwöchigen Rehabilitation, ging ich wieder zur Arbeit. Auch wenn es für viele unfassbar erscheinen mag: Ich bin fit. Ich bin wirklich überzeugt davon, wie wichtig die Ernährung während der Krebsbehandlung und auch danach ist. Und mir ist aufgefallen, welche große Rolle das Wissen um die Krankheit und die innere Einstellung dazu für die Bewältigung gespielt hat. Dabei darf auch die therapeutische Unterstützung nicht unerwähnt bleiben; leider schämen sich viele Frauen dafür, in dieser schweren Zeit eine Psychologin zu konsultieren. Dabei ist das wirklich lebenswichtig. Zudem möchte ich wirklich allen Frauen, die an Brustkrebs erkranken, Mut machen und zurufen: »Es gibt ein Leben nach dieser sehr schlimmen Diagnose. Eines, das von anderen Seiten beleuchtet, sogar besser ist, befreiter, nicht mehr so eingeengt.« Ich spüre heute sehr genau die Veränderungen: Ich bin viel offener und toleranter geworden, nehme mich selbst mehr wahr und lege lange nicht mehr so viel Wert auf das Urteil anderer.

Vielen Dank für das offene Gespräch.

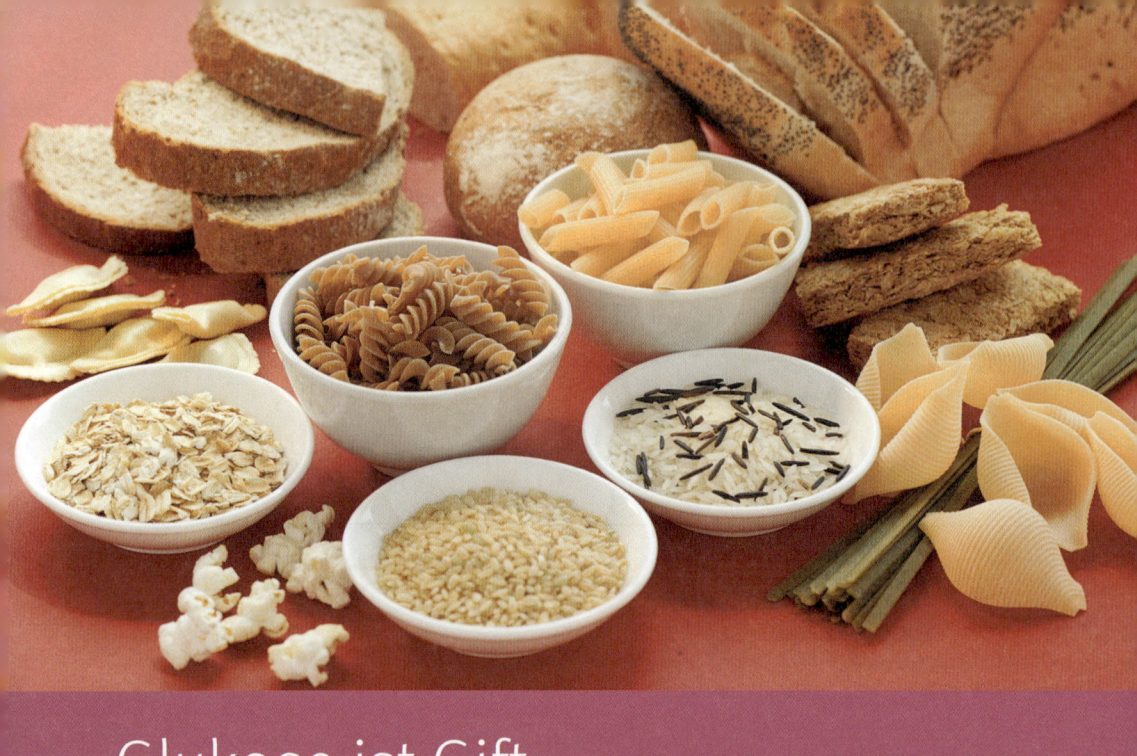

Glukose ist Gift
für die Zellstrukturen

SIE HABEN ES BEREITS im ersten Kapitel dieses Buches gelesen: Für die Entstehung und Verbreitung von Krebszellen spielt der Blutzuckerspiegel eine große Rolle: Je mehr Zucker im Blut gelöst ist, desto leichter fällt es der Krebszelle, sich diesen zu »schnappen«, die gelöste Glukose zu vergären und damit die fatale Milchsäureproduktion anzuschalten. Zum Glück jedoch lässt sich dieser Mechanismus ziemlich einfach stoppen. Sie müssen den bösartig entarteten Zellen lediglich ihre »lebenswichtige« Nahrung vorenthalten. Im Hinblick auf den Blutzuckerspiegel kommt es vor allem darauf an, wie schnell der Zucker ins Blut übergeht: Wird die Glukose schnell freigesetzt, steigt der Wert rasant in die Höhe, die im Blut

gelöste Glukose wird rasch von den Zellen aufgenommen. Die Geschwindigkeit des Blutzuckeranstiegs nach dem Essen hängt davon ab, welchen Zucker Sie essen, wie viel und mit was er kombiniert wird. Daneben bestimmen zwei weitere wichtige Faktoren den Anstieg des Blutglukosespiegels:

● die Insulinempfindlichkeit der Glukose aufnehmenden Zellen und
● der Füllstand der Glykogenspeicher in den einzelnen Zellen.

Sie können diese beiden Faktoren positiv beeinflussen, indem Sie regelmäßig Sport treiben und die tägliche Kohlenhydratmenge, die in Glukose überführt werden kann, auf etwa 1 Gramm pro Kilogramm Körpergewicht beschränken. Wenn Sie 60 Kilo wiegen, dürfen Sie damit 60 Gramm Kohlenhydrate (KH) am Tag essen. Das entspricht zum Beispiel in etwa der Menge von einem Salamibrot mit Tomate und Gurke (20 g KH, Rezept Seite 145), einem Stück Schinken-Lauch-Quiche (18 g KH, Seite 158) und einem Topinambur-Gratin (11 g KH, Seite 177). Nehmen Sie mehr Kohlenhydrate (und damit Glukose) auf, so sollten Sie dies durch körperliche Aktivität ausgleichen.

ZUCKER ZERSTÖRT AUCH GESUNDE ZELLEN

Aber nicht nur stark zucker- und stärkehaltige Hauptmahlzeiten sorgen dafür, dass der Blutzuckerspiegel drastisch ansteigt (sogenannte postprandiale Blutglukosespitzen); auch entsprechende Snacks (beispielsweise Kuchen, Süßigkeiten und Eis) sowie zuckerhaltige Getränke treiben den Blutzucker in die Höhe. Um den gefährlichen Blutzuckerspitzen entgegenzuwirken, schüttet die Bauchspeicheldrüse das Hormon Insulin aus. Dieses öffnet die Zellen für den Blutzucker und spielt die entscheidende Rolle im Kohlenhydratstoffwechsel (siehe Grafik Seite 62).

Sind im Blut immer wieder hohe Zuckerwerte zu verzeichnen, produziert die Bauchspeicheldrüse ständig neues Insulin, um den Blutzuckerspiegel zu senken. Zunächst gelingt es dem Organismus dadurch, den Zuckerspiegel im Blut relativ konstant zu halten. Das eigentliche Problem ist dadurch jedoch nicht gelöst; es wird nur an einen anderen Ort verlagert. Denn das Insulin löst das Zuckermolekül ja nicht auf. Vielmehr drückt es den Zucker immer wieder aufs Neue in die bis zum Bersten gefüllten Zellen. Um sich zu schützen, ziehen diese bei einer ständigen Belastung irgendwann ihre Insulinrezeptoren zurück – die Zellen bleiben

INFO

Altersdiabetes

Bei unseren Groß- und Urgroßeltern hat die Bauchspeicheldrüse zumindest bis zum Eintritt ins Rentenalter durchgehalten. Daher wurde der im Alter auftretende Typ-2-Diabetes lange Zeit auch Altersdiabetes genannt. In den letzten 50 Jahren ist der Konsum von Zucker und Stärke jedoch drastisch gestiegen. Die Bauchspeicheldrüse wird dadurch sehr viel stärker belastet als früher, weshalb heute immer mehr jüngere Menschen Altersdiabetes bekommen; bei Kindern hat sich die Rate sogar vertausendfacht. Der Grund: Viele Kinder und Jugendliche ernähren sich überwiegend von Kohlenhydraten und zuckerhaltigen Getränken. Zudem bewegen sie sich immer weniger und betreiben vorwiegend Passivsport – sie sehen sich zum Beispiel Fußball im Fernsehen an oder spielen ein Match am Computer, statt selbst zu bolzen.

für den Zucker verschlossen. Es kommt zu einer sogenannten Insulinresistenz; der Zucker wird ins Fettgewebe »entsorgt« und dort als Fettpolster gespeichert. Weil der Zucker nun aber nicht mehr in die Zellen transportiert wird, versucht die Bauchspeicheldrüse, noch mehr Insulin zu produzieren – ein aussichtsloser Kampf: Diabetes Typ 2 entsteht.

Bei allen Diabetes-Typ-2-Patienten lässt sich entweder ein Insulinmangel oder eine Insulinunempfindlichkeit (Insulinresistenz) nachweisen, manchmal sogar auch beides. Anfangs hilft noch eine Insulingabe von außen, die Zuckeraufnahme in die Zelle zu erzwingen. Irgendwann wirkt dann auch dieses Mittel nicht mehr. Der momentan in der Schulmedizin am häufigsten eingeschlagene Weg, auf diese Probleme zu reagieren, besteht darin, die fehlende Insulinmenge durch Insulingaben von außen immer weiter zu ersetzen. Viele Diabetiker spritzen daher vor einer Mahlzeit Insulin, um die beim anschließenden Essen freigesetzte Glukose aus dem Blut in Körperzellen zu transportieren und so dem Blutzuckeranstieg entgegenzuwirken. Dabei jedoch werden nur die Symptome des Diabetes bekämpft, ohne deren Ursachen zu erkennen und konsequent zu ändern. Im besten Fall führt die Behandlung daher zu einer Linderung der Symptome,

nicht aber zu einer echten Heilung. Das verschreibungspflichtige Insulin ist dazu noch ein regelrechter »Freischein«, die ungesunde Ernährungs- und Lebensweise fortzuführen. So banal es klingt: Die eigentliche Ursache des Diabetesproblems liegt im übermäßigen Verzehr von zucker- und stärkereicher Nahrung.

DIE FOLGEN FÜR DIE ZELLEN

Für die Körperzellen bleibt die sich immer wiederholende, erzwungene Aufnahme der Glukose nicht ohne Folgen. Denn das Zuckermolekül geht mit den Eiweißmolekülen der Zelle eine unwiderrufliche (irreversible) chemische Reaktion ein, wodurch diese zerstört

AUS DER FORSCHUNG

Das Insulinsystem

Um die Energie aus der Nahrung verwerten zu können, produziert die Bauchspeicheldrüse Insulin, das die Zellen »aufsperrt«. Gerät das Insulinsystem aus den Fugen, werden die Zellen resistent gegen das Hormon. Die schlimmste Folge: Diabetes.

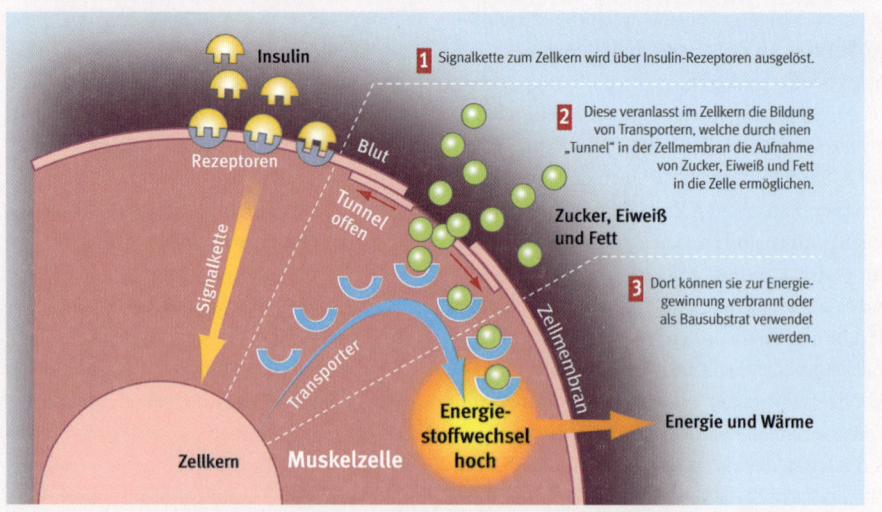

Insulin

Rezeptoren

Blut

Signalkette

Tunnel offen

Transporter

Zellkern

Muskelzelle

Zellmembran

Zucker, Eiweiß und Fett

Energie-stoffwechsel hoch

Energie und Wärme

1 Signalkette zum Zellkern wird über Insulin-Rezeptoren ausgelöst.

2 Diese veranlasst im Zellkern die Bildung von Transportern, welche durch einen „Tunnel" in der Zellmembran die Aufnahme von Zucker, Eiweiß und Fett in die Zelle ermöglichen.

3 Dort können sie zur Energiegewinnung verbrannt oder als Bausubstrat verwendet werden.

werden. Ein hoher Blutzucker führt deshalb genau in den Geweben zu den schwersten Schäden, die normalerweise gern Glukose aufnehmen, wie Gehirn- und Nervenzellen, Netzhaut und Endothelzellen (Zellen, die die Blutgefäße auskleiden). Diese Glukose liebenden Zellen sind es auch, die als Erstes leiden und schließlich zerstört werden: Schäden an der Netzhaut können zu Sehstörungen und Erblindung führen, die Zerstörung der Nerven zu äußerst schmerzhaften Neuropathien. Durch die Schädigung der Endothelzellen schließlich kommt es zur Arteriosklerose und in deren Folge zu gefährlichen Verengungen in den Blutgefäßen, die im schlimmsten Fall einen Herzinfarkt auslösen.

GLÜCKSDROGE ZUCKER

Steigt der Blutzuckerspiegel schnell und stark an, gelangt eine große Menge Glukose ins Gehirn. Dies führt zu einer erhöhten Aktivität der Nervenzellen, aufgrund derer angenehme Gefühle intensiver und stärker empfunden werden. Wenn der Blutzuckerspiegel infolge der Insulinausschüttung wieder absinkt, beginnt dadurch ein regelrechter Entzug, denn die Nervenzellen wollen nicht auf den liebgewonnenen Zucker verzichten. Das Gehirn »befiehlt« dem Körper daher, es schnellstmöglich wieder mit Zucker zu versorgen. Der Körper reagiert auf diese Anweisung mit Heißhungerattacken auf Süßes und andere kohlenhydratreiche Produkte wie Kuchen und Chips. Geben wir diesem unkontrollierten Verlangen nach, macht sich das nicht nur auf der Waage bemerkbar. Der ununterbrochen nach unten und oben pendelnde Blutzuckerspiegel führt zudem zu einer emotionalen Berg- und Tal-Fahrt. Das unmittelbar einsetzende Gefühl von Aktivität und Glück schlägt schnell um: Wir

fühlen uns dann müde, schlapp und ohne Energie und sind schlecht gelaunt. Ein Wissenschaftsteam der Universität Oslo fand 2006 sogar heraus, dass die Unkonzentriertheit und Hyperaktivität (ADHS) bei Kindern wesentlich mit dem Glukosekonsum (Softdrinks) zusammenhängt. Kohlenhydrate haben auch einen starken Einfluss auf die Psyche von Erwachsenen, etwa auf depressive Erkrankungen.

AUS DER FORSCHUNG

Diabetes vermeiden

»Zuckerkrankheit« ist kein unabwendbares Schicksal; Sie haben es selbst in der Hand, ob Sie gesund bleiben.

- Reduzieren Sie Ihr Gewicht; mit jedem verlorenen Kilo sinkt auch das Risiko, an Diabetes Typ 2 zu erkranken.
- Überdenken Sie alte Ernährungsgewohnheiten: Was und wie viel essen Sie? Wann essen Sie? Haben Sie wirklich immer Hunger, wenn Sie essen oder wollen Sie andere Bedürfnisse stillen? Ein Ernährungstagebuch hilft, versteckte Muster zu erkennen – und zu durchbrechen.
- Reduzieren Sie unbedingt den Zucker- und Stärkeanteil in Ihrer Nahrung, um die Bauchspeicheldrüse bei der Insulinproduktion zu entlasten. Die neue Anti-Krebs-Ernährung ist auch zur Prophylaxe von Diabetes bestens geeignet.
- Treiben Sie Sport. Sie verlieren dadurch nicht nur überflüssige Pfunde, sondern verbrennen auch Zucker in den Zellen, sodass diese wieder Nachschub aus dem Blut aufnehmen können. Ideal sind Ausdauersportarten wie (Nordic) Walking, Radfahren, Schwimmen oder Tanzen.

STÄRKE: NUR EINE ANDERE ZUCKER-FORM

Weizenmehl stellt in Form von Weißmehl für die westliche Küche eines der Hauptlebensmittel dar: Brot, Brötchen, Nudeln, Pizza und Gebäck gehören für viele zur täglichen Ernährung. Dabei ist die im Weizen enthaltene Stärke nur eine andere Form puren Zuckers. Unmittelbar nach dem Essen steigt der Blutzuckerspiegel daher schnell und stark an. Viele Menschen wissen nicht, dass Stärke reiner Zucker ist. Die Hauptmenge an Zucker wird heutzutage nicht in Form von Industriezucker, sondern in Form von Stärke aufgenommen. Genau diesen Umstand müssen Sie sich bewusst machen, wenn Sie Ihre Ernährung verändern wollen. Verglichen mit Kristallzucker steigt der Blutzuckerspiegel beim Konsum der gleichen Menge Weizenmehl sogar noch rasanter nach oben. Wie schnell der Blutzuckerspiegel nach einer Mahlzeit ansteigt, hängt nämlich, wie bereits erwähnt, nicht nur vom Zucker oder Stärkegehalt ab, sondern auch von der Art des Zuckers, der Zubereitung der Lebensmittel und der Zusammensetzung der Mahlzeit. Essen Sie zum Beispiel eine Scheibe Weißbrot mit normaler, gezuckerter Marmelade, dann führt sowohl der Zucker aus der Marmelade (zugesetzter Zucker und Zucker aus den Früchten) als auch der Zucker, der aus der Stärke des Weißbrots freigesetzt wird, zu einem schnellen und starken Blutzuckeranstieg. Bemerkenswert ist hierbei, dass die verzweigte Stärke im Weißbrot sogar gefährlicher für den Blutzuckerspiegel ist als der Zuckergehalt der Marmelade (bei normal mit Marmelade bestrichenem Brot).

Nur ein scheinbarer Widerspruch

Auf den ersten Blick scheint zu überraschen, dass Stärke schneller ins Blut gehen kann als Haushaltszucker; ist sie doch ein komplexes Kohlenhydrat, das erst gespalten werden muss. Doch Stärke besteht oft aus vielen verzweigten, langen Traubenzuckerketten (Amylopektin), die nach dem Essen sehr schnell gespalten wer-

---

INFO

Stärke ist nicht gleich Stärke

Es gibt Nahrungsmittel, die zwar einen hohen Stärkeanteil aufweisen, diesen aber in Form von unverzweigter Stärke (Amylose) beinhalten und daher den Blutzucker nur langsam steigen lassen. Kartoffelknollen unterscheiden sich zum Beispiel in ihrem Gehalt an unverzweigter und verzweigter Stärke. Je höher der Anteil der unverzweigten Stärke, desto langsamer wird Glukose freigesetzt und desto langsamer steigt der Blutzuckerspiegel. Denn der chemische Aufbau entscheidet darüber, wie schnell die Stärke in Glukose gespalten wird.

Stärke besteht aus einer langen Kette aneinandergereihten Glukosemolekülen. Es gibt Stärkemoleküle, deren Ketten unverzweigt (Amylose) sind und solche, die verzweigt sind (Amylopektin). Je verzweigter die Stärke ist, desto mehr offene Enden besitzt sie. Eine unverzweigte Kette dagegen hat nur zwei Enden. Wenn die Stärke im Mund und Magen verdaut wird, greifen die Enzyme die offenen Enden an. Stärke mit zwei Enden wird dadurch langsamer gespalten als vieldendige Moleküle, die von allen Seiten gleichzeitig gespalten werden.

den können und ebenso rasch ins Blut übergehen (siehe Kasten Seite 64). Die ersten Zuckermoleküle werden durch enzymatische Abspaltung sogar schon im Mund freigesetzt – der Grund dafür, dass Brot beim längeren Kauen süß schmeckt. Kristallzucker (Saccharose) dagegen ist ein Zweifachzucker, der im Körper jeweils zur Hälfte in Glukose und Fruktose gespalten wird. Und nur die Glukose geht direkt ins Blut und erhöht umgehend den Blutzuckerspiegel. Die Fruktose dagegen muss erst in der Leber in Glukose umgewandelt werden; sie wirkt sich daher zunächst nicht auf den Blutzucker aus. Stärkehaltige Lebensmittel wie Weißbrot oder Nudeln sind damit gefährlicher für den ungewollt hohen Blutzuckeranstieg als Kristallzucker.

VIELFACHZUCKER INULIN

Ein weiteres Beispiel für die Bedeutung der einzelnen Zucker in Hinsicht auf den Blutzuckerspiegel ist Inulin. Es wird in vielen Pflanzen als Energiespeicher für das Wachstum eingelagert, besonders bei Korbblütlern wie Topinambur, Zichorien, Artischocken und Schwarzwurzeln sowie in Doldenblütlern wie Pastinaken. Ähnlich wie Stärke ist Inulin ein Vielfachzucker; sie wird daher auch Alantstärke genannt. Das Inulin ist aber nicht aus einzelnen Glukosemolekülen zusammengesetzt, sondern besteht aus vielen Fruktosemolekülen. Lediglich am Ende der langen Kette von etwa hundert Molekülen weist es eine einzelne Glukoseeinheit auf. Inulin wird weder im Magen noch im Dünndarm aufgenommen, da dem Menschen das entsprechende Spaltenzym (Inulinase) fehlt. Stattdessen wird Inulin im Enddarm von Bakterien zu kurzkettigen Fettsäuren abgebaut. Obwohl es also eigentlich ein aus Fruktoseeinheiten aufgebauter Zucker ist, wirkt Inulin für den Menschen wie ein Ballaststoff; wir können diesen Zucker nicht verdauen; daher steigt auch der Blutzucker nicht. Als wäre dies noch nicht genug, wird das Inulin im Darm sogar noch in wertvolle Fettsäuren umgebaut. Inulin ist jedoch kein Süßungsmittel, sondern hinterlässt im Mund wie Fett einen sahnigen Geschmackseindruck. Es wird deshalb gern als Fettersatz in Magermilchjoghurt verwendet.

INFO

Fast vergessen: Topinambur

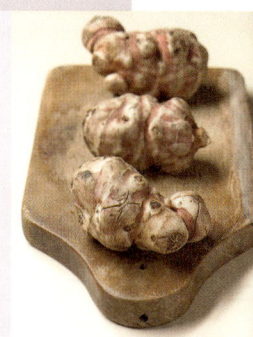

Topinambur, auch Erdbirne genannt, stammt ursprünglich aus Nord- und Mittelamerika. Bis ins 18. Jahrhundert war die Knolle auch in Europa ein wichtiges Lebens- und Futtermittel. Aufgrund der Konzentration auf ertrag- und stärkereichere Lebensmittel ist die Nutzung dieser wertvollen Feldfrucht jedoch

Topinambur – zu Unrecht vergessen.

drastisch zurückgegangen. Topinambur besteht zu mehr als der Hälfte aus Inulin. Das bedeutet: Nach einer reinen Topinambur-Mahlzeit bleibt der Blutzuckerspiegel nahezu unverändert; die Bauchspeicheldrüse muss kein Insulin produzieren, um den Blutzucker wieder zu senken. Ein weiteres Plus: Die Knollen liefern gerade einmal 30 Kalorien pro 100 Gramm, Kartoffeln schlagen im Vergleich mit mehr als dem Doppelten zu Buche.
Topinambur schmeckt gebraten, gedünstet oder als Gratin (Rezept siehe Seite 177), als Suppe oder Chips – und sogar roh, zum Beispiel grob geraffelt im Salat.

Dieses Beispiel zeigt, dass Zucker nicht gleich Zucker ist. Vielmehr hat der Aufbau einen entscheidenden Einfluss auf die blutzuckersteigernde Wirkung. Inulinhaltige Knollen wie Topinambur und Pastinake eignen sich daher im Gegensatz zu Weizen oder Kartoffeln hervorragend für die kohlenhydratarme Ernährung, obwohl auch die in ihnen enthaltenen Zucker formal zu den Kohlenhydraten gerechnet werden und in Analysen entsprechend angegeben werden. In diesem Fall eignet sich der Ausdruck Kohlenhydrate nur bedingt, da diese ganz unterschiedlich verstoffwechselt werden.

ZWEIFACHZUCKER

Neben den langen Zuckerketten aus Glukose oder Fruktose spielen die Zweifachzucker (Disaccharide) eine wesentliche Rolle für unsere heutige Ernährung. Abhängig von ihrer Zusammensetzung verhalten sie sich dabei in Bezug auf den Blutzuckerspiegel äußerst unterschiedlich. Der am häufigsten konsumierte Zweifachzucker ist Kristallzucker, auch Industriezucker oder Haushaltszucker genannt. Biochemisch wird er als Saccharose bezeichnet. Saccharose, die aus Rüben gewonnen wurde, wird als Rübenzucker bezeichnet; Saccharose aus Zuckerrohr wird Rohrzucker genannt. Rübenzucker, Rohrzucker, Kristallzucker, Industriezucker und Haushaltszucker sind damit Synonyme für ein und denselben Zucker. Er besteht je zur Hälfte aus Glukose und Fruktose. Neben Saccharose gibt es noch weitere Zweifachzucker, die für die menschliche Ernährung eine Rolle spielen: Maltose (Malzzucker) und Laktose (Milchzucker).

● Maltose besteht aus zwei Glukose-Einheiten und wird daher bei der Verdauung in zwei Moleküle Glukose zerlegt, die sofort ins Blut aufgenommen werden und zu einem schnellen und starken Anstieg des Blutzuckerspiegels führen.

● Laktose besteht aus je einer Einheit Glukose und Galaktose. Bei der Spaltung im Verdauungstrakt wird daher je ein Glukose- und Galaktose-Molekül freigesetzt. Wie Fruktose führt auch Galaktose nicht zu einem Blutzuckeranstieg; letztere wird insulinunabhängig von Zellen aufgenommen, während die Fruktose in der Leber langsam zu Glukose umgebaut wird.

Isomaltulose: eine gesunde Alternative

Es gibt in der Natur jedoch auch Zweifachzucker, die zum Teil wertvolle Eigenschaften aufweisen. Einer dieser nur wenig bekannten Zucker ist die Isomaltulose; sie wurde erst 1957 in Honig und Zuckerrohrextrakt entdeckt. Isomaltulose gewinnt aufgrund ihrer wertvollen biologischen Eigenschaften immer mehr an Bedeutung. Genau wie Saccharose besteht Iso-

> **INFO**
>
> ## Rübenzucker
>
> 1747 entdeckte der Apotheker Andreas Sigismund Marggraf, dass der Zucker der Zuckerrübe chemisch identisch mit dem Rohrzucker ist. Knapp 40 Jahre später begann dann der Naturwissenschaftler Franz Karl Achard den Zuckergehalt der Rüben zunächst durch Züchtung zu erhöhen. Gleichzeitig entwickelte er Verfahren, um den Zucker aus den Rüben zu isolieren. Durch seine Entdeckung wurde Preußen unabhängig vom Rohrzucker-Import aus Übersee – und sie nahm wesentlich Einfluss auf die Ernährung. Heute bildet Zucker neben Kartoffeln und Weizen – alle drei stark blutzuckersteigernde Lebensmittel – die Grundlage unserer ungesunden, kohlenhydratreichen Ernährung.

maltulose aus je einem Molekül Glukose und Fruktose. Trotz des ähnlichen Aufbaus ist seine blutzuckersteigernde Wirkung jedoch weitaus geringer. Denn Glukose und Fruktose sind bei Isomaltulose anders miteinander verbunden, weshalb es dem Körper schwerer fällt, den Zucker zu spalten; dadurch wird auch die Glukose langsamer freigesetzt.

Der glykämische Index (siehe Kasten) von Isomaltulose liegt gerade einmal bei 32, sie hat also nur eine sehr geringe glykämische Wirkung. Im Vergleich: Der GLYX-Wert von Weißbrot (Stärke) beträgt 70, der von Traubenzucker sogar 100. Isomaltulose versorgt den Körper also langsamer, dafür aber anhaltend mit Energie. Für Muskulatur und Gehirn bedeutet dies, dass die Energiezufuhr über einen längeren Zeitraum erfolgt; dadurch kommt es nicht zu Heißhungerattacken (siehe Seite 50). Doch damit nicht genug: Isomaltulose fördert zudem die Fettverbrennung und schont die Zähne, weil Bakterien sie nicht abbauen und somit keine Karies auslösen können. Fazit: Im Gegensatz zu den meist künstlich hergestellten Süßstoffen ist Isomaltulose ein natürlich vorkommender Zucker ohne Nebenwirkungen. Sie eignet sich sehr gut als Ersatz für Kristallzucker im Rahmen einer kohlenhydratarmen Ernährung. Leider wird die positive Wirkung der Isomaltulose ein wenig durch die vergleichsweise geringere Süßkraft gemindert. Sie können dies ausgleichen, indem Sie Isomaltulose mit Fruktose im Verhältnis 3:1 mischen. Dann hat sie etwa dieselbe Süßkraft wie Kristallzucker.

SÜSSSTOFF, ZUCKERAUSTAUSCH-STOFF UND FRUCHTSÜSSE

Künstlich hergestellte Süßstoffe haben im Gegensatz zu Zucker eine wesentlich stärkere Süßkraft; je nach Produkt sind sie 10- bis 3000-mal so süß wie Kristallzucker. Dennoch geht von ihnen kein Kariesrisiko aus, da sie Karies verursachenden Bakterien keine Nahrung bieten. Ein weiterer Vorteil: Süßstoffe haben keine oder kaum Kalorien. Allerdings lässt sich das Langzeitrisiko auf Grund der relativ kurzen Anwendungszeit noch nicht abschätzen. Studien zu möglichen gesundheitsschädlichen Wirkungen gelangten zu unterschiedlichen Ergebnissen.

INFO

Glykämischer Index

Der glykämische Index – kurz GI oder GLYX – gibt die Auswirkung von Lebensmitteln auf den Blutzuckerspiegel an. Er zeigt an, wie stark 50 Gramm eines bestimmten Kohlenhydrats den Blutzuckerspiegel beeinflussen. Je niedriger der Anstieg ausfällt, desto niedriger ist der glykämische Index.

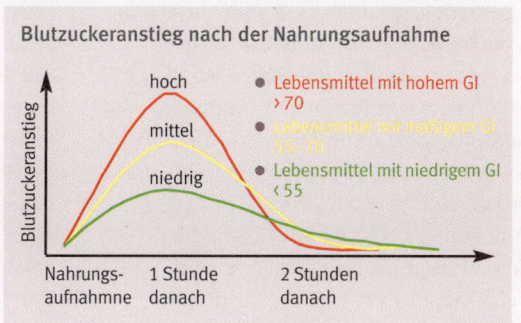

Blutzuckeranstieg nach der Nahrungsaufnahme

- Lebensmittel mit hohem GI > 70
- Lebensmittel mit niedrigem GI < 55

Zwei Beispiele: Beim Abbau des Süßstoffs Aspartam wird im menschlichen Körper neben den Aminosäuren Asparaginsäure und Phenylalanin auch der toxische Alkohol Methanol gebildet, der in höheren Dosen unter anderem zur Erblindung führen kann. Beim Süßstoff Sucralose, der auf der Suche nach Insektenschutzmitteln entdeckt wurde, handelt es sich um ein chloriertes Kohlenhydrat, dessen Abbauwege im menschlichen Körper sich nicht genau abschätzen lassen.

NATÜRLICHE SÜSSSTOFFE

Anders ist es bei Steviasid, einem natürlichen Süßstoff aus den Blättern der südamerikanischen Pflanze Stevia, der 300-mal süßer ist als Saccharose. Stevia wird von südamerikanischen Indianern seit Jahrhunderten zum Süßen von Speisen und Getränken eingesetzt; man vermutet, dass im Vergleich zu den neueren künstlichen Süßstoffen die Wahrscheinlichkeit für ein Gesundheitsrisiko weitaus geringer ist. In

---

INFO

Wie viel Zucker braucht der Körper?

Der normale Glukosebedarf des menschlichen Organismus liegt bei ca. 2 mg/kg/min. Pro Stunde verbraucht ein 75 kg schwerer Erwachsener also im Durchschnitt sieben bis zehn Gramm Blutzucker. Wenn Sie alle zehn Minuten ein Gramm Glukose essen würden, würden Zuckerfreisetzung und Zuckerverbrauch sich die Waage halten und der Blutzuckerspiegel würde nicht ansteigen. Der Blutzuckeranstieg wird dementsprechend wesentlich durch die pro Zeitabschnitt freigesetzte Menge an Zucker bestimmt.

Japan wird Stevia deshalb bereits seit vielen Jahren zum Süßen von Tee, Softdrinks, Zahnpasta, Kuchen und Bonbons genutzt. In Europa wird die Zulassung von Stevia noch geprüft.

ZUCKERAUSTAUSCHSTOFFE

Polyole, auch als Polyalkohole oder mehrwertige Alkohole bezeichnet, sind sogenannte Zuckeraustauschstoffe (zum Beispiel Isomalt, Sorbit, Mannit). Sie werden durch chemische Veränderungen aus Zucker hergestellt und liefern dem Körper weniger Energie als dieser. Da Karies verursachende Bakterien diesen Zuckerersatz nicht oder nur schwer abbauen können, gilt er wie Süßstoff als zahnfreundlich (Karies vermeidend). Zuckeraustauschstoffe werden daher vor allem zum Süßen von Kaugummis und Bonbons eingesetzt; sie sind jedoch im Gegensatz zu Süßstoffen kalorienhaltig. Da sie zudem teilweise von Darmbakterien abgebaut werden, kann eine hohe Dosis Durchfälle und Blähungen verursachen. Auch deshalb eignen sie sich nicht generell als Zuckerersatz.

GESUNDE SÜSSE AUS FRÜCHTEN?

Dass Zucker nicht unbedingt Bestandteil einer bewussten Ernährung darstellt, ist vielen klar. Im Gegensatz dazu steht Obst beim Ranking der gesündesten Lebensmittel in der Regel ganz oben. Dabei ist Obst nicht gleich Obst; wie beim Zucker muss auch hier differenziert werden. Es gibt Früchte, die aufgrund ihres hohen Anteils an sekundären Pflanzenstoffen, Vitaminen und Ballaststoffen sehr gesund sind. Es gibt aber auch Sorten, die aufgrund ihres hohen Zuckeranteils bedenklich sind. Auch wenn der Begriff Fruchtzucker suggeriert, dass Obst vor allen Dingen diese Zuckerart enthält: In den meisten Früchten steckt neben dem »gesunden« Fruchtzucker auch noch jede Menge Glukose (Traubenzucker). Moderne Speiseäpfel enthalten sogar mehr Glukose als Fruktose. Besonders süße Früchte wie Tafeltrauben enthalten sogar fast nur Glukose. Zur Erinnerung: Glukose (Traubenzucker) ist verantwortlich für den schnellen Blutzuckeranstieg und stellt den Treibstoff für aggressive Krebszellen dar (siehe Seite 34 ff.).

Zuckerfalle Trockenfrüchte

Trockenfrüchte weisen aufgrund des Wasserentzugs einen besonders hohen Zuckergehalt auf. Besonders Rosinen haben es in sich: Die getrockneten Trauben bestehen fast ausschließlich aus Glukose. Zudem sind die meisten handelsüblichen Trockenfrüchte geschwefelt und zusätzlich mit Zucker gesüßt. Essen Sie die süßen Früchtchen daher nur ab und zu und in Maßen, und greifen Sie lieber auf frisches oder gefrorenes Obst zurück.

ZUCKERAUFNAHME IM BLUT

Damit unser Organismus einwandfrei funktioniert, nehmen die meisten unserer Zellen ständig Glukose aus dem Blut auf und verbrauchen sie. Eine Ausnahme hiervon stellen Herzzellen dar, die vorwiegend von Fettsäuren, Ketonkörpern und Milchsäure leben. Deshalb sollen Sie auch gar nicht komplett auf Zucker verzichten, sondern lediglich den Blutzuckerspiegel harmonisieren. Wenn Sie nun anstatt Glukose andere Zucker zu sich nehmen, lässt sich der abrupte Blutzuckeranstieg verzögern oder gar ganz vermeiden; solche Zucker sind Isomaltulose, Fruktose und Galaktose.

Die andere Möglichkeit ist es, den Zuckerkonsum deutlich einzuschränken, zum Beispiel indem Sie statt stärkehaltiger Kartoffeln alantstärkehaltige Knollen und Wurzeln verwenden wie Pastinaken und Topinambur (siehe auch Kasten Seite 65).

AUF DIE ZUBEREITUNG KOMMT ES AN

Am Beispiel der Kartoffel lässt sich sehr gut zeigen, wie stark die Zuckerfreisetzung durch die Zubereitung beeinflusst werden kann. Schließlich kommt es auch darauf an, wie schnell die Glukose bei der Verdauung freigesetzt wird. Wenn Sie gekochte Kartoffeln noch pürieren, wird die Stärke leichter zu Glukose gespalten; schließlich müssen die Kartoffelstücke im Magen nicht erst verdaut werden. Der Kartoffelbrei und die darin vorhandene Stärke werden im Mund und Dünndarm sehr viel schneller verdaut – und damit wird auch die Glukose rascher freigesetzt.

Diesen nachteiligen Effekt können Sie vermindern, indem Sie die Kartoffeln nach dem Kochen erkalten lassen und zum Beispiel zu Kartoffelsalat verarbeiten. Auf diese Weise wird etwa 12 Prozent der Stärke in »Stärkekleister« umgewandelt, die von den Spaltenzymen nicht mehr aufgebrochen werden können. Lassen Sie daher Reis und Kartoffeln immer erst vollständig erkalten – auch wenn Sie sie später für die Mahlzeit wieder erwärmen. Die Kombination mit Fett reduziert die Geschwindigkeit nochmals. Pommes und Bratkartoffeln lassen den Blutzucker daher langsamer ansteigen als gekochte Kartoffeln oder gar Kartoffelbrei. Achten Sie jedoch beim Braten immer auf die Qualität des Fetts: Gehärtete Pflanzenfette können zu einer Anreicherung mit Transfettsäuren führen. Zum Frittieren und Braten eignen sich gesättigte Fettsäuren deutlich besser als ungesättigte (siehe Seite 72). Ungesättigte Fettsäuren werden durch das Braten zerstört und so verändert, dass dabei zum Teil gesundheitsschädliche Fettsäuren entstehen. Fette und Öle mit einem hohen Anteil an gesättigten Fettsäuren sind daher gut geeignet zum Braten und Erhitzen (Butter, Kokosöl, Rinder- oder Schweineschmalz).

»WUNDERMITTEL« FASTEN

Immer mehr Menschen nutzen das Prinzip des Fastens, um ihren Körper zu entlasten und zu reinigen. In dieser Zeit führen sie ihrem Organismus nur flüssige Nahrung zu – in Form von Wasser, ungesüßten Tees, klarer Gemüsebrühe und stark verdünnten Obst- oder Gemüsesäften. Die zum Leben notwendige Kraft und Wärme schöpfen sie darüber hinaus aus ihren eigenen Depots – Reserven, die der Organismus im normalen Alltag anlegt.

Was bringt Fasten?

Ziel des Fastens ist es, den Körper zu entgiften und zu entschlacken, wieder maßvoll genießen zu lernen sowie die körperliche und geistige Leistungsfähigkeit aufrechtzuerhalten. Immer mehr wird Fasten auch als Prophylaxe bei ernährungsbedingten Stoffwechselerkrankungen gesehen. Als ärztlich oder klinisch betreutes Heilfasten gilt es sogar als wirkungsvollste Therapieform. Unterstützt wird die positive Wirkung durch den Verzicht auf schädliche Genussgifte wie Kaffee oder Nikotin sowie die bewusste Abkehr vom alltäglichen Stress und regelmäßige Einläufe zur Darmhygiene.

Fasten auch bei Krebs?

Dass Fasten auch eine heilende Wirkung bei Krebs hat, liegt am spezifischen Vergärungsstoffwechsel der Krebszellen. Intensives Fasten lässt den Blutzuckerspiegel sinken und baut Glykogenspeicher ab – der Körper stellt auf die Verbrennung seiner eigenen Fettreserven um. Glukose wird nur noch denjenigen Zellen zugeteilt, die sie zum Überleben unbedingt benötigen: Gehirn, Nerven und Netzhaut. Aber selbst das Gehirn muss seinen Verbrauch einschränken und den Großteil seines Energiebedarfs aus Ketonkörpern decken. Aufgrund der Fettverbrennung haben es die glukoseabhängigen, vergärenden Krebszellen schwer, genug Energie zu erzeugen. Im Klartext bedeutet dies, dass Fasten vergärende Krebszellen zwingt, ihren Stoffwechsel zu ändern – oder sie im besten Fall sogar zum Absterben bringt.

Wer darf fasten?

Fasten ist jedoch nur für Krebspatienten sinnvoll, die noch nicht durch Kachexie (krankhafte Abmagerung) geschwächt sind. Zudem besteht die Gefahr, dass nach dem Fasten die Rückkehr zu einer normalen glukose- und stärkereichen Ernährung das Wachstum der Krebszellen erst recht anheizt; um dem vorzubeugen, bedarf es einer langfristigen Ernährungsumstellung.

Die Lösung: Glukosefasten

Wenn Sie Ihre Ernährung konsequent auf Glukosefasten umstellen, erreichen Sie die positiven Aspekte des Fastens, ohne dafür zu hungern:
- Reduzieren Sie die Menge an freigesetzter Glukose auf täglich 1 Gramm pro Kilo Gewicht.
- Unterstützen Sie diese Ernährungsweise durch körperliche Bewegung und Sport.
- Wenn Sie ein paar Pfunde zu viel auf die Waage bringen, können Sie zusätzlich die Kalorienzahl so beschränken, dass Sie insgesamt weniger Kalorien aufnehmen als Sie verbrauchen.

Doch auch ohne eine gezielte Kalorienreduzierung kommt es in vielen Fällen am Anfang der Ernährungsumstellung zu einem raschen Gewichtsverlust von zwei bis drei Kilogramm. Der Grund: Oft entstehen durch falsche Ernährung entzündliche Prozesse und damit einhergehend Wassereinlagerungen. Allein die Reduktion von lektin- und glutenhaltigen Weißmehlprodukten bewirkt einen deutlichen Rückgang dieser Entzündungen – und des eingelagerten Wassers.

EIN STABILER BLUTZUCKERWERT

Der Verzicht auf Zucker und damit einhergehende Blutzuckerspitzen wirkt sich nicht nur auf die körperliche Gesundheit positiv aus. Sie werden auch emotional und psychisch viel stabiler und ausgeglichener. Man nimmt an, dass die befreiende Wirkung, die von einer glukose- und stärkearmen Ernährung ausgeht, sich auf die Blockierung bestimmter angstauslösender Rezeptoren zurückführen lässt (Rezeptor = spezialisierte Zellen, die innere und äußere Reize für das Nervensystem »übersetzen«). Der Grund: Ist der Zucker nicht mehr im Überfluss vorhanden, schaltet der lokale Stoffwechsel des Gehirns teilweise auf den Fettstoffwechsel um und nutzt die körpereigenen Ketonkörper als Energiequelle. Ein Teil dieser Ketonkörper besetzt die entsprechenden Rezeptoren.

Der Aspekt des Angstabbaus spielt gerade in der Therapie von Krebspatienten eine große Rolle. Da die zuckerarme Ernährung nicht nur den Krebszellen das Leben schwer macht, sondern auch zu einer emotionalen und psychischen Stabilisierung führt, können viele Betroffene das Leben merklich entspannter und angstfreier genießen. Dies ist besonders wichtig für Krebspatienten, da sie sich in einer lebensbedrohlichen Ausnahmesituation befinden, die große Existenzängste auslöst.

Wer zusätzlich vermehrt Sport treibt, leert die körpereigenen Glykogenspeicher und sorgt so nochmals dafür, dass vermehrt Ketonkörper gebildet werden. Mit speziellen Teststäbchen aus der Apotheke können Sie anhand einer Urinprobe ganz einfach nachweisen, ob der Körper auf Fettverbrennung umgestellt hat und ausreichend Ketonkörper bildet. Sie tauchen dazu das Teststäbchen kurz in frischen Urin; nach einer Minute können Sie anhand des Grads der Verfärbung ablesen, wie viele Ketonkörper im Urin sind.

Die Vorteile auf einen Blick

Die Schäden, die ein hoher und immer wieder hoch ansteigender Glukosespiegel im Körper anrichtet, sind mit viel Schmerz und Leid verbunden, aber auch mit immensen Kosten für das Gesundheitswesen. Machen Sie sich daher stets bewusst, dass Insulin zwar den Blutzucker reduzieren, aber nicht die durch Zucker hervorgerufenen Schäden verhindern kann. Dies kann nur eine kohlenhydratreduzierte Kost. Durch die Verminderung der Glukosemenge erreichen Sie mehrere wichtige Ziele:

- Sie reduzieren deutlich das Risiko, an Diabetes, Alzheimer oder Herzinfarkt zu erkranken.
- Sie harmonisieren Geist und Körper – und versorgen ihn dabei mit allen lebensnotwendigen Bausteinen.
- Sie können problemlos abnehmen.
- Sie machen es entstehenden Krebszellen extrem schwer, sich in Ihrem Körper am Leben zu halten und sich auszubreiten.

....

BEISPIEL

Stellen Sie sich vor, Sie hätten täglich sechs Gutscheine für jeweils zehn Gramm Glukose. Diese Gutscheine können Sie über den Tag verteilt einlösen, beispielsweise morgens zwei, mittags drei und abends einen. Achten Sie aber darauf, dass Sie die Gutscheine möglichst gut über den Tag verteilen, damit Sie nicht auf einmal zu viel Glukose aufnehmen. Mehr als vier pro Mahlzeit sollten Sie nur dann einlösen, wenn Sie sich vorher oder nachher viel bewegen. Kombinieren Sie zudem zucker- und stärkehaltiges immer mit eiweiß- und öl-/fettreichen Lebensmitteln. Dann geht die in ihnen enthaltene Glukose sehr viel langsamer ins Blut über.

....

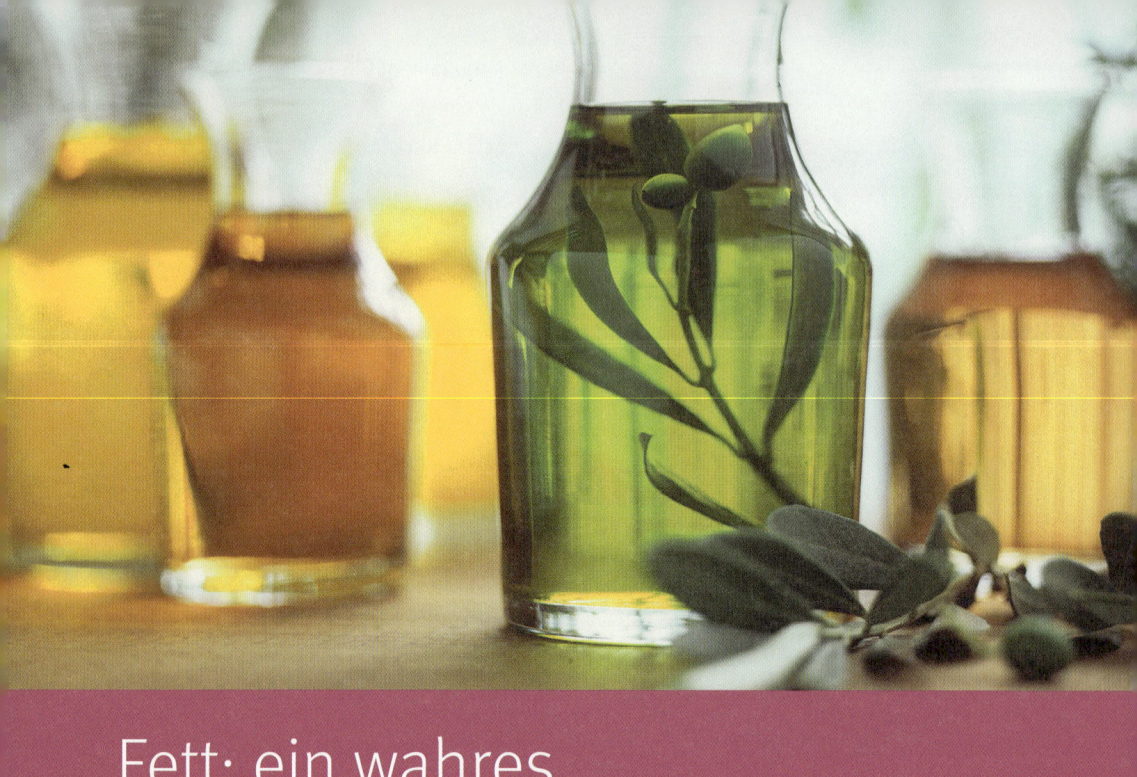

Fett: ein wahres Gesundheitselixier

FETT IST FÜR DEN KÖRPER ein lebenswichtiges Nahrungsmittel. In den letzten Jahren nahmen daher immer mehr Ernährungswissenschaftler von einer generellen Fettminimierung (low fat) Abstand. Stattdessen empfehlen sie vermehrt einen höheren Fett- und Ölanteil. Neben der Menge kommt es dabei vor allem auf die Qualität des Fetts und der Öle an. Sowohl einige Pflanzenöle als auch Kaltwasserfische (zum Beispiel Lachs, Hering, Makrele) enthalten beispielsweise wertvolle, ungesättigte Fettsäuren, die unter anderem wichtige Funktionen für den menschlichen Hormonstoffwechsel, die Aufnahme von Vitaminen und die Funktionsfähigkeit der Nerven ausüben (siehe auch Seite 73).

Auch im Hinblick auf den Blutzuckerspiegel ist Fett ein hochwertiges Lebensmittel. Erfolgt nämlich die Kohlenhydratzufuhr in Kombination mit Fetten, steigt der Zuckerwert im Blut sehr viel langsamer an. Schließlich muss der Körper Fett oder Öl ebenfalls verdauen, was die Spaltungsgeschwindigkeit der Kohlenhydrate deutlich reduziert. Essen Sie zum Beispiel reines Weißbrot, werden die Stärkeverbindungen blitzschnell von den Verdauungsenzymen aufgespalten und ins Blut transportiert; der Blutzuckerspiegel steigt sehr schnell an. Tunken Sie das Brot dagegen vorher in Olivenöl, bestreichen es mit Butter oder Leberwurst, werden die Kohlenhydrate mit Öl vermengt. Dadurch verlangsamt sich die Spaltung der

Kohlenhydrate und somit auch der Transport in die Blutbahnen – ein kleiner Trick mit großer Wirkung. Den gleichen Effekt erreichen Sie übrigens, wenn Sie Kohlenhydrate und Eiweiß kombinieren.

Doch auch wenn Sie den Blutzuckeranstieg auf diese Weise verlangsamen können, dürfen Sie trotzdem nicht die Gesamtmenge an verzehrter Glukose und Stärke aus den Augen verlieren. Auch hier gilt: Die Menge macht's: Essen Sie im Restaurant zum Beispiel ruhig mit Freude und Genuss ein bis zwei Scheiben Weißbrot mit Öl oder eine kleine Portion Spaghetti aglio e olio. Sparen Sie dafür aber beim Hauptgang wieder Kohlenhydrate ein, indem Sie auf Sättigungsbeilagen wie Nudeln oder Reis verzichten.

LEBENSWICHTIGE FETTSÄUREN

Fette und ihre flüssige Form, die Öle, setzen sich aus mehreren Bausteinen zusammen; die wichtigsten davon sind die Fettsäuren. Ihre Zusammensetzung sowie das Verhältnis zwischen gesättigten und ungesättigten Fettsäuren entscheidet darüber, ob ein Fett gesund ist oder eher nicht. Man unterscheidet die Fettsorten dabei in drei Gruppen:

● Fette mit überwiegend gesättigten Fettsäuren (wie Butter, Rinderfett, Schweine- oder Gänseschmalz und Kokosöl).
● Fette mit einfach gesättigten Fettsäuren (beispielsweise Olivenöl).
● Fette mit mehrfach ungesättigten Fettsäuren (etwa Leinsamen- und Hanföl).

Gesättigte Fettsäuren sind für den Körper ein wertvoller Energieträger. Sie sind zudem aufgrund ihrer stabilen chemischen Eigenschaften ungefährlich, gehen also keine unerwünschten und schädigenden Reaktionen mit anderen Zellbestandteilen ein, wie es beispielsweise beim Zucker der Fall ist (siehe Seite 35 f.).

Ein- oder mehrfach ungesättigte Fettsäuren sind dagegen sehr reaktiv und dementsprechend auch labil: Sie werden leicht ranzig. Weil sich damit auch der Geschmack deutlich verändert, schränkt diese Eigenschaft die Haltbarkeit von Lebensmitteln mit ungesättigten Fettsäuren stark ein – ein Grund, warum der Handel die sehr gesunden Lebensmittel relativ ungern vertreibt.

Genau wie Vitamine sind bestimmte ungesättigte Fettsäuren jedoch absolut lebensnotwendig. Daher bezeichnet man diese Fettsäuren auch als essenzielle Fettsäuren; der Körper kann sie nicht selbst herstellen, sondern muss sie mit der Nahrung aufnehmen. Die Gruppe der lebensnotwendigen Fettsäuren besteht aus sogenannten Omega-3- und Omega-6-Fettsäuren; besonders reich an Omega-3 sind Lein- und Hanföl, wertvolles Omega-6 steckt in Walnuss- und Traubenkernöl. Trotz der geringen Unterschiede zwischen Omega-3- und Omega-6-Fettsäuren haben beide Fettsäuren sehr verschiedene Wirkungen auf den menschlichen Organismus.

OMEGA-3-FETTSÄUREN: GESUNDES ÖL AUS DER NATUR

In Pflanzen kommen Omega-3-Fettsäuren nur in Form von Alpha-Linolensäure (ALA) vor. Sie müssen im Körper noch in die wirksamen Omega-3-Fettsäuren Docosahexaensäure (DHA) und Eicosapentaensäure (EPA) umgewandelt werden. Eine ausreichende Menge davon entsteht jedoch erst dann, wenn wir regelmäßig pflanzliche Öle, die reich an Alpha-Linolensäure (pflanzliche Form der Omega-3-Fettsäure) sind, oder grüne Blattsalate, Gemüse, Sprossen, Kräuter, Samen und Nüsse essen. Die in Fisch und Fleisch enthaltenen Omega-3-Fettsäuren liegen dagegen bereits in der für unseren Körper richtigen Form vor. Fleisch von Wild und artgerecht gefütterten Weide- tieren stellt daher eine hervorragende Omega- 3-Quelle dar. Das Gleiche gilt für fette Kalt- wasserfische – allerdings sind diese aufgrund der zunehmenden Umweltverschmutzung oft mit Schwermetallen und anderen Giftstoffen belastet. Eine Alternative – auch für all diejeni- gen, die keinen Fisch mögen – sind Fischöl- kapseln aus der Apotheke. Achten Sie jedoch unbedingt auf gute Qualität. Die Öle können nämlich bereits bei der Herstellung ihre ge- sundheitsfördernde Wirkung einbüßen, weil die Fische dabei erhitzt werden.

Samen und Nüsse enthalten ebenfalls wert- volle Omega-3-Fettsäuren. Neben Walnüssen und Mandeln weisen vor allem Leinsamen und Hanfsamen (botanisch korrekt: Hanfnüsse) einen hohen Gehalt an dieser essenziellen Fett- säure auf. Beide sind zugleich reich an Eiweiß und Ballaststoffen und eignen sich daher sehr gut zu vielen Gerichten der kalten und war- men Küche (siehe Rezepte ab Seite 145). Las- sen Sie sich einfach inspirieren.

Auf die Dosis kommt es an

Richtig eingesetzt und vor allem wohl dosiert können Omega-3-Fettsäuren vor Herz-Kreis- lauf-Erkrankungen schützen, Bluthochdruck reduzieren, die Psyche stabilisieren und die geistige Entwicklung eines Kindes verbessern. Darüber hinaus führen sie zu einer Verminde- rung der Blutungsneigung und reduzieren da- mit die Thrombosegefahr. Omega-3-Fettsäuren weisen zudem eine anti-angiogenetische Wir- kung auf, hemmen also die (unerwünschte) Blutgefäßneubildung – ein Prinzip, das auch von der neuesten Generation der Anti-Krebs- medikamente umgesetzt wird. Dementspre- chend stellen Omega-3-Fettsäuren eine unge- fährliche und kostengünstige Möglichkeit zur Unterstützung einer Krebstherapie dar.

Aber auch die gesunden Omega-3-Fettsäuren können im Übermaß zu gesundheitlichen Ri- siken führen. So kann bei einer zu hohen Kon- zentration eine verstärkte Blutungsneigung auftreten. Achten Sie daher genau auf die Kon- zentration im Körper (siehe Seite 76 f.).

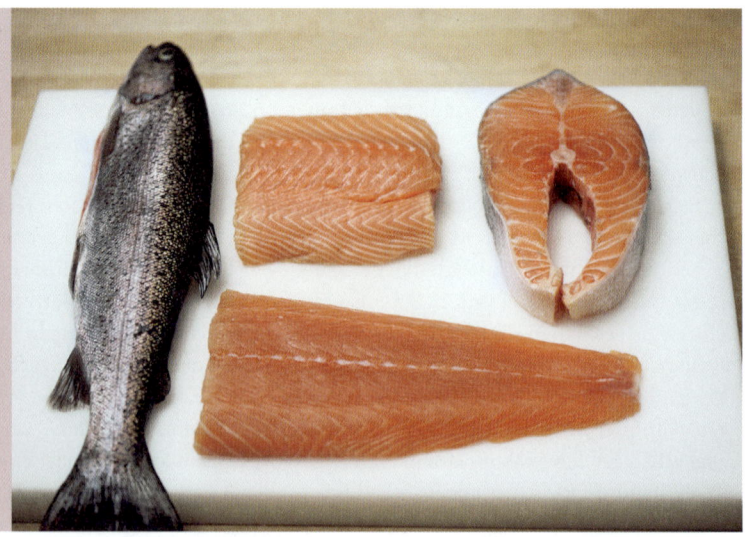

Fangfrischer Wild- lachs ist wie ande- rer fetter Meeres- fisch besonders reich an Omega-3- Fettsäuren. Achten Sie bei Zuchtlachs auf das Bio-Zertifi- kat, da die Qualität des Fleisches dann ungleich höher ist als bei konventio- neller Zucht. Der Einsatz von Hormo- nen etwa ist bei »Öko-Lachs« tabu.

OMEGA-3-FETTSÄUREGEHALT IN FLEISCH

Unsere Vorfahren haben aufgrund ihrer Ernährungs- und Lebensweise von sich aus eine gesunde Mischung von gesättigten und ungesättigten Fettsäuren aufgenommen. Ihre Nahrung war eiweißreich, aber glukose- und stärkearm. Gleichzeitig wies die Ernährung einen hohen Anteil an gesättigten tierischen Fetten und einen moderaten Anteil an ungesättigten Fettsäuren aus tierischen und pflanzlichen Quellen auf. Auch das Verhältnis von Omega-3- zu Omega-6-Fettsäuren war ausgeglichen, weil Fleisch und Fett der (pflanzenfressenden) Beutetiere einen recht hohen Anteil von Omega-3-Fettsäuren aufwies.

Es mag für viele überraschend sein, aber der Anteil von Omega-3-Fettsäuren in grasfressenden Wildtieren sowie in ursprünglichen Haustierrassen ist auch heute noch sehr hoch. Zum Teil weist dieses Fleisch sogar einen höheren Omega-3-Fettsäureanteil auf als Fisch, der die Fettsäure ebenfalls über die Nahrung aufnimmt (Plankton, Algen etc.). Im Gegensatz zu vielen neu gezüchteten Nutztierrassen ist das Fleisch dieser Tiere daher eine gute Quelle für Omega-3-Fettsäuren. Weil sich die artgerechte Fütterung direkt auf den Gehalt dieser lebenswichtigen Fettsäuren auswirkt, ist das Fleisch einer Kuh, die mit Gras und Heu ernährt wurde, wesentlich reicher an Omega-3-Fettsäuren als das eines Tieres aus Stallhaltung mit Getreidefütterung. Gönnen Sie sich daher etwas Gutes und kaufen Sie Fleisch von Tieren aus artgerechter Haltung und Fütterung. Der Geschmack und die gesundheitsfördernde Wirkung wiegen den höheren Preis schnell auf.

Rotes Fleisch – gesund oder ungesund?

Heute steht Fleisch, insbesondere »rotes« Fleisch – also Rind und Schwein – oftmals im Verdacht, gesundheitliche Risiken mit sich zu bringen. In entsprechenden Studien wird jedoch in der Regel Fleisch von Tieren aus nicht artgerechter Haltung – und somit auch nicht artgerechter Fütterung – verwendet. Es ist daher nicht verwunderlich, dass in diesem Fleisch die Zusammensetzung der Fettsäuren nicht sonderlich gesund ist. Zudem kann das Fleisch mit Antibiotika und Hormonen belastet sein; weiterverarbeitete Produkte werden nicht selten noch durch Nitritsalz chemisch verändert. Hinzu kommt, dass »rotes« Fleisch häufig nicht gerade schonend zubereitet wird: Man brät es im falschen Fett oder frittiert es in gehärteten Pflanzenfetten, die ungesunde Transfettsäuren enthalten.

Die Frage, ob weißes oder rotes Fleisch, ist daher bei Weitem nicht so entscheidend wie die nach Qualität. Wieso sollte das weiße Fleisch eines Käfighuhns besser sein als das rote einer »glücklichen« Kuh, die auf der Weide Gras fressen konnte? Wenn rotes Fleisch ungesund wäre, müssten alle großen Raubkatzen wie Löwe, Leopard oder Gepard Gesundheitsprobleme haben. Schließlich ernähren sie sich zum größten Teil von rotem Fleisch.

Leider ist die Qualität von Fleisch heute jedoch oft miserabel. Massentierhaltung und nicht artgerechte Fütterung stellen mitunter nicht nur für die Tiere ein gesundheitliches Problem dar, sondern auch für den Menschen, weil die Fleischqualität abnimmt. Gleichzeitig weisen auch die Milch und Milchprodukte dieser Tiere ein negativ verändertes Muster an Fettsäuren auf (unter anderem einen zu hohen Anteil an Omega-6-Fettsäuren). Achten Sie daher auch bei Joghurt, Quark und Co. auf die Herkunft.

Auch Schweinefleisch kann gesund sein

Schweine werden in der Regel mit stärkereichem Futter gemästet, daher ist ihr Fleisch vergleichsweise oft von schlechterer Qualität. Es gibt allerdings auch Schweine, die artgerecht gehalten und gefüttert werden und auf der Weide ihren Speisezettel mit Grünpflanzen und Eicheln bereichern. Ihr Fleisch schmeckt nicht nur gut, sondern ist auch gesund.

Alte und wertvolle Haustierrassen

Nicht nur Haltung und Fütterung haben einen Einfluss auf die Fleischqualität. Auch Zucht und Selektion verändern die Eigenschaften von Fleisch und Milch negativ – genauso wie bei den Nutzpflanzen (siehe Seite 52 ff.). Denn moderne Züchtungen sind immer auf Quantität ausgerichtet. Im Vergleich dazu schmeckt das Fleisch ursprünglicher Haustierrassen nicht nur besser, es weist auch eine gesündere Fettzusammensetzung auf. Fragen Sie daher beim (Bio-)Metzger gezielt nach dem Fleisch alter, einheimischer Rassen (im Schwarzwald zum Beispiel nach dem Hinterwälder Rind). Damit tragen Sie gleichzeitig zum Erhalt dieser oft vom Aussterben bedrohten Rassen bei.

OMEGA-6-FETTSÄUREN

Wie die Omega-3-Fettsäuren müssen wir auch die Omega-6-Fettsäuren mit der Nahrung zu uns nehmen. Allerdings konsumieren wir – zumindest in der westlichen Welt – eher zu viel davon als zu wenig. Bisweilen mit fatalen Folgen: Durch chemische Veränderung kann der Organismus Omega-6-Fettsäuren (Linolsäure) über mehrere Zwischenstufen zu Arachidonsäure umwandeln. Aus dieser vierfach ungesättigten Fettsäure kann er dann Prostaglandine (Gewebshormone) bilden, die wiederum eine entzündungsfördernde Wirkung besitzen. Aus diesem Grund sollte das Verhältnis der Omega-6- zu Omega-3-Fettsäuren im Körper nicht mehr als 3:1 betragen – verwenden Sie die Öle entsprechend. In der Regel ist das Verhältnis jedoch deutlich zugunsten der Omega-6-Fett-

säuren verschoben; zum Teil beträgt es bis zu 50:1. Achten Sie daher immer darauf, mit Ihrer Nahrung einen ausreichend hohen Anteil von Omega-3-Fettsäuren aufzunehmen und gleichzeitig den Omega-6-Fettsäurenanteil zu reduzieren.

Um Missverständnissen vorzubeugen: Omega-6-Fettsäuren sind nicht schlecht, sondern vielmehr lebensnotwendig. Entscheidend ist jedoch die Konzentration und ihr Verhältnis gegenüber den Omega-3-Fettsäuren; bei einem Ungleichgewicht besteht die Gefahr von Entzündungsreaktionen im Körper. Zudem gibt es auch innerhalb der Omega-6-Fettsäuren große Unterschiede: Gamma-Linolensäure, die nur in wenigen Pflanzen vorkommt (Hanf-, Borretsch-, Nachtkerzen- und Granatapfelkernöl), weist andere Eigenschaften und Wirkungen im Körper auf als die Linolensäure, da Gamma-Linolensäure im Gegensatz zur Linolensäure entzündliche Prozesse im Körper positiv beeinflusst. Beide Fettsäuren sollten regelmäßiger Bestandteil der Ernährung sein.

DIE MISCHUNG MACHT'S

Aufgrund der unterschiedlichen Wirkungen von ungesättigten Fettsäuren sowie deren exakter Konzentration und ausgewogenen Verhältnisse zu anderen Fettsäuren im menschlichen Körper ist es selbst für kompetente Ernährungswissenschaftler schwierig festzustellen, welche Fettsäuren gerade fehlen beziehungsweise welche verstärkt aufgenommen werden sollten. Wie sollen wir da erst selbst bestimmen, in welchem Verhältnis die Fettsäuren in unserem Körper zueinander stehen? Eine Möglichkeit dies festzustellen: Lassen Sie durch eine Laboruntersuchung Ihres Blutes Ihr individuelles Fettsäureprofil ermitteln, aus dem sich mögliche Defizite oder Ungleichgewichte ablesen lassen: Die komplette Bestimmung des Fettsäureprofils kostet rund 80 Euro. Interessiert Sie nur das Verhältnis von Omega-6- zu Omega-3-Fettsäuren, ist das etwas günstiger. Wenn das Verhältnis größer als 5 ist, sollten Sie verstärkt Omega-3-Fettsäuren in Form von pflanzlicher Omega-3-Fettsäure (Alpha-Linolensäure) und/oder tierischer Omega-3-Fettsäuren (EPA und DHA) konsumieren. Hierzu eignen sich die Pflanzenölmischungen, aber auch spezielles Eiweißbrot (siehe Seite 136 f.) und Rindersalami. Spezielle (gern auch selbstgemischte) Ölmischungen, bei denen sowohl das Verhältnis zwischen Omega-6- und Omega-3-Fettsäuren als auch das Verhältnis von ungesättigten zu gesättigten Fettsäuren sowie von lang- zu mittelkettigen Fettsäuren auf die Bedürfnisse des menschlichen Organismus abgestimmt sind, gewährleisten eine ausgewogene Versorgung. Im Gegensatz dazu weist jedes einzelne Pflanzenöl für sich genommen ein unterschiedliches Muster an ungesättigten und gesättigten Fettsäuren auf. Keines ist als alleinige Fettsäurequelle für den Menschen geeignet.

INDUSTRIELL HERGESTELLTE ÖLE

Die industrielle Herstellung von Ölen und Fetten und deren Einsatz bei der Lebensmittelproduktion führt zum Teil zu ungewollten chemischen Veränderungen, die ernsthafte gesundheitliche Risiken mit sich bringen. Ein Grund hierfür ist die sogenannte Härtung ungesättigter Pflanzenöle, bei der ungesättigte Kohlenstoff-Kohlenstoff-Bindungen (Doppelbindungen) hydriert und in gesättigte Kohlenstoffverbindung überführt werden. Durch diese chemische Veränderung wird aus flüssigem Öl ein festeres, streichfähiges Fett.

Bei der Härtung dieser künstlichen Fette können sich Transfettsäuren bilden. Aufgrund der Gesundheitsrisiken, die von diesen ausgehen,

wurde in den US-Bundesstaaten New York und Kalifornien der Gehalt an Transfettsäuren in Lebensmitteln bereits gesetzlich beschränkt. Eine entsprechende Regelung in Deutschland beziehungsweise der Europäischen Union ist überfällig. Neben den Transfetten kann außerdem auch die Zusammensetzung der Fettsäuren zu gesundheitlichen Risiken führen.

INFO

Fett erhitzen

Ungesättigte Fettsäuren besitzen eine oder mehrere ungesättigte Kohlenstoff-Kohlenstoff-Verbindungen. Diese sogenannten Doppelbindungen sind sehr reaktiv – dazu genügt schon der Sauerstoff aus der Luft. Kein Wunder also, dass ungesättigte Fettsäuren leicht ranzig werden. Auch beim Erhitzen neigen ungesättigte Fettsäuren zu einer chemischen Reaktion mit Sauerstoff oder anderen ungesättigten Fettsäuren. Dadurch werden sie so verändert, dass sie ihre eigentliche Rolle im Stoffwechsel nicht mehr ausüben können. Darüber hinaus werden auch noch teilweise gefährliche chemische Verbindungen gebildet. Öle und Pflanzen mit einem hohen Anteil an ungesättigten Fettsäuren wie Lein- und Hanföl eignen sich aus diesem Grund nicht zum Braten oder Frittieren, sondern nur für die kalte Küche. Gesättigte Fettsäuren dagegen reagieren nicht mit Luftsauerstoff und sind auch beim Erhitzen stabil. Verwenden Sie daher zum Braten und Frittieren Fette und Öle mit einem hohen Anteil an gesättigten Fettsäuren. Sehr gut geeignet sind Kokos- und Palmöl, Butter, Rinder- und Schweineschmalz.

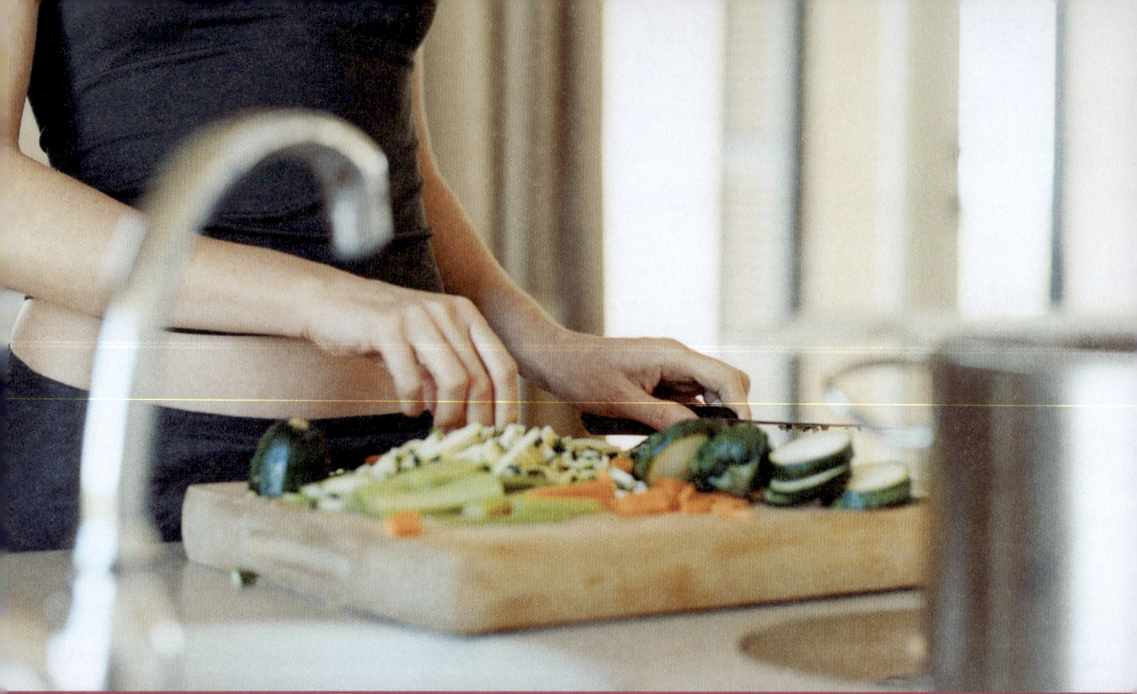

Die Säulen der gesunden Ernährung

AUCH WENN SICH viele Krebspatienten immer wieder fragen, was sie »falsch gemacht« haben könnten, findet sich in der Regel keine allein gültige Antwort – es gibt auf diese Frage einfach keine. Denn dass die Krankheit ausbricht, ist immer die unglückliche Verquickung mehrerer Faktoren (siehe auch Seite 14 f.). Dies ist auch der Grund dafür, dass es keine einzig richtige Empfehlung im Hinblick auf die Krebsprophylaxe und -therapie geben kann. Eins jedoch lässt sich sicher sagen: Ihre Gesundheit hängt von zahlreichen Aspekten ab. Je mehr Sie davon beachten, desto geringer ist auch das Risiko, an Krebs zu erkranken, beziehungsweise desto größer ist die Chance, dass Sie Ihre Krebserkrankung bekämpfen können.

Die tragenden Säulen der individuellen Gesundheitsvorsorge sind:
- Regelmäßige Vorsorgeuntersuchungen und medizinische Routinekontrollen.
- Eine kohlenhydratarme, eiweiß- und ballaststoffreiche, ausgewogene Ernährung mit einem hohen Anteil an wertvollen, aufeinander abgestimmten Ölen und Fetten; ebenso wichtig sind ausreichend Vitamine, Mineralstoffe und sekundäre Pflanzenstoffe.
- Mindestens dreimal wöchentlich je 30 bis 45 Minuten ein intensives Ausdauertraining an der frischen Luft, dazu einmal pro Woche ein moderates Krafttraining.
- Regelmäßige und ausreichend lange Schlaf- und Regenerationsphasen.

- Mindestens zwei bis drei Liter stilles Wasser – über den Tag verteilt getrunken.
- Nicht rauchen.

Krebspatienten haben darüber hinaus einige weitere Möglichkeiten, die sich sehr effektiv im Kampf gegen die Krankheit einsetzen lassen. Die wichtigsten sind:

- Intensive medizinische Betreuung und Zuhilfenahme aller therapeutischen Möglichkeiten, unter genauer Bedarfs- und Verlaufskontrolle. Nutzen Sie hierzu unbedingt die neuen Diagnoseverfahren, insbesondere die Positronenemissionstomografie (PET), mit deren Hilfe sich Stoffwechselvorgänge im Körper nachvollziehen lassen. Damit lässt sich die Glukoseaufnahme von Tumoren sichtbar machen und es zeigt sich sehr früh, ob die angewandte Therapie erfolgreich ist oder nicht. Der Arzt injiziert Ihnen dazu einen radioaktiv markierten Zucker (Desoxy-Glukose). Weil aggressive Tumoren und Metastasen diesen wie Glukose aufnehmen, werden sie bei der anschließenden Untersuchung in der PET-Röhre sichtbar. Bei der Positronenemissionstomografie wird der ganze Körper abgesucht, um zu erkennen, wo der Krebs sitzt, ob und wohin er gestreut hat und wie aktiv er ist. Momentan wird eine PET-Untersuchung vor allem bei einer bestätigten Lungenkrebs-Diagnose von der Krankenkasse erstattet. Es gibt aber auch schon einzelne Zentren, bei denen die Kosten auch bei Darmkrebs und anderen Krebsarten übernommen werden.
- Wählen Sie anhand der Diagnoseverfahren nur solche Krebstherapien aus, die in Ihrer individuellen Situation den größten Heilungserfolg versprechen. Nutzen Sie neue Testverfahren auch, um den Therapieerfolg zu überwachen.
- Versuchen Sie möglichst viele intensive Trainingseinheiten in den Alltag einzuplanen. Dadurch leeren Sie die körpereigenen Glukose-speicher und nehmen dem Krebs die Nahrung. Zudem bildet der Körper durch die UV-Strahlung beim Sport in der freien Natur wertvolles Vitamin D, dem eine wichtige Rolle im Zellwachstum zukommt und das somit vor Krebs schützen kann (siehe auch Seite 83). Trainieren Sie jedoch immer im Rahmen Ihrer Möglichkeiten und verausgaben Sie sich nicht: Lassen Sie auf jede intensive Bewegungseinheit eine Phase der Entspannung und Erholung folgen, in der Sie innerlich zur Ruhe kommen.

- Halten Sie unbedingt die kohlenhydratarme Kost der neuen Anti-Krebs-Ernährung ein; sie zeichnet sich durch einen hohen Anteil an milchsäurehaltigen Lebensmitteln, sekundären Pflanzenstoffen, Ballaststoffen, wertvollen Pflanzenölen und hochwertigem Eiweiß aus.

STELLEN SIE IHRE ERNÄHRUNG UM

Zur Erinnerung: Damit ihr Stoffwechsel funktioniert, sind aggressive, vergärende Krebszellen auf Glukose aus dem Blut angewiesen. Fehlt der Nachschub, bremst dies ihr Wachstum und führt schließlich zu einer »entschärften« Tumorzelle – im besten Fall stirbt die Krebszelle sogar ganz ab.

Als Krebspatient sollten Sie daher generell auf ungesunde Kohlenhydrate verzichten. Das bedeutet jedoch nicht, dass Sie Ihre Ernährung komplett auf den Kopf stellen. Sie müssen die Glukoselieferanten nur durch Nudeln, Brot und Gebäck ersetzen, die den Blutzuckerspiegel weniger belasten (etwa Eiweißbrot und -nudeln oder Mehl aus Urgetreidesorten). Auf diese Weise können Sie Ihr gewohntes Essverhalten weitgehend beibehalten und auf sanfte und clevere Weise gegen die aggressiven Krebszellen vorgehen.

Gleichzeitig verringern Sie durch die Anti-Krebs-Ernährung den oft mit der Krankheit einhergehenden Gewichtsverlust, der rein rechnerisch bei jedem zweiten Krebspatienten bis zur kompletten Auszehrung führt (jeder fünfte Krebspatient stirbt sogar an dieser »Erschöpfung«). Durch die fett- und eiweißreiche Ernährungsweise gelingt es endlich, die gesunden Zellen mit Energie zu versorgen und gleichzeitig die aggressiven Krebszellen »auszuhungern«. Sie können sich satt essen, ohne dabei den Blutzuckerspiegel in die Höhe zu treiben. Wichtig ist nur, dass Sie auf die Qualität der Lebensmittel achten; Ihre Gesundheit sollte es Ihnen wert sein. Lassen Sie sich im Rezeptteil ab Seite 145 von der geschmacklichen Vielfalt überraschen.

KREBSZELLEN FORDERN ZUCKER

Da Krebszellen ununterbrochen den Zucker aus dem Blut entfernen, fordert das Gehirn permanent neuen an, damit der Blutzuckerspiegel konstant bleibt – der Grund, warum viele Krebspatienten einen regelrechten Heißhunger auf zuckerhaltige Lebensmittel haben (wie Brot, Gebäck, Nudeln und Süßigkeiten). Hinzu kommt, dass der Körper auch noch selbst Zucker »produziert«: Herrscht ein Mangel, kann die Leber aus körpereigenen Eiweißreserven selbst Glukose herstellen, um den Blutzuckerspiegel möglichst konstant zu halten und die Zuckerversorgung des gesamten Organismus zu gewährleisten. Der Effekt: Das Krebsgeschwür wächst auf Kosten anderer Gewebe, etwa den Muskeln, noch mehr. Verzweifelt versucht die Leber dagegenzuhalten und weiter Zucker nachzuliefern, wodurch der gesamte Körper mit der Zeit immer mehr auszehrt und abmagert. Ein starker Gewichtsverlust kann daher ein Anzeichen für eine Krebserkrankung im fortgeschrittenen Stadium sein.

Der Krebs nutzt aber auch noch eine weitere gemeine Strategie: Er gibt die bei der Vergärung entstehende Milchsäure ins Gewebe ab. Weil eine vergärende Krebszelle das 20- bis 30fache an Glukose benötigt wie eine gesunde Zelle, bleibt dem Organismus gar nichts anderes übrig als die dabei in großer Menge gebildete Milchsäure über das Blut in die Leber zu transportieren, wo sie unter erheblichem Energieaufwand wieder in Glukose überführt wird. Das beschleunigt den Prozess der Auszehrung nochmals. Den Krebszellen dagegen steht neuer Zucker zur Verfügung.

Durchbrechen Sie den Teufelskreis

Für Krebspatienten hat der Verzehr von glukose- und stärkehaltigen Lebensmitteln fatale Konsequenzen, weil sich die maßlosen Krebszellen immer wieder an der Blutglukose bedienen können. Infolgedessen greift der Körper immer mehr auf seine Eiweißreserven zurück; der Patient »verhungert« regelrecht, obwohl er sich kalorienreich ernährt. Fatalerweise versucht man nur allzu oft, den zunehmenden Energiebedarf mit glukosehaltigen Nährlösungen (Astronautennahrung) oder entsprechenden Lebensmitteln zu decken – und gibt dem Krebsgeschwür damit genau das, was es zum Wachsen braucht – Zucker pur.

Sie können den Teufelskreis nur durchbrechen, indem Sie Ihrem Körper mehr Eiweiß und wertvolle Öle beziehungsweise Fettsäuren zuführen und darauf achten, dass Ihr Blutzuckerspiegel nach den Mahlzeiten nicht ansteigt. Auf diese Weise hungern Sie das »Raubtier« in Ihrem Körper langsam aus.

Zucker und Stärke auf das Nötige begrenzen

Vermutlich werden viele Betroffene erst einmal dagegenhalten, dass sich eine konsequente Reduktion des Kohlenhydratkonsums im realen Leben nur schwer umsetzen lässt. Schließlich nehmen in der westlichen Welt Nahrungsmittel mit hohem Glukose- und Stärkegehalt traditionell einen hohen Stellenwert ein. Sie werden jedoch staunen, wie schnell Sie sich an die Ernährungsumstellung gewöhnen: Bereits nach zwei Wochen lässt das Verlangen nach süßen oder auch pikanten, glukose- und stärkehaltigen Lebensmitteln merklich nach. Sie fühlen sich vitaler, voller Energie und einfach rundum gesünder.

Doch auch wenn die Umstellung gar nicht so schwierig ist, bleibt doch eine Frage offen: Wie sollen wir satt werden, wenn wir auf die gewohnten Sättigungsbeilagen wie Brot, Kartoffeln, Nudeln und Reis verzichten?

Doch keine Sorge: Selbst wenn Sie komplett auf glukose- und stärkehaltige Lebensmittel verzichten, kann Ihr Körper selbst ausreichend Glukose produzieren – sei es aus den verschiedenen Zuckerquellen wie Fruktose, Galaktose und Ribose (Zucker, der ein Teil der DNA ist) oder aus Eiweiß und Glyzerin (einem Teil des Fetts). Darüber hinaus nehmen Sie genug Glukose aus Obst und Gemüse auf – allerdings in einer gesünderen Form.

Glukose, Stärke und Kohlenhydrate im Allgemeinen sind zudem im Gegensatz zu manchen Fettsäuren, Aminosäuren (kleinste Eiweißbausteine) und Vitaminen keine lebensnotwendi-

---

INFO

Nicht alle Kohlenhydrate sind verboten

Kohlenhydrathaltige Lebensmittel lassen sich aufgrund ihrer spezifischen Wirkung auf den Blutzuckerspiegel in drei Gruppen unterteilen.

● **Lebensmittel, die den Blutzuckerspiegel schnell und stark ansteigen lassen:** Nahrungsmittel wie Brot, Nudeln, Kartoffeln oder zuckerhaltige Getränke weisen einen hohen Anteil an Glukose und/oder Stärke auf, lassen den Blutzuckerspiegel umgehend in die Höhe schießen und lösen dadurch eine Insulinausschüttung aus; dies alles begünstigt das Krebswachstum. Eine Ausnahme hiervon sind Lebensmittel wie Brot und Nudeln, die eine glukose- und stärkearme Zusammensetzung aufweisen (siehe Seite 136 f.).

● **Lebensmittel, die den Blutzuckerspiegel nur langsam und wenig ansteigen lassen:** Nahrungsmittel dieser Kategorie enthalten weniger Glukose und Stärke oder andere Formen von Zucker, die erst in der Leber in Glukose umgewandelt werden müssen. Aufgrund dessen steigt der Blutzucker nach dem Verzehr nur leicht und langsam an; in Maßen genossen bereichern sie den Speiseplan daher gut. Beerenobst zum Beispiel enthält wertvolle Inhaltsstoffe bei moderatem Zuckergehalt. Bei diesen Lebensmitteln sollten Sie nur auf die Menge achten.

● **Lebensmittel, die den Blutzuckerspiegel kaum oder gar nicht ansteigen lassen:** Gemüse, Salat, Nüsse, Fleisch und Fisch weisen nur einen geringen Glukose- und Stärkeanteil auf und beeinflussen damit den Blutzuckerspiegel kaum; die Krebszellen können daher nicht ungehindert vergären – im besten Fall verhungern sie sogar. Lebensmittel dieser Kategorie sollten daher unbedingt den Großteil Ihrer Anti-Krebs-Ernährung ausmachen. Eine entsprechende Lebensmittelliste finden Sie ab Seite 126.

Magnesiumzitrat

Magnesiumzitrat kombiniert die entsäuernde Wirkung von Zitrat (Zitronensäure) mit dem krebsschützenden Effekt von Magnesium. Mit einem qualitativ hochwertigen Produkt aus der Apotheke können Sie so Ihren Körper gleichzeitig entsäuern und ausreichend mit dem Mineralstoff versorgen. Die Deutsche Gesellschaft für Ernährung (DGE) empfiehlt 300–400 Milligramm Magnesium pro Tag; das entspricht vier bis fünf Gramm Magnesiumzitrat.

gen Nährstoffe. Selbst wenn Sie dem Organismus über einen längeren Zeitraum keine Kohlenhydrate zuführen und alle Glukosespeicher geleert sind, leiden Sie keinen Mangel. Der Körper beginnt dann einfach damit, auf die vermehrte Nutzung von Fetten und Eiweißen umzustellen und auf diesem Wege seine Energieversorgung weiterhin störungsfrei aufrechtzuerhalten. Im Notfall kann er sogar aus Eiweiß und einem Teil des Fetts selbst Glukose herstellen. So wird gewährleistet, dass glukoseabhängiges Gewebe wie Gehirn, Nerven und Netzhaut immer ausreichend damit versorgt werden können.

MILCHSAUER VERGORENE LEBENSMITTEL

Wichtiger Bestandteil einer gesunden Anti-Krebs-Ernährung sind neben kohlenhydratarmen Lebensmitteln solche, die durch Milchsäuregärung konserviert werden, wie Buttermilch, Quark, Joghurt, Käse (außer Mozzarella), Sauerkraut, Sauerteigbrot (enthält aber noch viel Stärke) und saures Gemüse. Sie weisen ebenfalls einen besonders niedrigen Zu-

ckergehalt auf, weil der ehemals vorhandene Zucker ja bereits in Milchsäure überführt wurde. Die enthaltene Milchsäure kann zudem von den Krebszellen nicht für die Vergärung genutzt werden, weil sie nicht noch mal vergoren werden kann. Ganz im Gegenteil zu den gesunden Zellen, die diese Lebensmittel sehr wohl für die Energieproduktion nutzen (zum Beispiel der Herzmuskel und andere Organe). Angesichts der Tatsache, dass Krebszellen den Körper mit Milchsäure, die den Stoffwechsel belasten, regelrecht fluten, scheint es auf den ersten Blick unverständlich, warum man ihm über die Nahrung noch weitere Milchsäure zukommen lassen sollte. Die Erklärung: Beim Abbau der Nahrungsmilchsäure – genau genommen dem Salz der Milchsäure (Laktat) – in der Leber kommt es zu einer entsäuernden Wirkung. Dies wiederum hilft, die von den Krebszellen produzierte Milchsäure zu neutralisieren. Und das ist wichtig: Denn mehr noch als bei gesunden Menschen neigt der Körper des Krebspatienten durch die Milchsäure vergärenden Krebszellen zur Übersäuerung. Darauf einfach mit der Gabe von Basen zu reagieren, die das Säure-Plus neutralisieren sollen, wäre falsch. Schließlich würde damit die Ursache der überhöhten Säureproduktion nicht beseitigt. Noch dazu hätten es die Krebszellen eher noch leichter, Säure abzugeben, da die Basengabe den Säuregradient (pH-Wert) abpuffert. Weitaus sinnvoller ist es, die Ursache für die erhöhte Milchsäureproduktion zu beheben – also die zugeführte Glukose zu reduzieren und die Entsäuerung des Körpers durch Salze organischer Säuren wie Milchsäure oder Zitronensäure (Zitrat) zu unterstützen.

VITAMINE, MINERALSTOFFE UND CO.

Da biochemische Reaktionen im Körper durch Enzyme in Gang gebracht werden, die Vitamine und Mineralstoffe als notwendige Zusatzfaktoren benötigen, spielen die Mikronährstoffe eine wichtige Rolle bei der Aufrechterhaltung der Körperfunktionen. Glukose- und stärkereiche Lebensmittel weisen oftmals einen extrem niedrigen Gehalt an Vitaminen auf und sind zudem arm an Mineralien. Wer ihren Konsum einschränkt, sorgt neben der krebshemmenden Wirkung auch dafür, dass die Ernährung vitamin- und mineralstoffreicher wird. Und das tut natürlich zusätzlich gut.

Vitamin D – ein effektiver und kostengünstiger Schutz vor Krebs

Neueste Studien bei Brust-, Darm- und Prostatakrebs zeigen, dass ein ausreichend hoher Vitamin-D-Spiegel im Blut eine gute Schutzwirkung vor Krebs aufweist; bei Darmkrebs führt Vitamin D sogar zu einer Risikominderung von 50 Prozent. Auch die Ergebnisse einer Verlaufskontrolle bei Männern mit unbehandeltem Prostatakarzinom ergaben, dass der Anstieg des PSA-Spiegels im Blut (Tumoraktivität) in den sonnigen Monaten geringer ist als im restlichen Jahr. Weitere Untersuchungen zeigten, dass die Sonnen- und UV-Bestrahlung direkt mit dem Auftreten und dem Versterben von Prostatakrebspatienten zusammenhingen: Mit der UV-Strahlung minderte sich das Krebsrisiko um 42 Prozent, die Zahl der Todesfälle sogar um 53 Prozent.

Während unsere Vorfahren jedoch zu jeder Jahreszeit einer wechselnden Intensität von Sonnenstrahlen ausgesetzt waren, halten wir uns verhältnismäßig selten im Freien auf. Das Licht in geschlossenen Räumen enthält jedoch keinen UV-Anteil, weil Fensterglas das Sonnenlicht filtert. Doch nur mithilfe der UV-Strahlung kann der Körper ausreichend Vitamin D in der Haut bilden; gehen Sie daher oft an die frische Luft. Meist genügt schon ein ausgedehnter Spaziergang – sofern Gesicht und Arme der Sonne ausgesetzt werden (ohne UV-Schutz). Selbst an trüben Tagen dringt genug UV-Strahlung durch die Wolkendecke.

Weil die Haut mit zunehmendem Alter die Fähigkeit, selbst Vitamin D herzustellen, immer mehr verliert, gleichzeitig aber der interne Bedarf steigt (Osteoporoseschutz), empfehlen Experten, den wertvollen Stoff zusätzlich auch mit der Nahrung aufzunehmen; die Empfehlung für Erwachsene liegt bei 5 Mikrogramm täglich. Besonders reich an Vitamin D sind fette Fische, Butter und Eigelb – allesamt Lebensmittel, die auch Krebspatienten ohne Bedenken essen können. Da der Großteil der Bevölkerung unter Vitamin-D-Mangel leidet, sollte gerade bei Krebspatienten der Vitamin-D-Spiegel kontrolliert und bei Bedarf mit Nahrungsergänzungsmitteln normalisiert werden.

INFO

UV-Licht: Fluch oder Segen?

Angesichts der Gefahr durch Schwarzen Hautkrebs (Melanom) plädieren zu Recht immer mehr Ärzte für einen ausreichenden UV-Strahlenschutz. Dennoch sollten Sie die Sonne nicht komplett meiden, sondern einen verantwortlichen Umgang mit ihr erlernen: Gehen Sie das ganze Jahr über täglich eine halbe Stunde nach draußen. So geben Sie Ihrer Haut die Chance, sich mit einer entsprechend veränderten Pigmentierung dem jahreszeitlichen Wechsel von Sonnen- und UV-Strahlung anzupassen. Bleiben Sie aber nicht zu lange in der Sonne und setzen Sie bei erhöhter UV-Strahlung einen entsprechenden Sonnenschutz ein.

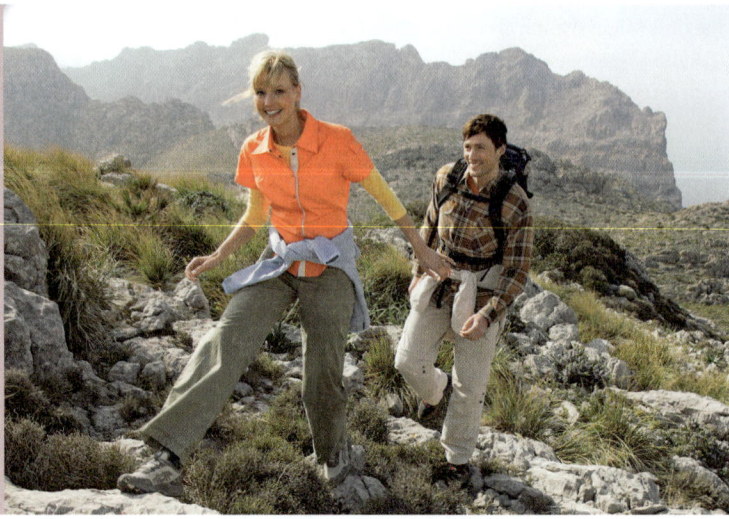

Sanfter Ausdauersport im Freien – zum Beispiel Wandern oder (Nordic) Walking – wirkt sich gleich im doppelten Sinn positiv auf die Gesundheit aus: Sie leeren Ihre Glykogenspeicher und der Körper kann über die Haut ausreichend Vitamin D bilden. Beides hilft Ihnen im Kampf gegen den Krebs.

Q10 hält die Mitochondrien aktiv

Alles, was die Aktivität der Mitochondrien hemmt, fördert die Umwandlung einer Tumor- in eine Krebszelle. Damit die Verbrennung in den Mitochondrien auf Hochtouren läuft, ist es notwendig, dass energiereiche Elektronen (negativ geladene Elementarteilchen) stufenweise auf ein niedrigeres Energieniveau transportiert werden. An diesem Transport ist Ubichinon, das auch Coenzym Q10 oder einfach nur Q10 genannt wird, entscheidend beteiligt. Sinkt der Ubichinonspiegel in der Zelle, kann dies die Aktivität der Mitochondrien beeinträchtigen und infolgedessen die Vergärung fördern. Welche Rolle Ubichinon im Hinblick auf Krebs spielt, haben Untersuchungen bei Krebspatienten mit Metastasen gezeigt. Bei ihnen konnte ein deutlicher Ubichinonmangel nachgewiesen werden.

Achten Sie daher stets auf einen ausreichend hohen Ubichinonspiegel. Q10 findet sich in natürlicher Form reichhaltig in fettem Fisch, in Leber und anderen Innereien sowie in den meisten Nüssen und Pflanzenölen. Auch Gemüsesorten wie Kohl, Zwiebeln, Spinat, Rosenkohl und Brokkoli enthalten das Coenzym. Da es aber hitzeempfindlich ist, kann es beim Kochen verloren gehen. Nutzen Sie deshalb die ubichinonhaltigen Pflanzenöle für die kalte Küche und verfeinern Sie Salate und vergorene Milchprodukte damit.

Normalerweise nehmen Sie über die Nahrung genügend Coenzym Q10 auf. Reich daran sind Fleisch (3-4 mg/100 g), Eier und Fisch (beide 6,5 mg/100 g) und kaltgepresste Pflanzenöle wie Olivenöl (3 mg/100 g); die Tagesempfehlung beträgt 10 bis 30 Milligramm.

Stress, Krankheit, Nikotin- und Alkoholgenuss sowie die altersbedingte Abnahme der Aufnahmefähigkeit können den Q10-Spiegel im Blut jedoch deutlich absenken. Auch einige cholesterinsenkende Medikamente (sogenannte Statine) hemmen die körpereigene Produktion von Ubichinon und haben daher eine nicht beabsichtigte krebsfördernde Wirkung. In diesem Fall sollte die erniedrigte körpereigene Ubichinonsynthese durch ein Nahrungsergänzungsmittel ausgeglichen werden.

Die positive Wirkung von Selen

Das Spurenelement Selen gilt als der Entgiftungsstoff schlechthin. Es beeinflusst als wichtiger Bestandteil der antioxidativ wirkenden Enzyme (Proteine, die im Körper toxische Radikale entsorgen) die Aktivität der Immunzellen positiv. Leider jedoch herrscht in Deutschland aufgrund ausgemergelter Böden wie im übrigen Europa auch ein Mangel an diesem Mineralstoff. Dabei hat man nicht nur erkannt, dass ein Zusammenhang zwischen einer Selen-Unterversorgung und dem Auftreten von Zivilisationskrankheiten sowie Erkrankungen an Gelenken, inneren Organen, Magen-Darm, Nerven und Gehirn besteht. Auch im Hinblick auf den Schutz vor Krebs spielt die ausreichende Versorgung mit Selen eine wichtige Rolle. Sorgen Sie daher stets dafür, dass der Selenspiegel im Körper hoch genug ist: Der Tagesbedarf liegt zwischen 20 und 100 Mikrogramm. Neben der Einnahme von Tabletten bietet sich dazu auch der Verzehr selenreicher Lebensmittel an (beispielsweise Innereien wie Leber und Nieren sowie Nüsse).

Zink aktiviert das Immunsystem

Zink ist für alle Lebewesen essenziell und zudem ein Bestandteil wichtiger Enzyme und Eiweiße, die die Genaktivität steuern. Das Spurenelement erfüllt im Körper viele verschiedene Funktionen; so nimmt es zum Beispiel Schlüsselrollen im Zucker-, Fett- und Eiweißstoffwechsel ein und ist am Aufbau der Erbsubstanz und beim Zellwachstum beteiligt. Auch das Immunsystem und viele Hormone benötigen Zink. Genau wie für Gesunde ist es daher auch für Krebspatienten wichtig, auf eine ausreichende Versorgung zu achten. Der Tagesbedarf liegt bei 12 bis 15 Milligramm. Innereien, Rindfleisch, Mandeln, grünes Blattgemüse und Kohl sind gute Zinklieferanten.

GETRÄNKE

Zu einer gesunden Ernährungsumstellung gehört auch die ausreichende Aufnahme von Flüssigkeit. Sie sollten täglich mindestens zwei Liter trinken, bei intensivem Sport sogar drei Liter und mehr. Doch nicht nur auf die Menge kommt es an, sondern auch darauf, zu welchem Durstlöscher Sie greifen.

Wasser – Quelle des Lebens

Die Bedeutung von Wasser für die Gesundheit wird noch immer oft unterschätzt. Obwohl es keine Energie enthält und somit im eigentlichen Sinne kein Nahrungsmittel darstellt, ist es doch das wichtigste Lebensmittel überhaupt. Erst Wasser macht all die biochemischen Stoffwechselprozesse im Körper möglich, die die Basis unseres Lebens sind. Dazu brauchen wir allerdings nicht destilliertes, reines Wasser, sondern solches mit einem ausreichenden und gesunden Spektrum an Mineralien und Salzen. Wenn Sie zu Mineralwasser greifen, besteht keine Gefahr, dass Sie Ihren Körper mit unerwünschten Metallen oder Halogenen wie Chlor oder Fluor belasten. Allerdings weist Mineralwasser – wie der Name schon sagt – einen hohen Mineraliengehalt auf. Wenn Sie keinen Sport treiben und/oder keine schwere körper-

> **INFO**
>
> ## Vitamin- und Mineralstoff-Check
>
> Wenn Sie ganz auf Nummer sicher gehen wollen, lassen Sie Ihren Vitamin-D-, Q 10-, Selen- und Zinkspiegel vom Arzt bestimmen. Anhand der individuellen Analyse können Sie zu niedrige Konzentrationen nach Absprache mit einem Nahrungsergänzungsmittel ausgleichen.

Schädliches Fluor

In einigen Gegenden der USA, Kanadas und der Schweiz wird dem Leitungstrinkwasser Fluor in Form von Natriumfluorid zugesetzt. Dieses hemmt das Enzym Enolase, das normalerweise am Zuckerabbau beteiligt ist, und fördert die Vergärung der Glukose; Tumorzellen können sich in Krebszellen umwandeln. Ein Vergleich zwischen amerikanischen Städten zeigt, dass bei fluoriertem Trinkwasser einige Krebsarten gehäuft auftreten. Zudem kann Fluorid krebsartige Veränderungen, Chromosomenschäden und nicht geplante DNA-Synthesen auslösen. Verwenden Sie daher auch fluoridfreie Zahncreme.

liche Arbeit verrichten, schwitzen Sie auch nur wenig und verlieren keine nennenswerten Mengen an Mineralien. Deshalb sollten Sie in diesem Fall zu Wasser mit niedrigerem Mineraliengehalt greifen; es spült leichter unerwünschte Salze aus dem Körper. Trinken Sie dagegen ständig Wasser mit einem hohen Mineraliengehalt (vor allem zu viel Natrium), belasten Sie die Niere, die die überschüssigen Salze ausscheiden muss; auch der Blutdruck kann steigen. Leitungswasser ist jedoch ebenfalls nicht uneingeschränkt zu empfehlen. Der Grund: Vom Brunnen bis zur Zapfstelle in Ihrer Wohnung legt das Wasser oftmals viele Kilometer in Leitungen zurück. Dabei kann es sich mit gesundheitsschädlichen Metallen anreichern. Lassen Sie daher das Wasser unbedingt immer erst eine Zeit lang laufen – vor allem dann, wenn schon längere Zeit mehr kein Wasser aus dem Hahn entnommen wurde.

Zuckerhaltige Getränke

Energiehaltige, süße Getränke eignen sich nicht zum Durstlöschen. Da sie in der Regel 12 bis 15 Prozent Zucker enthalten, wirken sie auf den Körper wie flüssiger Turbostoff. Das bedeutet, dass Sie mit einem Liter Limonade 120 bis 150 Gramm Zucker aufnehmen. Entsprechend stark ist die Insulinausschüttung.

Doch nicht nur künstlich zusammengestellte Getränke stellen eine Gefahr für Stoffwechsel und Gesundheit dar. Bei naturreinen Fruchtsäften ist der Zuckergehalt je nach Sorte ebenso hoch. Allerdings sind im Gegensatz zu Limonade und Co. zum Teil noch wertvolle Vitamine und sekundäre Pflanzenstoffe enthalten. Frisches Beerenobst und Gemüse deckt den Bedarf jedoch sehr viel besser – ohne dabei den Blutzuckerspiegel zu belasten.

Milch

Im Gegensatz zu Säften und süßen Drinks, die in der ursprünglichen Ernährung des Menschen nie vorkamen, spielt nur ein energiereiches Getränk seit jeher eine wesentliche Rolle: (Mutter-)Milch. Der in ihr enthaltene Milchzucker (Laktose) ist ein Disaccharid, bestehend aus Galaktose und Glukose (siehe auch Seite 66). Bei den Jägern und Sammlern beschränkte sich die Fähigkeit, Laktose abzubauen und zu verwerten auf die Baby- und frühe Kleinkindzeit. Bei Heranwachsenden und Erwachsenen stellte der Körper die Produktion des für die Laktosespaltung notwendigen Enzyms (Laktase) zunehmend ein. Der Genuss von Milch führte in dieser Altersgruppe daher zu Blähungen und Durchfall. Das Ganze hat einen einfachen Grund: Die Kinder wurden abgestillt und die Muttermilch stand für weiteren Nachwuchs zur Verfügung. Im Lauf der Jahrtausende kam es in mehreren Populationen zu Genmutationen, die dazu führten, dass zunehmend auch Erwachsene Laktose abbauen konnten. Für sie stellte von nun an auch die Milch von Kühen, Schafen und Ziegen ein hochwertiges Lebensmittel dar.

Führt der Konsum von Milch zu Blähungen und Durchfall, ist dies ein deutlicher Hinweis auf eine Laktose-Intoleranz; allerdings lassen sich die Beschwerden nicht immer dem Milchzuckerkonsum zuordnen. Die Lösung des Problems können vergorene Milchprodukte sein: Bei ihnen wurde der Milchzucker weitestge-

hend durch Bakterien zu Milchsäure abgebaut, sodass es in der Regel zu keiner Unverträglichkeitsreaktion kommt. Auch für die Anti-Krebs-Ernährung ist (Trink-)Milch nicht unbedingt ideal. Sehr zu empfehlen sind dagegen Butter und Sahne sowie alle vergorenen Milchprodukte (siehe Tabelle Seite 126 ff.).

»ANTI-KREBS-MEDIZIN« AUS DER NATUR

Natürliche Lebensmittel sind randvoll gefüllt mit Vitaminen, Mineralien, Spurenelementen und sekundären Pflanzenstoffen (siehe Seite 91). Sie lassen sich daher durch nichts ersetzen, auch nicht durch Präparate mit einzelnen, isolierten Inhaltsstoffen. Die Natur hat die Tür zu ihrem »Arzneischrank« weit geöffnet, Sie brauchen nur hineinzugreifen: Die folgenden Lebensmittel zum Beispiel schmecken nicht nur richtig gut, sondern verbessern Gesundheit und Wohlbefinden enorm.

KOHL – MEHR ALS NUR GEMÜSE

Verbannen Sie den Gedanken an miefigen Kohlgeruch und öde Eintöpfe ein für alle Mal aus Ihrem kulinarischen Gedächtnis. Kohl, Brokkoli und andere Sorten des Kruziferen- oder auch Kreuzblütlergemüses stecken randvoll mit antikrebs-aktiven Wirkstoffen, zum Beispiel Glukosinolaten – Schwefelverbindungen, die bei der Zerstörung der Zellwände freigesetzt werden. Diese sekundären Pflanzenstoffe sind in der Lage, die Körperzellen vor den Schädigungen krebsauslösender Substanzen zu schützen und die Entwicklung von Tumoren zu behindern. Sie »entgiften« krebserregende Stoffe und wirken regulierend auf den Östrogenhaushalt. Und das höchst effektiv: Bereits drei bis vier Portionen Brokkoli in der Woche können das Brustkrebs- oder Blasen-

---

INFO

Milchersatz Soja

Immer mehr Menschen reagieren mit gesundheitlichen Problemen auf den täglichen Genuss von Kuhmilch und greifen vermehrt zu Sojaprodukten. Zu Recht: Weltweit durchgeführte Studien haben die gesundheitsfördernden Aspekte der Sojabohne mehrfach bestätigt. So kann Soja verdauungsfördernd und blutdrucksenkend wirken. Zudem ist es aufgrund seines hohen Eiweißgehalts ein wichtiger Basislieferant für Vegetarier. Als ideale Tagesdosis gelten 300 Gramm Tofu oder 800 Milliliter Sojamilch. Soja kann zwar wie Milch eine Unverträglichkeit hervorrufen und muss daher auf Lebensmitteln deklariert werden. Durch eine kohlenhydratarme Ernährung verbessert sich die Darmflora jedoch – in vielen Fällen gehen dadurch auch die Nahrungsmittelunverträglichkeiten zurück oder verschwinden ganz. Spezielle Soja-Laktatdrinks werden zudem besser vertragen. Dies könnte daran liegen, dass die Soja-Eiweiße im milchsauren Milieu in anderer Form vorliegen und weniger Immunantworten auslösen.

krebsrisiko deutlich eindämmen. Zudem ist Brokkoli wie alle Kohlsorten ein wertvoller Vitamin-C-Lieferant.

Die wirksamen Inhaltsstoffe liegen jedoch wie in einem Dornröschenschlaf im Gemüse gefangen, erst gründliches Kauen kann die Anti-Krebs-Wirkung freisetzen. Starke Hitze dagegen reduziert die Wirksamkeit. Bereiten Sie Brokkoli und Co. daher möglichst im Dampfgarer zu oder erhitzen Sie ihn nur kurz in der Pfanne. Essen Sie möglichst viel Kohl nahezu roh und versuchen Sie, gründlich zu kauen, denn jeder Biss erhöht die Wirksamkeit.

Eine besonders schmackhafte und gut verdauliche Kohlart ist Schwarzkohl, eine der ältesten und robustesten Kohlarten.

TOMATEN – ROTE MINIRIESEN

Kaum ein Gemüse landet bei uns so oft auf dem Teller wie die Tomate – und das mit gutem Grund. Schließlich hat die Natur hier weder mit Geschmack noch mit wertvollen Inhaltsstoffen gegeizt – sofern die Frucht wirklich an der Pflanze ausgereift ist; dann steckt sie voller Mineralien, Vitamine und sekundärer Pflanzenstoffe. Für ihre Anti-Krebs-Wirkung ist das Lycopin verantwortlich, ein Stoff, der zur Gruppe der Carotinoide gehört und der Gemüsefrucht ihre appetitliche leuchtend rote Farbe verleiht.

Im Gegensatz zu den meisten hitzeempfindlichen sekundären Pflanzenstoffen benötigt Lycopin gerade diese Wärme, um seine Wirkstofffülle voll zu entfalten. Konzentriertes Tomatenmark aus sonnengereiften Früchten sowie gekochte, pürierte Produkte weisen den größten Gehalt an wirksamen Substanzen auf. Die gleichzeitige Gabe von hochwertigen Ölen erhöht die Verfügbarkeit des Lycopins noch. In Kombination mit Knoblauch und Olivenöl bildet eine pürierte Tomatensuppe daher eine

ideale Mahlzeit zur präventiven Krebsernährung und sollte mindestens zweimal wöchentlich auf dem Speiseplan stehen. Verwenden Sie dabei möglichst die natürlichen Wildformen der Tomate. Sie enthalten einen weitaus höheren Anteil an Lycopin als moderne Züchtungen.

ZWIEBELN UND KNOBLAUCH – WIRKSAM GEGEN DEN »VAMPIR« KREBS

Knoblauch und Zwiebeln geben vielen Gerichten erst ihre appetitliche Würze und sind zudem hochwirksame Anti-Krebs-Mittel – ganz ohne Nebenwirkungen. Die wertvollen Inhaltsstoffe bestehen meist aus stark aromatischen Schwefelverbindungen, wie zum Beispiel Alliin. Doch erst die Zerstörung der Zellwände bewirkt die Umwandlung des Alliin in Allicin, das dem Knoblauch seinen typischen Geruch gibt. Allicin ist auch für die krebshemmende Wirkung der Zwiebelgewächse verantwortlich. Um in den vollen Genuss zu kommen, müssen Sie daher Knoblauch und Zwiebel klein schneiden und etwa zehn Minuten ruhen lassen, bevor Sie sie weiterverarbeiten. Etwas Öl steigert die Wirksamkeit noch einmal. Vorsicht: Allicin ist nicht hitzestabil. Geben Sie daher Knoblauch immer erst zum Schluss ans Essen und erhitzen Sie das Gericht dann nicht mehr. Zwiebeln enthalten zudem Polyphenole, wie Quercetin. Sie schützen vor krebserregenden Stoffen, blockieren das Wachstum der Krebszellen, aktivieren die Verbrennung und hemmen den Vergärungsstoffwechsel. Essen Sie sie möglichst oft roh, zum Beispiel im Salat.

ZITRUSFRÜCHTE – NICHT NUR VITAMIN-C-LIEFERANTEN

Dass in diesen bunten Vitaminbomben mehr steckt, können Sie schon beim Schälen riechen. Der ätherische Duft, der uns dann entgegensteigt, gehört zur Gruppe der Terpene. Zitrusfrüchte enthalten jedoch noch eine Unmenge hochaktiver Pflanzeninhaltstoffe (vor allem in der Schale) sowie große Mengen Polyphenole, die unter anderem eine stark entzündungshemmende Wirkung aufweisen. Zudem scheinen die aktiven Substanzen direkt in den Vermehrungszyklus der Krebszelle eingreifen zu können; sie wirken als Radikalfänger und beeinflussen den Entgiftungsprozess positiv. Zitrusfrüchte erhöhen zudem die Aufnahme und Wirksamkeit weiterer Pflanzenstoffe; sie aktivieren und stärken das Immunsystem.

Nutzen Sie diese Kraft, indem Sie zum Beispiel Salate mit einem Teelöffel Zitronensaft verfeinern. Dadurch erhöht sich die Aufnahme von Vitaminen, Mineralien und sekundären Pflanzenstoffen und das Öl wird vor Oxidation geschützt. Sehr wohlschmeckend sind auch bittere Orangenmarmelade (auf den Zuckergehalt achten) und abgeriebene Zitronenschale zum Verfeinern von Desserts und Saucen.

FRISCHE BEEREN – SCHLEMMEN FÜR DIE GESUNDHEIT

Himbeeren, Brombeeren, Heidelbeeren, schwarze Johannisbeeren und Erdbeeren: Schon der Gedanke an die frischen Beerenfrüchte lässt das Wasser im Munde zusammenlaufen – und das ist gut so. Denn kaum eine andere Frucht liefert so hochwirksame Pflanzenstoffe. Beeren enthalten große Mengen an Polyphenolen, die krebshemmend wirken, indem sie die Ausbildung von Blutgefäßen blockieren (Angiogenese) und den programmierten Selbstmord der Krebszelle beschleunigen. Zudem weisen Polyphenole starke antioxidative Fähigkeiten auf und sind dadurch in der Lage, die freien Radikale abzufangen, die zu frühzeitiger Alterung und Zerstörung von gesunden Körperzellen führen können.

Stellen Sie Heidelbeeren und Co. also möglichst oft auf Ihren Speiseplan. Sie können dabei auch bedenkenlos zu Tiefkühlbeeren

---

INFO

Antibiotika können die Mitochondrien hemmen

Der leichtfertige Gebrauch von bestimmten Antibiotika bei leichten Beschwerden stellt eine nicht unerhebliche Gefahr für die Funktionsfähigkeit der Mitochondrien dar. Schließlich sind die »Zellkraftwerke« ursprünglich aus Bakterien entstanden (siehe Seite 25) und weisen entsprechend noch typische Merkmale dieser Mikroorganismen auf. Und genau das ist auch der Grund, warum einige Antibiotikatherapien nicht nur die unwillkommenen, krankmachenden Bakterien bekämpfen, sondern auch die Mitochondrien. Mit der Minderung der Mitochondrienaktivität steigt auch das Risiko der Vergärung. Was das bedeutet, wissen Sie bereits: Der Tumor wird aggressiv und streut. Versuchen Sie mit allen zur Verfügung stehenden Möglichkeiten, die Aktivität Ihrer Zellkraftwerke zu fördern. Je besser sie arbeiten, desto schwerer fällt es den Krebszellen, sie zu blockieren. Mit der richtigen Ernährung und mit regelmäßiger Bewegung (Ausdauersport) unterstützen Sie die Mitochondrien bei ihrer Arbeit. Beides spielt mit den Jahren eine immer wichtigere Rolle, weil die Aktivität der Mitochondrien mit zunehmendem Alter immer mehr abnimmt.

greifen; die wirksamen Inhaltsstoffe überstehen die Kälte. Achten Sie allerdings auf die tägliche Menge, damit Sie die empfohlene Zuckermenge nicht überschreiten (siehe auch Tabelle Seite 130 f.).

DUNKLE SCHOKOLADE – GESUND NASCHEN

Und noch ein Schlemmergericht mit hohem Potenzial – nicht nur für die Geschmacksnerven: Kakao gehört neben Heidelbeeren und Traubenkernmehl zu den effektivsten Lieferanten des Pflanzeninhaltsstoffs Proanthocyanidin, einem Flavonoid, das Radikale neutralisiert (Schutzwirkung vor der Entstehung von Mutationen), aber auch in die Energieproduktion von Krebszellen eingreift, indem es die Verbrennung fördert und die Vergärung hemmt. Kakao enthält zudem einen hohen Anteil an Polyphenolen. Bereits eine viertel Tafel dunkler Schokolade (über 70 Prozent Kakao) am Tag versorgt Sie mit einem hohen Anteil dieser wertvollen Inhaltsstsoffe. Schlemmen Sie mit Genuss und ohne Reue – aber in Maßen. Dabei gilt die einfache Faustregel: Je dunkler die Schokolade, desto höher ist der Kakaoanteil und desto wirksamer ist die antioxidative Wirkung. Besonders wertvoll sind reine Kakaoriegel ganz ohne Zucker.

KURKUMA – NICHT NUR WÜRZIG

Kurkuma oder auch Curcumin ist ein intensiv orangegelber, lichtempfindlicher Pflanzenstoff der Gelbwurzel (Curcuma longa). Deren Wurzel bildet traditionell den wesentlichen Bestandteil von Currypulver. Aufgrund seiner intensiven Farbe kommt Curcumin außerdem in der Lebensmittelindustrie als natürlicher Farbstoff (E 100) zum Einsatz, beispielsweise in Margarine, Reisfertiggerichten, Teigwaren, Senf, Süßwaren und Kartoffelpüree.

Doch das leuchtend gelbe Curcumin kann noch viel mehr, als nur den Geschmack anzuregen. Es wirkt der Bildung von Chemo-Resistenzen sowie der Invasion und Metastasierung von Krebszellen und Angiogenese entgegen. Gleichzeitig fördert es das Absterben von Krebszellen. Damit ist Curcumin eines der effektivsten natürlichen Anti-Krebs-Lebensmittel. Curcumin wird allerdings in der Leber und in der Darmschleimhaut ziemlich schnell abgebaut, was seine Verfügbarkeit für den Körper einschränkt. Sie können dem entgegenwirken, indem Sie Ihre Speisen gleichzeitig mit Pfeffer würzen. Das darin enthaltene Piperin hemmt den Abbau von Curcumin.

Wie alle sekundären Pflanzenstoffe ist Curcumin aufgrund seiner chemischen Struktur sehr empfindlich gegenüber Licht, Hitze und Sauerstoff. Daher ist es wichtig, dass Extrakte oder Gewürze sorgsam verarbeitet, transportiert und gelagert werden, damit diese ihre biologische Wirksamkeit nicht verlieren.

GRÜNER TEE: MEHR ALS EIN GETRÄNK

Aus der Krebsprävention ist der Grüne Tee kaum noch wegzudenken. Sein besonderer Wert liegt in seiner sanften Verarbeitung: Im Gegensatz zu Schwarzem Tee bleibt er unfermentiert, die wertvollen Polyphenole (Catechine) im Teeblatt werden also nicht zerstört. Und genau die sind für die krebspräventive Wirkung von großer Bedeutung: Sie verhindern die Ausbildung von Blutgefäßen zur Versorgung der Krebszelle (Angiogenese). Bereits drei Tassen am Tag hemmen das Krebswachstum deutlich – die Catechine werden allerdings nur dann optimal freigesetzt, wenn Sie den Tee acht bis zehn Minuten ziehen lassen. Bevorzugen Sie außerdem japanischen Gyokuro oder Sencha-Uchiyama – er hat den höchsten Polyphenol-Gehalt.

SEKUNDÄRE PFLANZENSTOFFE

Obst und Gemüse liefern neben Vitaminen und Mineralien unzählige sekundäre Pflanzenstoffe (SPS). Eine ganze Reihe davon sind für die krebspräventive Wirkung der Lebensmittel verantwortlich: Sie fangen Radikale, behindern Krebszellen im Wachstum und neutralisieren krebsauslösende Substanzen.

SPS im Kampf gegen Krebs

Die folgenden sekundären Pflanzenstoffe hemmen nachweislich Krebs im Wachstum:

● **Resveratrol** zeigte im Tierexperiment eine lebensverlängernde Wirkung. Es verringerte zudem bei einer besonders fettreichen Ernährung die Gewichtszunahme. Gleichzeitig kam es zu einer deutlichen Steigerung der Ausdauerleistung. Resveratrol erleichtert das Absterben von Krebszellen, weil es hemmend auf ein Protein einwirkt, das für das Überleben von Krebszellen entscheidend ist (Nukleärer Faktor kappa B). Dadurch kann die Apoptose, also die geplante Selbstzerstörung, wieder wirksam sein.

● **Quercetin,** ein sekundärer Pflanzeninhaltsstoff aus der Klasse der Polyphenole, hat eine direkte Wirkung auf den Stoffwechsel von Krebszellen. Holländische Forscher konnten 2008 zeigen, dass es in Krebszellen die Fettverbrennung anregt und die Vergärung hemmt.

● **Salvestrole** schützen Pflanzen gegen eindringende Krankheitserreger (zum Beispiel Pilze). Beim Menschen attackieren sie Tumorzellen – während gesunde Zellen von ihnen nicht beeinträchtigt werden. Der Grund dafür liegt in dem Enzym CYP1B1, das nur in Tumorzellen aktiv ist. Es sorgt dafür, dass Salvestrole in Substanzen umgewandelt werden, die eine Vielzahl unterschiedlicher Prozesse bis hin zur Apoptose

auslösen. Moderne Nahrungsmittel enthalten aufgrund der Herstellungsweise und des Einsatzes von Pflanzenschutzmitteln nur noch geringe Mengen Salvestrole; diese wurden zudem wegen ihres meist bitteren Geschmacks weggezüchtet. Greifen Sie daher zu ursprünglichen Obst- und Gemüsesorten. Die Zubereitung kann den Salvestrolgehalt ebenfalls reduzieren. Kochen Sie Gemüse nie in viel Wasser, sondern dünsten, braten oder backen Sie es. Die Anti-Tumor-Wirkung bleibt dann erhalten.

Auf die Ernährung kommt es an

Viele sekundäre Pflanzenstoffe weisen eine hemmende Wirkung auf die Neubildung von Blutgefäßen auf (Anti-Angiogenese). Das macht es dem Tumor schwer, Zugang zu dem Blutgefäßsystem zu erlangen; er kann aufgrund der fehlenden Sauerstoff- und Nährstoffversorgung nicht wachsen und stirbt ab. Gefährlich wird es nur dann, wenn die Tumoren weiterhin Nährstoff in Form von Glukose bekommen. Sie werden dann förmlich dazu gezwungen, auf die sauerstofflose Energieversorgung umzuschalten: die Vergärung über das TKTL1-Enzym.

Vorsicht bei künstlichen Hemmstoffen

Bei Krebsmedikamenten, die gezielt die Blutgefäßneubildung durch Tumoren hemmen, treten leider oft unerwünschte Nebenwirkungen auf: Es bilden sich invasive Tumoren, die streuen. Achten Sie daher bei künstlichen Hemmstoffen der Blutgefäßneubildung ebenso wie bei natürlichen auf eine kohlenhydratarme Ernährung. Dasselbe gilt für Omega-3-Fettsäuren (siehe Seite 73 ff.), die ebenfalls die Bildung neuer Blutgefäße hemmen.

GÜNTER G. ÜBER DIE AUSWIRKUNG DER ERNÄHRUNGSUMSTELLUNG AUF SEINEN PROSTATAKREBS

Herr G., bei Ihnen wurde 2004 ein Prostatatumor entdeckt. Wie haben Sie daraufhin reagiert und was haben Ihnen Ihre Ärzte geraten?

Aufgrund eines erhöhten PSA-Wertes wurde mir eine Gewebeprobe entnommen und so der Prostatatumor entdeckt. Die Diagnose war für mich ebenso überraschend wie niederschmetternd. Ich hatte immer gedacht, dass mir so etwas nie passieren würde, weil ich ja sehr gesund lebe.

Was haben Ihre Ärzte Ihnen geraten?

Meine behandelnden Ärzte teilten mir aufgrund des Befunds mit, dass es dringend notwendig sei, entweder eine Bestrahlung durchzuführen oder die Prostata durch einen chirurgischen Eingriff sofort komplett zu entfernen, um auch den Krebs möglichst vollständig zu eliminieren. Kein einfaches Unterfangen, schließlich durften die eng an die Prostatakapsel anliegenden Nerven nicht beschädigt werden, weil dies Impotenz und Inkontinenz nach sich ziehen könnte. Trotz der Risiken entschied ich mich aber für den chirurgischen Eingriff; meine Prostata wurde komplett entfernt. Und tatsächlich verlief die Operation vielversprechend. Laut Auskunft der Ärzte war ich geheilt. Als ich diese gute Nachricht hörte, war ich natürlich überglücklich.

Sie galten also wieder als völlig gesund?

Ja. Doch nach zwei Jahren stieg der PSA-Wert erneut an. Da der Anstieg aber nur minimal war, ließ ich mich zunächst nicht davon beunruhigen. Bis mein Arzt mir erklärte, dass bei Männern, denen die Prostata komplett entfernt wurde, PSA nur dann von Prostatazellen gebildet und ins Blut abgegeben werden kann, wenn sich schon vor der Operation Metastasen gebildet haben. Und dass der ansteigende Wert ein deutliches Alarmzeichen sei. Nun wusste ich, dass der Krebs doch noch da war. Ich hatte die ganze Zeit gedacht, ich wäre geheilt. Umso größer war der Schock, als erneut Krebs diagnostiziert wurde. Mir war klar, dass meine Aussichten auf Heilung viel schlechter waren als zuvor. Schließlich hatten die Krebszellen bereits gestreut. Als ich dann zufällig einen Artikel über die Entdeckung des TKTL1-Gens durch Dr. Coy gelesen habe, wurde ich neugierig.

Was hat sich dadurch für Sie geändert?

Ich habe die Ernährungspläne von Dr. Coy studiert und festgestellt, dass diese Ernährungsweise für mich durchaus in Frage kam. Ich war daher sofort bereit, meine Ernährung komplett umzustellen, um endlich aktiv etwas gegen meine Erkrankung zu tun. Natürlich war es anfangs ungewohnt, bis dahin vertraute Lebensmittel wie Nudeln, Kartoffeln, Kuchen und Brot vom Speiseplan zu streichen. Da aber auch spezielle Brote und Nudeln entwickelt wurden, die man in Maßen essen darf, schaffte ich es, meine Ernährungsweise so zu verändern, ohne dabei das Gefühl zu haben, dass ich von nun an auf alles verzichten müsste. Ich lernte zudem viele Lebensmittel schätzen, die ich früher wegen ihres hohen Kaloriengehalts eher gemieden hatte.

Haben Sie sich nach der Ernährungsumstellung auch anders gefühlt?

Ziemlich bald fiel mir auf, dass ich deutlich entspannter und ruhiger war. Dies betrachtete ich als erste Belohnung für meine Ernährungsumstellung. Und auch mein Bluthochdruck ging zurück. Als ich dann nach vier Wochen zu einer Routineblutuntersuchung bei meiner Hausärztin war, hatten sich meine Blutwerte, wie Cholesterin, Blutfett und Blutzucker, deutlich verbessert.

Hatten Sie auch Probleme mit der Umstellung?

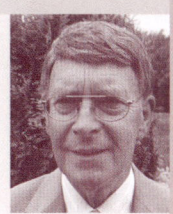

Prostatakrebs-Patient Günter G. berichtet, wie positiv die Anti-Krebs-Ernährung wirkt.

Ja, aber die hatten eigentlich nichts mit den »neuen« Lebensmitteln zu tun. Sie rührten eher daher, dass ich auf Feiern oder Veranstaltungen immer wieder auf meine Ernährung angesprochen wurde. Und viele mich nur milde belächelten, weil ich fest an die Bedeutung der Ernährung im Kampf gegen Krebs glaubte – was ich übrigens bis heute tue.

Sie haben also die spezielle Ernährung trotz aller Kritik beibehalten?

Ja, und zwar aus mehreren Gründen. Zum einen lag es daran, dass ich mit der Ernährung gut zurechtkam und ich nicht das Gefühl hatte, dass mein Essgenuss eingeschränkt wurde. Zum anderen war es sehr motivierend zu spüren, dass ich mich generell wohler fühlte. Ich versuche nun schon seit eineinhalb Jahren, jeden Tag nicht mehr als 60 Gramm Kohlenhydrate zu mir zu nehmen. Wenn ich diese Maximalmenge nicht überschreite, kann ich dadurch auch schon mal eine Scheibe normales Brot oder ein Brötchen essen. Ich muss mich also auch heute keineswegs kasteien.

Hat die Ernährung nach dem Dr.-Coy-Prinzip auch Ihren PSA-Wert beeinflusst?

Der PSA-Wert war zwar auf einem niedrigen Niveau, stieg aber doch ständig leicht an. Die anschließend durchgeführte PET-Untersuchung bestätigte die PSA-Testergebnisse und wies eine Lymphknotenmetastasierung im Bauchbereich nach. Mein Arzt empfahl mir aber, die Lymphknotenmetastase nicht zu bestrahlen und stattdessen eine Antihor-

montherapie durchzuführen. Ich habe außerdem noch konsequenter das Prinzip der Anti-Krebs-Ernährung beibehalten und zudem eine Heilpraktikerin aufgesucht, die mich mit komplementären Therapien behandelt hat, unter anderem mit Vitamin C, Mineralsalzen und Entsäuerungspulver. Die von meinem Urologen empfohlene Antihormontherapie habe ich dann begonnen. Mein PSA-Wert fiel innerhalb von 20 Tagen von 1,66 auf 0,22 – ein deutliches Zeichen für den positiven Behandlungserfolg. Ich habe mich weiterhin nach dem Dr.-Coy-Prinzip ernährt und die Präparate der Heilpraktikerin eingenommen. Aktuell ist mein PSA-Wert sogar nochmals gesunken: auf den großartigen, beinahe zu vernachlässigenden Wert von 0,05.

Haben Sie keine Angst, dass der PSA-Wert doch wieder ansteigen kann?

Doch, aber durch regelmäßige PSA- und EDIM-TKTL1-Tests kann ich früh erkennen, ob wieder Krebszellen in meinem Körper wachsen. Sollte dies der Fall sein, werde ich erneut ganz gezielt gegen sie vorgehen. Ich sehe das Ganze nun sehr viel gelassener. Da ich jetzt verstehe, welche Strategie Krebszellen in meinem Körper verfolgen, kann ich mich aktiv dagegen wehren.

Vielen Dank für das offene Gespräch.

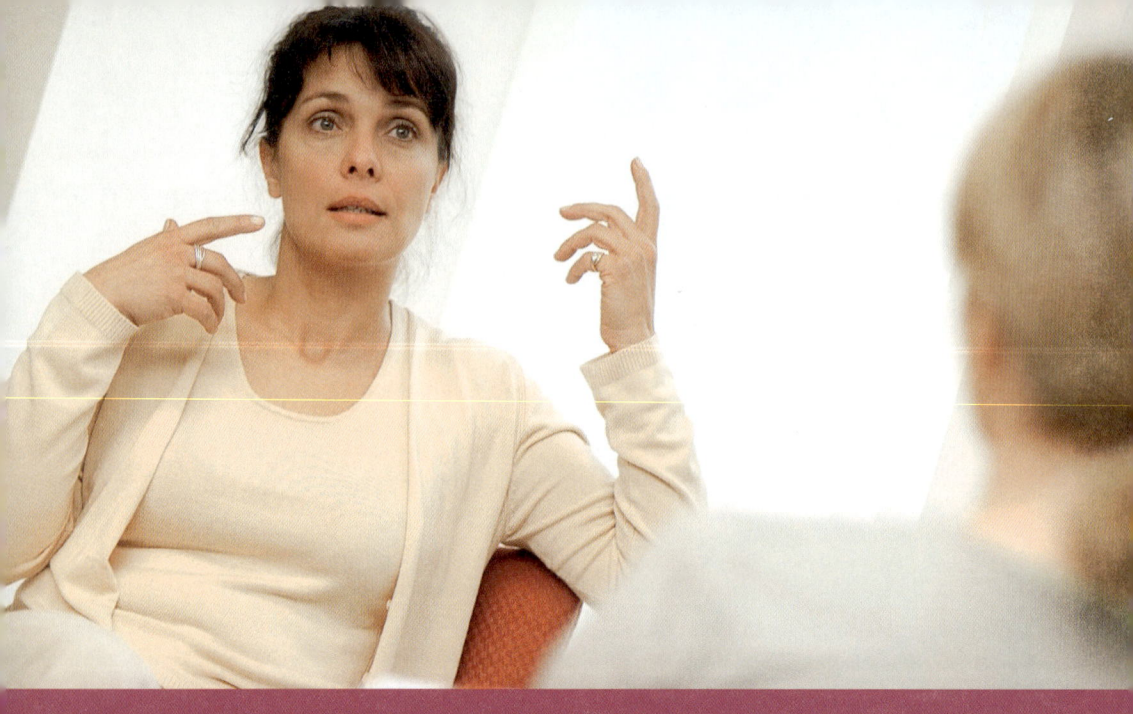

So hilft die Seele heilen

KAUM EIN THEMA wird so heiß diskutiert wie die Bedeutung der Psyche bei der Entstehung und Behandlung von Krebs. Tatsache ist: Es gibt keinerlei wissenschaftliche Hinweise darauf, dass psychische Faktoren die Entstehung von Tumorzellen fördern oder gar auslösen. Ein solcher Nachweis wurde bisher nur bei radioaktiver Strahlung, Gift, Viren, Bakterien, Pilzen und Rauchen sowie zufällig auftretenden Kopierfehlern der DNA erbracht. Radioaktive Strahlung und Rauchen zum Beispiel verursachen Schäden, die in einer gesunden Zelle zu DNA-Fehlern führen, die sie unkontrolliert wachsen lassen. Viren beeinflussen die Aktivität von Genen und verändern so gezielt das Wachstumsverhalten der infizierten Zelle.

Durch diese Veränderungen entstehen Tumorzellen, die zunächst verdrängend wachsen. Doch auch wenn gesicherte Studien fehlen, gibt es einen Zusammenhang zwischen der Entstehung von Tumoren und der Psyche. Schließlich hat diese einen erheblichen Einfluss auf das Immunsystem. Ist dieses stark genug, können die Tumorzellen, die in jedem Körper ständig entstehen, aufgespürt und beseitigt werden. Erst wenn die Neubildungsrate der mutierten Zellen auf Dauer höher ist als ihre Abbaurate (das Immunsystem also zu schwach ist), entsteht tatsächlich ein Tumor. Faktoren wie Angst, Stress, Hilflosigkeit und soziale Isolation beispielsweise unterdrücken das Immunsystem und schwächen es im Kampf gegen die ständig entstehenden Tumorzellen. Wer entspannt und unbeschwert ist und sich im Kreise seiner Familie und Freunde wohl behütet weiß, stärkt dagegen sein Immunsystem. So gesehen trägt eine stabile psychische Verfassung ganz entscheidend zur Gesundheit bei.

EINE DIAGNOSE, DIE BELASTET

Die Diagnose »Krebs« wirft selbst den stärksten Charakter erst einmal aus der Bahn. Kaum eine Nachricht belastet die Psyche so stark wie die, dass sich im eigenen Körper ein bösartiges Gebilde eingenistet hat. Krebs erzeugt Angst – und zwar bei jedem. Unterschiedlich sind jedoch die Wege, wie Menschen mit der Diagnose umgehen: Die einen fragen sich, was sie falsch gemacht haben, wieso gerade sie Krebs bekommen. Andere geben sich selbst die Schuld an der Krankheit, weil sie immer nur ihre Rolle erfüllt haben, anderen alles recht machen wollten und alles in sich hineingefressen haben. Doch es bringt gar nichs, zu grübeln, die Schuld bei sich zu suchen und alle Energie ins Nachdenken über die Vergangenheit zu vergeuden. Denken Sie nur noch an die Zukunft:

INFO

Krebs ist keine Strafe

Vielen Krebspatienten, die sich selbst die Schuld an ihrer Krankheit geben, hilft es, dass auch der Zufall eine entscheidende Rolle bei der Erkrankung spielt. Sie sollten daher nie vergessen, dass die Bildung von Tumorzellen durch zufällige Mutationen ausgelöst werden kann, die bei der Verdopplung der DNA auftreten. Sie selbst können überhaupt nichts dafür.

Sie haben es selbst in der Hand, die Entwicklung Ihrer Erkrankung positiv zu beeinflussen. Nutzen Sie die Kraft, die von der richtigen Ernährung, von regelmäßiger Bewegung und einer gesunden Psyche ausgeht. Versuchen Sie mit aller Macht, positiv zu denken und zukunftsorientiert zu leben.

NEUE HOFFNUNG SCHÖPFEN

Die neuen, in diesem Buch erstmals vorgestellten Erkenntnisse zur Bedeutung der Vergärung in Krebszellen, sollen Mut machen – und Wege aufzeigen, wie Sie selbst aktiv gegen Krebs vorgehen können. Mit etablierten Krebstherapien sind vergärende Krebszellen nur schwer zu bekämpfen. In der Kombination mit einer Ernährungsumstellung, regelmäßiger körperlicher Bewegung und die Psyche stärkende Maßnahmen jedoch entstehen Synergien, die die Heilungsaussichten deutlich erhöhen.
Die Erkenntnisse aus diesem Buch sollen Ihnen dabei helfen, zu verstehen, wie der Feind in Ihrem Körper funktioniert und wie Sie ihn bekämpfen können. Dadurch sind Sie in der Lage, effektiv Gegenmaßnahmen zu ergreifen. Verfallen Sie nicht in eine passive, angsterfüllte Rolle. Krebs ist keine Erkrankung, die Sie schicksalsergeben hinnehmen müssen. Im Gegenteil: Mit der richtigen Ernährung und einem bewussten Lebensstil können Sie selbst gegen eine Krebserkrankung vorgehen.

SCHLUSS MIT DEM STRESS

Ein ganz wichtiger Aspekt dabei ist, dass Sie Ihr Immunsystem aktiv halten beziehungsweise es wieder aktivieren. Vergessen Sie nicht, wie wichtig der Wechsel aus An- und Entspannung für die Gesundheit ist. Sie können auf Dauer nur dann volle Leistung bringen, wenn Sie Ihrem Körper nach Phasen der Anspannung auch die nötige Zeit zur Regeneration geben. Das heißt nicht, dass Sie Stress völlig aus dem Weg gehen müssen und sich nur noch schonen und erholen dürfen. Im Gegenteil! Lernen Sie, mit unvermeidlichem Stress umzugehen. Schließlich kann er durchaus auch positive Wirkung haben (der sogenante Eu-Stress fördert zum Beispiel die Leistungsfähigkeit und steigert die Aufmerksamkeit). Zudem ist der Mensch optimal auf den Wechsel aus Stress und Entspannung angepasst; er hat nur verlernt, damit umzugehen. Versuchen Sie daher Stresssituationen aktiv anzugehen und anschließend bewusst wieder zu entspannen.

STRESS KANN ÜBERLEBEN HELFEN ...

Die Reaktion auf Angst und Stresssituation läuft in unserem Körper immer noch so ab wie zur Zeit unserer Urahnen. Um auf eine lebensbedrohende Situation bestmöglich antworten zu können, reagiert der Organismus mit einer Reihe von Stoffwechselvorgängen. Stand ein Neandertaler einem Säbelzahntiger gegenüber, löste dies sofort Stresssignale aus, die auf die anstehende Kampf- und Flucht-Reaktion vorbereitete. Dies wiederum bewirkte, dass der Körper vermehrt Hormone ausschüttete, die die Blutverteilung und den Zuckerstoffwechsel entscheidend beeinflussten: Es wurde Zucker freigesetzt, der den Blutzucker steigen ließ. Herz-, Skelettmuskeln und Lunge wurden optimal mit Nährstoffen und Sauerstoff versorgt, die äußeren Blutgefäße und inneren Organe dagegen verengt und regelrecht von der Versorgung »abgeschnitten« (siehe auch Seite 112). Durch diese Anpassung wurde der Körper perfekt auf die bevorstehende Muskelaktivität vorbereitet.
Im anschließenden Kampf oder während der Flucht wurden die aufgestauten Stresshormone und der freigesetzte Zucker wieder abgebaut.

Im Anschluss auf die lebensbedrohende Situation folgte – sofern der Jäger überlebte – eine Phase der Entspannung und Regeneration: Verbrauchte Reserven wurden wieder aufgefüllt, Wunden heilten, der Mensch erholte sich. Dieses Notfallprogramm hat über den längsten Entwicklungsabschnitt der Menschheit wunderbar funktioniert. Erst in unserer heutigen hektischen Zeit führt es zu großen Problemen. Lärm, soziale Enge, Existenzsorgen, Druck am Arbeitsplatz, mediale Überlastung: Viele Menschen befinden sich heute in einer permanenten Stresssituation – mit all ihren negativen Folgen für Stoffwechsel, Immunsystem, Regeneration und Psyche. Denn sie können die Stresshormone nicht mehr ausreichend durch körperliche Bewegung abbauen.

... fördert aber auch Krebs

Folgt auf die Belastung keine körperliche Betätigung, werden die Stresshormone und der freigesetzte Zucker nur sehr langsam wieder abgebaut. Hinzu kommt, dass die eingeschränkte Blutversorgung während der Stresssituation die Sauerstoffversorgung reduziert. Das alles fördert die Vergärung von Krebszellen. Daher ist es gerade für Krebspatienten wichtig, Stresshormone und Zucker durch körperliche Bewegung abzubauen und mithilfe verstärkter Atmung (idealerweise an der frischen Luft) die Sauerstoffversorgung im Gewebe zu verbessern. Das erleichtert die Umschaltung von Vergärung auf Verbrennung in Krebszellen. Zudem aktivieren entspannende Ruhephasen unsere Selbstheilungs- und Regenerationskräfte.

AKTIVITÄT HILFT

Werden Sie aktiv, nehmen Sie Ihre Situation an und hadern Sie nicht mit dem Schicksal. Aktive Freizeitgestaltung und Bewegung harmonisieren Ihre Psyche und steigern gleichzeit Lebenswillen und Lebensfreude. Denn die Endorphine, die bei körperlicher Bewegung verstärkt gebildet werden, wirken wie kleine Glücksmomente und beflügeln Ihre Stimmung. Zugleich werden Stresshormone wie Cortisol und Adrenalin vermindert und auf diese Weise das Immunsystem gestärkt. Darüber hinaus fördert körperliche Bewegung in Kombination mit kohlenhydratarmer Ernährung die Bildung von Ketonkörpern, die wiederum angstauslösende Mechanismen im Gehirn hemmen (siehe auch Seite 71). Dass zugleich der Milchsäureschutzmantel der Krebszellen durchbrochen und das Immunsystem sowie gängige Therapien wieder greifen können, haben Sie ja schon auf Seite 33 gelesen.

Sie können Ihre persönliche Prognose also durchaus positiv beeinflussen, indem Sie Ihr Immunsystem und Ihre Psyche auf mehreren Ebenen aktiv im Kampf gegen Krebs unterstützen. Nutzen Sie diese Chance.

SO STÄRKEN SIE IHRE PSYCHE

Neben Bewegung gibt es eine ganze Reihe von Maßnahmen, mit denen Sie Ihre Psyche stärken und Ihr Wohlbefinden steigern können. Entspannen heißt dabei auf keinen Fall »nichts tun« – im Gegenteil. Wer stundenlang auf dem Sofa herumlungert, steht garantiert nicht entspannt auf, sondern müde und gerädert. Am besten können Sie abschalten, wenn Sie Ihren Körper moderat bewegen und sich dabei auf etwas ganz Bestimmtes konzentrieren. Manche Menschen entspannen am besten bei der Gartenarbeit, andere bei einer ausführlichen Wanderung, wieder andere beim Puzzeln. Und dann gibt es natürlich noch zahlreiche Entspannungsmethoden wie Autogenes Training, Muskelrelaxation nach Jacobson oder Qi Gong. All diese Tätigkeiten bringen uns auf andere

Gedanken, befreien den Kopf von den sich ständig um den Krebs drehenden Gedanken und vermitteln wieder Kontakt mit Leben und Vitalität. Füllen Sie Ihre Freizeit mit möglichst vielen dieser positiven Aktivitäten, dadurch steigern Sie Ihr Wohlbefinden, sind viel ausgeglichener und finden wieder die Kraft und den Mut, sich Ihrer Krankheit zu stellen.

Auch die Psychoonkologie beziehungsweise Psychosoziale Onkologie, die sich mit den psychischen Begleiterscheinungen einer Krebserkrankung beschäftigt, kann positiven Einfluss auf die Befindlichkeit nehmen. Begleitende Maßnahmen wie Homöopathie, Akupunktur, Fußreflexzonenmassage, Aroma- und Klangtherapien helfen ebenfalls, wieder ins körperliche und seelische Gleichgewicht zu finden. Welche von diesen Methoden am besten zu ihm passt und ihm dementsprechend am meisten helfen kann, muss jeder Krebspatient für sich selbst herausfinden. Entscheiden Sie dabei ruhig erst einmal aus dem Bauch heraus, und verlassen Sie sich auf Ihre eigene Intuition. Ihr Körper gibt Ihnen ganz klare Signale, was ihm gut tut.

INFO

Die Säulen einer starken Psyche

● Die kohlenhydratarme, ausgewogene neue Anti-Krebs-Ernährung
● Mindestens 3-mal wöchentlich je 30 Minuten körperliche Bewegung an der frischen Luft
● Stress- und Entspannungsphasen im gesunden Gleichgewicht
● Genügend regenerative Schlafphasen
● Positive Lebenseinstellung und aktive Mitgestaltung des Heilungsprozesses

PSYCHOONKOLOGIE – PROFESSIONELLE UNTERSTÜTZUNG

Die Psychoonkologie oder Psychosoziale Onkologie stellt einen recht jungen Zweig der Psychotherapie dar. Sie beschäftigt sich mit dem Zusammenhang einer Krebserkrankung und deren seelischen Folgen für den Patienten. Bereits in den 70er Jahren machten sich Wissenschaftler auf die Suche nach Faktoren, die bei introvertierten »Krebspersönlichkeiten« zum Entstehen einer Tumorzelle beitragen könnten. Schnell mussten sie jedoch einsehen, dass psychische Probleme nicht direkt Tumorzellen auslösen können. Allerdings kann eine dauerhafte Stresssituation, zum Beispiel nach dem Tod eines Angehörigen oder dem Verlust des Arbeitsplatzes, das Immunsystem durchaus so stark hemmen und schädigen, dass sich schon bestehende Tumorzellen leichter vermehren und schließlich zu Krebszellen und Krebsgeschwüren weiterentwickeln.

AUS DER FORSCHUNG

Depressionen

Scheinbar belasten nicht nur die Diagnose Krebs oder die Nebenwirkungen einer Chemotherapie Patienten seelisch schwer. Wissenschaftler der Universität von Chicago/USA haben jetzt herausgefunden, dass möglicherweise auch die Tumoren selbst die Produktion bestimmter Botenstoffe ankurbeln, die Depressionen und Angststörungen auslösen – und im Gegenzug dazu gegenläufige Prozesse hemmen. Wer seine Therapieanweisungen konsequent befolgt, schwächt nicht nur die Krebszellen, sondern kann auch seine Depressionen besiegen.

Psyche und Körper

Die engen Wechselwirkungen zwischen Immunsystem und Psyche machen deutlich, dass eine positive Stärkung der Psyche unmittelbar auch das Immunsystem aktiviert und kräftigt – und es damit im Kampf gegen die Tumorzellen schlagkräftig unterstützt. Aus diesem Grund sollten Sie alle Ihnen zu Verfügung stehenden Ressourcen nutzen, um Ihre innere Balance wiederzufinden und sich von dem Teufelskreis aus Angst und Immununterdrückung zu lösen. Denken Sie positiv – auch wenn es schwerfällt. Und scheuen Sie sich nicht, den Rat eines Psychologen einzuholen. Psychoonkologen sind speziell darauf ausgerichtet, belastende Ursachen aus Ihrer Vergangenheit aufzulösen und Probleme aktiv anzugehen. Die Psychoonkologie stützt sich dabei auch auf die aktuellen Erkenntnisse der Psychoimmunologie. Dieser Wissenschaftszweig erforscht die Interaktionen und Wechselwirkungen zwischen Immun-, Nerven- und Hormonsystem. Sie bestätigt die Erkenntnis, dass über längere Zeit anhaltender (emotionaler) Stress zu einer verminderten Effektivität des Immunsystems führt. Das ist sogar messbar: Chronischer Stress führt nachweislich zu einem deutlichen Absinken von Antikörpern (Immunglobulin A im Speichel) und zu einer vermehrten Ausschüttung von Glukokortikoiden – Hormone, die unter anderem das Immunsystem unterdrücken. Die Botenstoffe der Nervenzellen, die ihrerseits von Emotionen und Stress beeinflusst werden, bewirken unter anderem, dass sich die Bewegungsrichtung und Geschwindigkeit der Zellen des Immunsystems (Makrophagen) ändert.

KOMPLEMENTÄRE HEILMETHODEN

Die westliche (Schul-)Medizin ist sehr körperbezogen. Krankheit gilt als messbare Veränderung, der eine oder mehrere Fehlfunktion von physikalischen, chemischen oder biologischen Mechanismen zugrunde liegen; diese gilt es zu beheben. Seit Mitte des 20. Jahrhunderts jedoch gewinnen immer mehr komplementäre Heilverfahren an Bedeutung, wie die Homöopathie, die Phyto- und Aromatherapie oder die Traditionelle Chinesische Medizin (TCM), die nicht nur die körperliche, sondern auch die seelische Komponente beim Heilungsprozess berücksichtigen. Die genannten Methoden sind weitgehend nebenwirkungsfrei.

Homöopathie

Die sanfte Heilmethode der Homöopahie geht auf die Lehre des deutschen Arztes und Chemikers Samuel Hahnemann (1755–1843) zurück. Nach dem Prinzip »similia similibus curentur« (»Ähnliches möge mit Ähnlichem geheilt werden«) ging Hahnemann davon aus, dass eine Substanz, die beim Gesunden bestimmte Krankheitssymptome verursacht, den Menschen auch heilen kann, wenn er denn tatsächlich an dieser Krankheit leidet. Die homöopathische Arznei wird dabei nicht in der Urform gegeben, sondern verdünnt (Potenzierung) – meist in Form von Milchzuckerkügelchen (Globuli). Obwohl man annehmen könnte, dass dies die Wirksamkeit schwächt, geschieht genau das Gegenteil: Die Kräfte (Potenz) der Mittel werden gestärkt. Die Homöopathie unterscheidet nicht zwischen körperlichen, allgemeinen und seelischen Symptomen, sondern berücksichtigt bei der individuellen Diagnosestellung und der Auswahl des geeigneten Mittels stets alle Bereiche. Ist das richtige Mittel erst einmal gefunden, zeigt sich meist sehr schnell eine Verbesserung: Die körperlichen Symptome lassen nach, Allgemeinbefinden und Energie nehmen zu. Auch im seelischen Bereich sind die Auswirkungen wahrzunehmen – die Patienten haben beispielsweise weniger Angst und schöpfen neuen Mut.

INFO

Die Selbstheilungskräfte fördern

Der amerikanische Onkologe und Facharzt für Strahlenheilkunde, O. Carl Simonton, gilt als Pionier der Psychoonkologie, weil er seit über 30 Jahren Krebskranke erfolgreich darin unterstützt, ihre Selbstheilungskräfte zu stärken und so ihre Lebensqualität deutlich zu verbessern. Dabei hilft eine spezielle Methode der Imagination (Visualisierung) und die Hinwendung zu einer persönlichen, inneren Kraftquelle. Zudem erarbeitet der Patient Ziele, für die es sich zu leben lohnt. Die Technik kann die Selbstheilungsressourcen erschließen und Dauerstress reduzieren: Denn in dem Maße, wie Menschen erleben, dass sie selbst die Bedingungen ihres Lebens beeinflussen können – und sich entsprechend nicht mehr ausgeliefert fühlen –, verringert sich auch ihr Stresslevel. Das Gefühl, eine Situation selbst kontrollieren zu können, kann sogar helfen, den Bedarf an Schmerzmitteln zu reduzieren und die postoperative Rekonvaleszenz verkürzen. Die Adresse des deutschen Simonton Krebs Center finden Sie auf Seite 199.

Begleitend zur Krebstherapie kann die Homöopathie regulierend auf das Immunsystem und das psychische Wohlbefinden eingesetzt werden. Um optimale Ergebnisse zu erreichen, bedarf es jedoch einer ausführlichen Anamnese (Befunderhebung) durch einen Therapeuten; jedes homöopathische Mittel muss individuell auf den Patienten, seine Beschwerden, seine körperliche und seelische Verfassung abgestimmt werden.

Mistelpräparate

Zu den wohl bekanntesten Pflanzenmitteln in der Krebsheilkunde zählen Mistelpräparate. Ihnen wird neben anderen Effekten auch eine modulierende beziehungsweise stimulierende Wirkung auf das Immunsystem zugeschrieben.

Im Gegensatz zu einer natürlich gesteigerten Immunleistung durch Sport und Ernährung hat die »künstliche« Aktivierung des Immunsystems mithilfe immunstimulierender Präparate jedoch auch ihre Schattenseiten: Sie führt mitunter zu einer Aktivierung von Zellen (Suppressorzellen oder regulatorische T-Zellen, kurz T-reg), welche die Immunreaktion unterdrücken. Starker Stress oder körperliche Überanstrengung beispielsweise können eine Immununterdrückung auslösen.

Wer in dieser Phase der Überlastung – in der Sportmedizin auch »Open Window« genannt – zu immunstimulierenden Mitteln greift, kann dadurch die Unterdrückung des Immunsystems zusätzlich verstärken und so das Immunsystem noch weiter schwächen.

Um dem vorzubeugen, sollten Sie vor dem Einsatz von immunstimulierenden Therapien immer anhand eines Immunstatus im Blutbild überprüfen lassen, ob die Stimulation zu einer Aktivierung der Immunabwehrkräfte führen oder ob durch sie das Immunsystem zusätzlich unterdrückt würde. Zeigt das Ergebnis, dass tatsächlich ein Defizit vorliegt, eignen sich Mistelpräparate nach Absprache mit dem Arzt gut, das Immunsystem zu optimieren.

Phytotherapie – heilen mit Pflanzen

Unter Phytotherapie oder Pflanzenheilkunde versteht man die Behandlung und Vorbeugung von Krankheiten durch verschiedene Pflanzen, Pflanzenteile und deren Zubereitungen. Manche heilenden Wirkstoffe finden auch in der Behandlung von Krebserkrankungen Einsatz, wie zum Beispiel die Taxane aus der Eibe. Sie dienen aufgrund ihrer stark wachstumshemmenden Wirkung sogar als Ausgangssubstanzen für die Entwicklung von Chemotherapien. Allerdings hat Paclitaxel, ein Eiben-Wirkstoff, wie einige andere pflanzliche Inhaltsstoffe nicht nur auf Krebszellen eine stark toxische (giftige) Wirkung, sondern auch auf gesunde Zellen. Das Ziel der Phytotherapie besteht daher darin, solche pflanzlichen Stoffe zu identifizieren, die das Wachstum von Krebszellen hemmen, ohne sich dabei negativ auf gesunde Zellen auszuwirken. Die Forschung hat bereits eine Vielzahl dieser Pflanzenbestandteile identifizieren können, allen voran die sekundären Pflanzenstoffe Resveratrol, Quercetin und Salvestrole (siehe auch Seite 91).

Darüber hinaus kommen bei Krebserkrankungen folgende Pflanzenheilmittel zum Einsatz:

- Mistelextrakt: immunmodulierend (siehe auch Kasten)
- Trockenextrakt aus fermentierten Weizenkeimen: entzündungshemmend, antimetastatisch, antioxidativ, immunmodulierend
- Fermentierter Heißwasser-Extrakt aus Reis-Hemizellulose B: stimuliert natürliche Killerzellen (NK), zytotoxische T-Zellen und B-Zellen
- Indischer Weihrauch: antiproliferative (gegen die Gewebevermehrung gerichtete) Effekte auf Zellen des Glioblastom (häufigster bösartiger Hirntumor bei Erwachsenen)
- Windenextrakt: hemmt die Angiogenese
- Heilpilz-Extrakte: immunmodulierend

Aromatherapie

Einen besonderen Zweig der Pflanzenheilkunde stellt die Aromatherapie dar – auch wenn der Einsatz wohldosierter Aromen vielen als reine Wellness-Anwendung mit bestenfalls angenehmer, psychologischer Wirkung gilt. Dabei gehen die Ursprünge dieser Therapieform bis ins alte Ägypten zurück. Zudem belegen internationale Studien immer wieder, dass ätherische Öle nicht nur das Wohlbefinden steigern, sondern ähnlich wie ein pharmazeutisches Medikament tatsächlich einen messbaren, therapeutischen Effekt auf Körper und Seele haben können. Experten betrachten die Aromatherapie daher heute als sichere und zuverlässige komplementäre Naturheilmedizin.

Die Aromatherapie findet auf verschiedene Weise Anwendung: Die Öle und Essenzen können direkt über die Haut aufgenommen werden, wie bei einer Aromaölmassage oder einem Aromaölbad (das Öl unbedingt mit etwas Sahne oder Jojobaöl verrühren, ehe es ins Badewasser kommt). Sie können zum Teil aber auch direkt eingenommen oder inhaliert werden.

Ätherische Öle beeinflussen zum einen den Geruchsinn und wecken so über das limbische System – dem Sitz unserer Emotionen – angenehme Erinnerungen und Gefühle. Zum anderen gehen sie verschiedene Stoffwechselreaktionen ein. Dabei können die Düfte beruhigend, entspannend oder anregend wirken – aber auch medizinisch. Denn die eingeatmeten Dämpfe gelangen durch die Nasenschleimhaut in den Blutkreislauf und von dort über das Blut direkt zu den verschiedenen Organen und zum zentralen Nervensystem, wo sie dann ihre volle Wirkung entfalten.

Krebspatienten kann der Duft von Aromaölen auf ebenso sanfte wie wirkungsvolle Weise aus Stimmungstiefs helfen oder sogar Schmerzen lindern. Folgende ätherische Öle wirken

- anregend: Bergamotte, Geranie, Jasmin, Kardamom, Orange und Teebaum
- stimmungsaufhellend: Mandarine, Melisse, Orange
- schmerzlindernd (Kopfschmerzen): Kamille, Lavendel, Pfefferminze, Rosenholz
- beruhigend: Kamille, Lavendel, Patschuli, Rosenholz
- entspannend: Muskatellersalbei, Schwarzfichte, Tanne, Ylang-Ylang, Zedernholz

Achten Sie beim Kauf unbedingt auf Bioqualität (entsprechende Produkte finden Sie im Bioladen und in der Apotheke). Auch wenn diese reinen Öle etwas teurer sind: Billige Düfte sind synthetisch hergestellt und besitzen keinerlei therapeutische Wirkung.

Musik- oder Klangtherapie

Die Musiktherapie gilt im weitesten Sinne als eine der ältesten Methoden der ganzheitlichen Medizin. Die feinen Vibrationen, die durch den Schall übertragen werden, bewirken im gesamten Körper eine Art »Mikromassage«, die nicht nur zu einer tiefen Entspannung führen und Stress abbauen kann, sondern zudem auch den Lymphfluss aktiviert. So werden Giftstoffe schneller ausgeschwemmt, was wiederum die Heilungsprozesse fördert. Aktuelle Forschungsergebnisse aus der Psycho-Neuro-Immunologie bestätigen zudem die anregende Wirkung hoher Frequenzen auf die Gehirnrinde und das limbische System sowie eine erhöhte Ausschüttung von körpereigenen schmerzhemmenden Stoffen.

Bei der Musiktherapie kommen verschiedenste Weltmusik- oder Naturtoninstrumente zum Einsatz (wie Gongs, Klangschalen, Rain Sticks, Ocean Drums, Klangspiele, Monochord). Ihre Musik wird ganz gezielt eingesetzt, um die seelische, körperliche und geistige Gesundheit zu verbessern. Dabei geht es fast immer um das

INFO

Klang- und Atemübung

Setzen Sie sich aufrecht auf einen Stuhl oder ein Bodenkissen. Wenn es Ihnen gelingt, nehmen Sie den Schneider- oder Lotussitz ein. Schließen Sie die Augen und atmen Sie eine Weile ruhig und gleichmäßig. Holen Sie dann tief Luft und stimmen Sie beim anschließenden Ausatmen laut und kraftvoll das Wort »Ohm« an. Halten Sie den Ton so lange Sie können, ehe Sie erneut tief durch die Nase einatmen. Wiederholen Sie das Ganze dreimal. Der beruhigende Klang versetzt Ihren Oberkörper in eine beruhigende Schwingung, die äußerst entspannend wirkt. Zudem werden Sie unbewusst »gezwungen«, lange und gründlich auszuatmen. Dies wiederum hilft dem Körper, Stoffwechselgiftstoffe abzutransportieren und besser zu regenerieren. Die anschließende tiefe Einatmung verbessert die Sauerstoffsättigung des Blutes und stärkt Sie damit im Kampf gegen den Krebs.

passive Hören der Musik und das Erspüren ihrer Schwingungen. Klangschalen werden mitunter sogar direkt auf der Haut platziert, um die Schwingungen, die beim Anstoßen erzeugt werden, auf den Körper weiterzuleiten. Die weichen Wellen sollen dabei helfen, wieder im »Gleichtakt« zu schwingen.

Auch Singen kann die Gesundheit verbessern. Es stärkt die Atemmuskulatur, was gerade bei Lungenkrebspatienten äußerst förderlich ist. Zugleich unterstützt die verbesserte Sauerstoffaufnahme das Immunsystem. Nicht zuletzt wirkt Singen stimmungsaufhellend.

Akupunktur

Wie die bereits angesprochenen ganzheitlichen Methoden betrachtet auch die Traditionelle Chinesische Medizin (TCM) den Menschen stets in seiner Gesamtheit – und stellt damit eine wichtig Ergänzung zu unserer eher technisierten Medizin dar. Das heute bekannteste und weltweit anerkannteste Therapieverfahren der TCM ist mit Sicherheit die Akupunktur; ihre Wirksamkeit wurde inzwischen mehrfach wissenschaftlich nachgewiesen und auch schulmedizinisch anerkannt. Bei der Behandlung von Knie- und Rückenschmerzen ist Akupunktur heute sogar eine Leistung der gesetzlichen Krankenkassen. Durch Einstiche mit sterilen Einwegnadeln an genau festgelegten Punkten der Haut werden Botenstoffe freigesetzt, die schmerzhemmend wirken. Rund 400 solcher Punkte sind bekannt, die entlang der sogenannten Meridiane über den Körper verteilt sind; Meridiane sind Kanäle, in denen die Lebensenergie Qi mit ihren Anteilen Yin und Yang fließt. Stehen diese beiden Kräfte im Gleichgewicht, ist der Mensch gesund. Gerät das Verhältnis aus der Balance, etwa weil Qi aufgrund einer Blockade nicht mehr ungestört strömen kann, und hält dieses Ungleichgewicht auf Dauer an, werden wir krank.

Die einzelnen Akupunkturpunkte selbst sind bestimmten Organen zugeordnet; eine entsprechende Stimulation durch die Nadelung bringt die Qi-Energie wieder in einen ausgeglichenen Fluss. Spezielle Akupunkturtafeln zeigen dabei, dass aufgrund der durch den ganzen Körper verlaufenden Meridianbahnen auch Akupunkturpunkte eine Rolle spielen können, die weit vom eigentlichen Geschehen des Schmerzes entfernt sind. Nicht selten muss der gesamte Funktionskreis energetisch stabilisiert werden, damit die Behandlung Erfolg zeigt. Gerade in der nebenwirkungsfreien

Schmerztherapie bei Krebspatienten ist Akupunktur ein probates Mittel mit nachweislichem Erfolg. Gegen Krebsschmerz haben sich vor allem die Ohr-Akupunkturpunkte bewährt. Die Stimulierung des Punkts KS6 an der Innenseite des Unterarms hilft gegen Übelkeit und Erbrechen während der Chemotherapie.

Neben der traditionellen Form der Akupunktur mit Nadeln wird die Behandlung seit einigen Jahren auch mit schmerzfreien Laserimpulsen durchgeführt, was besonders schmerzempfindlichen Patienten zugute kommt.

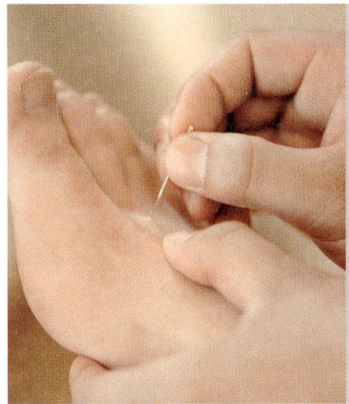

Die Stimulierung des Akupunktur-Punkts Le2 in der Haut zwischen der großen und der zweiten Zehe wirkt zum Beispiel lindernd bei Schlafstörungen und Kopfschmerz – im Gegensatz zu manchem Medikament nebenwirkungsfrei.

Fußreflexzonenmassage

Die gezielte Aktivierung bestimmter Reflexpunkte am Fuß steigert nicht nur das Wohlbefinden, sondern wirkt auch ausgleichend und sogar heilend auf einzelne Organe und Körperteile. Wie das funktioniert? Die Therapeuten gehen davon aus, dass sich auf den Fußsohlen bestimmte Zonen befinden, von denen feste Verbindungen (Reflexwege) zu anderen Körperregionen bestehen. Durch die Massage der einzelnen Reflexzonen wird der Energiefluss angeregt und Blockaden werden aufgelöst. Versuche, die Wirkung der Fußreflexzonenmassage wissenschaftlich eindeutig zu belegen, sind bisher zwar fehlgeschlagen. Es ist jedoch bekannt, dass bereits das Gefühl der wohligen Entspannung und die sanfte Berührung durch den Therapeuten während der Massage einen ganz wesentlichen Aspekt der Heilwirkung darstellen. Folgende Fußmassage hilft gegen Stress:

● Aktivieren Sie zunächst sanft die Zonen der Wirbelsäule: Sie verläuft in einer leicht S-förmig geschwungenen Linie über die gesamte Fußinnenseite – vom ersten Gelenk des großen Zehs über das Grundgelenk bis zum Kahnbein (Knochenvorsprung) weiter etwa einen Fingerbreit unter dem Knöchel bis zur Achillesferse.

● Anschließend massieren Sie mit dem Daumen in kleinen kreisenden Bewegungen den Solarplexus-Punkt: Er liegt an beiden Fußsohlen mittig direkt unter dem Ballen. Verstärken Sie beim Einatmen den Druck und nehmen Sie ihn beim Ausatmen wieder zurück.

● Zum Abschluss aktivieren Sie die Lymphzonen des Becken- und Bauchraums. Greifen Sie dazu mit beiden Händen die Mitte des Unterschenkels und streichen Sie ohne Druck Richtung Ferse. Ziehen Sie dann beide Hände zur Fußspitze; dabei gleiten Zeige- und Mittelfinger oberhalb der Knöchel, Ring- und kleiner Finger unterhalb davon. Zum Abschluss die Füße sanft ausstreichen. Ganz wichtig: Lassen Sie sich Zeit – für jeden Abschnitt rund fünf Minuten.

AKTIV ENTSPANNEN

Es gibt eine Reihe von Entspannungstechniken, die Sie nach einer Einführung durch einen erfahrenen Lehrer auch selbst anwenden dürfen. So können Sie sich, wann immer Sie es wollen und brauchen, eine Auszeit nehmen.

Autogenes Training

Es gibt eine Entspannungsmethode, die hilft nicht nur gegen Stress und Einschlafschwierig-

Krebskiller Vitamin C?

Bisher galt die Zufuhr von Vitamin C bei Krebspatienten als zweifelhaft. Als natürliches Antioxidans schützt es schließlich nicht nur gesunde Zellen vor einer Strahlen- oder Chemotherapie, sondern auch die entarteten Krebszellen. Nun konnte jedoch festgestellt werden: In hoher Dosierung – etwa das 500fache der normalerweise empfohlenen Tagedosis von 25–100 mg – und intravenös verabreicht bewirkt Vitamin C, dass Krebszellen absterben. Der Grund: Das hoch dosierte Vitamin C führt zur Bildung von zytotoxisch wirksamen (das Zellwachstum hemmenden) Mengen an Wasserstoffperoxid in Tumorzellen. Offenbar unterstützt die Vitamin-C-Gabe auch die Wirkung der Ganzkörper-Hyperthermie (GKHT) – einem etablierten Verfahren, bei dem die Körperkerntemperatur des Patienten für 60 Minuten auf 41,8-42 °C angehoben wird. Erste Behandlungserfolge der Kombination beider Therapieformen am St. Georg-Krankenhaus/Bad Aibling waren vielversprechend – zumal alle Patienten vorher auf keine Therapie ansprachen.

löst. Mithilfe spezieller, höchst individueller »Formeln«, die Sie ins Training aufnehmen, können Sie darüber hinaus ganz gezielt persönliche Probleme angehen.

Weil Autogenes Training sich in der Schmerztherapie bewährt hat, leistet es auch im Falle einer Krebserkrankung wertvolle Hilfe. Zum einen kann der Übende seine Gedanken auf einen selbst gewählten Punkt konzentrieren; der Schmerz gerät dadurch wie andere (äußere) Reize auch erst einmal ins Hintertreffen. Zum anderen senkt die Muskelentspannung den allgemeinen Wachheitsgrad. Diese Information wiederum wird an bestimmte Gehirnregionen weitergeleitet, von denen man annimmt, dass dort Schmerzempfinden, -wahrnehmung und -verarbeitung ihren Sitz haben; dort werden die Empfindung und Lokalisierung des Schmerzes entflochten. Die Folge: Der Schmerz wird zwar gespürt, aber er tut nicht mehr so weh.

Wenn Sie körperlich und seelisch gesund sind, können Sie sich die einfachen Formen des Autogenen Trainings mithilfe eines Buchs oder einer CD gut selbst beibringen (siehe Buchempfehlungen Seite 198). Krebskranke sollten vorher auf jeden Fall mit Ihrem Arzt sprechen, was Sie beim Üben beachten sollten. Wenn Sie unsicher sind, empfiehlt es sich, die Hilfe eines erfahrenen Therapeuten in Anspruch zu nehmen oder Autogenes Training in einer Gruppe zu erlernen.

keiten, sondern auch bei Angst, innerer Unruhe und Depression: das Autogene Training. Eine Technik, die vom deutschen Mediziner Johannes Heinrich Schultz (1884–1970) in den Jahren zwischen den Weltkriegen entwickelt wurde. Das Prinzip dahinter ist eigentlich ganz einfach: Im selben Maße, in dem Sie sich auf die Schwere und Wärme Ihres entspannten Körpers konzentrieren, verlieren die äußeren Reize an Bedeutung. Sie werden ruhig und ge-

Progressive Muskelentspannung nach Jacobson

Bei der progressiven Muskelrelaxation nach Jacobson, kurz PMR, handelt es sich um ein Verfahren, bei dem die einzelnen Muskelgruppen des Körpers zunächst ganz bewusst angespannt und dann wieder völlig entspannt werden. Da sich der Fokus dabei auf das jeweilige Gefühl richtet, werden Sie mit der Zeit immer sensibler für den Spannungsgrad Ihrer Muskeln.

Wer regelmäßig übt, ist schon bald in der Lage, Verspannungen aufzuspüren und durch kurze Kontraktionen der betroffenen Muskeln wieder zu lösen. »Profis« können in kritischen Situationen der Anspannung sogar sofort reagieren und Verspannugen von vornherein verhindern. Weil sie so effektiv ist, bieten immer mehr örtliche Volkshochschulen und sogar gesetzliche Krankenkassen Kurse für diese Tiefenmuskelentspannung an. Wenn Sie lieber allein üben, helfen Bücher und Übungs-CDs, die Technik zu erlernen (siehe auch Seite 198).

Qi Gong

Qi Gong ist eine traditionelle Meditations-, Konzentrations- und Bewegungsform aus dem alten China, die Körper und Geist auf ganzheitliche Art stärken sollen. Als Teil der Traditionellen Chinesischen Medizin (siehe auch Seite 103) dient es zudem der Vermehrung und Harmonisierung des Qi im Körper. Qi Gong verbindet Elemente aus Atem-, Körper-, Bewegungs- und Konzentrationsübungen. Es stärkt Muskeln und Geist und setzt unzählige Stoffwechselreaktionen in Bewegung. Es eignet sich daher hervorragend zur Reha nach schweren Operationen, zum Wiedereinstieg nach langer Sportabstinenz und für Übergewichtige. Die Energie, welche die Übungen im Körper freisetzen, spüren Sie schon nach der ersten Trainingseinheit. Allerdings dauert es etwas, bis die komplexen Bewegungsabläufe in Fleisch und Blut übergegangen sind. Daher ist es ratsam, zunächst mit einem erfahrenen Lehrer zu üben; entsprechende Kurse werden heute in vielen Volkshochschulen angeboten.

INFO

Jacobson im Schnelldurchlauf

- Legen Sie sich ganz entspannt aufs Bett oder auf eine Gymnastikmatte.
- Lenken Sie nun Ihre ganze Aufmerksamkeit auf Ihren rechten Fuß: Spannen Sie den Fuß bis in die Zehenspitze und heben Sie ihn leicht vom Boden ab.
- Halten Sie die Spannung etwa fünf Sekunden. Ziehen Sie dann die Fußspitze heran.
- Lösen Sie die Spannung wieder. Achten Sie etwa 30 Sekunden genau auf den kleinen, aber feinen Unterschied zum linken Fuß.
- Spannen Sie nun den rechten Unterschenkel an. Halten Sie die Spannung erneut kurz, ehe Sie sich wieder entspannen.
- Spüren Sie erneut dem entspanntem Gefühl nach – auch im Vergleich zum linken Bein.
- »Wandern« Sie auf diese Weise über die gesamte rechte Körperhälfte nach oben – von Oberschenkel und Gesäß über Hand, Arm und Schulter, Rücken und Hals.
- Ziehen Sie das Gesicht zusammen, als hätten Sie in eine saure Zitrone gebissen. Dann entspannen Sie die Züge wieder.
- Anschließend geht es auf dem gleichen Weg zurück – diesmal jedoch auf der linken Körperseite: vom Hals über Schulter und Rücken, Arm und Hand, vom Po über das Bein bis zum linken Fuß; immer schön anspannen und wieder entspannen.
- Zum Abschluss der Übung bleiben Sie noch einen Moment ruhig liegen. Spüren Sie den entspannten Zustand bis in die Zehen?

DR. MED. THOMAS RAU ÜBER DIE ERFAHRUNG MIT DER NEUEN ANTI-KREBS-ERNÄHRUNG IM KLINIKALLTAG

Herr Dr. Rau, welchen Schwerpunkt haben die Paracelsus Kliniken Lustmühle und Al Ronc?

Die Paracelsus Kliniken Lustmühle und Al Ronc sind Kompetenzzentren für biologische Medizin und ganzheitliche Zahnmedizin. Wir verstehen uns als Pioniere in der biologischen Krebstherapie und sind die ersten Kliniken, die die Anti-Krebs-Ernährung nach Dr. Coy im Klinikalltag, vor allem bei stationären Patienten, konsequent umsetzen.

Welche Gründe haben Sie dazu bewogen, die Ernährung nach dem Dr.-Coy-Prinzip in den Klinikalltag zu integrieren?

Da wir bereits seit Jahren eine allergenarme Ernährung einsetzen, die das Immunsystem von Allergien entlastet und so im Kampf gegen den Krebs unterstützt, wussten wir bereits um die große Bedeutung, die der Ernährung für die Therapie von Krebspatienten zukommt. Dies war auch der Grund, seit 2007 die neue Anti-Krebs-Ernährung in unseren Kliniken auszutesten. Es ist uns nun für die stationären Patienten gelungen, die Prinzipien der Dr.-Coy-Ernährung mit den bisherigen Kriterien zu kombinieren.

Wie sind Ihre Erfahrungen mit der neuen Anti-Krebs-Ernährung?

Unsere Erfahrungen sind durchweg positiv. Krebspatienten, die die Ernährungsumstellung gemacht haben, profitierten in vielerlei Hinsicht von dieser einfach umzusetzenden, aber effektiven Ernährungsform, bei der auf der einen Seite Zucker und Stärke stark reduziert und andererseits der Anteil von Salaten und Gemüse sowie von hochwertigem Eiweiß aus pflanzlichen und tierischen Quellen erhöht wird. Besonderen Wert legen wir auf den Verzehr von Pflanzenölmischungen und milchsäurehaltigen Getränken, da diese besonders gut geeignet sind, den Stoffwechsel vergärender Krebszellen zu hemmen.

Kombinieren Sie diese Ernährung auch noch mit anderen Therapien?

Keine Klinik im deutschsprachigen Raum bietet eine so intensive, auf vielen Modulen beruhende Krebstherapie an wie die Paracelsus Kliniken Lustmühle und Al Ronc. Während des Klinikaufenthalts nehmen die Patienten an einem sehr intensiven Therapieprogramm mit biologischen Heilmitteln und Therapiemethoden wie Magnetfeld- und Neuraltherapien oder Hyperthermien teil, die wir mit den Methoden der Schulmedizin ergänzen. Zudem ist regelmäßiges körperliches Training wichtig, damit der Patient selbst aktiv werden kann. Darin liegt auch ein großer Vorteil der Ernährung nach dem Dr.-Coy-Prinzip. Der Krebspatient nimmt eine aktive Rolle ein und kann auch außerhalb der Klinik selbst gegen seine Krebserkrankung vorgehen. Im Rahmen der individuellen Therapieplanung setzen wir den EDIM-TKTL1-Bluttest ein (siehe Seite 18), mit dem wir den TKTL1-Vergärungsstoffwechsel nachweisen können und so die Therapie individuell optimieren und überwachen, aber auch den Patienten optimal motivieren.

Wie sind Ihre Behandlungserfolge?

Durch die Kombination der verschiedenen Maßnahmen, bei der die Anti-Krebs-Ernährung ein wesentlicher Bestandteil ist, haben wir teilweise sehr erstaunliche Erfolge, die eine rein schulmedizinisch ausgerichtete Therapie deutlich übertreffen. Bei den meisten Krebserkrankungen ist unser kombiniertes Therapieprogramm besonders erfolgversprechend. Durch den EDIM-TKLT1-Bluttest bekommen wir zudem frühzeitig Hinweise auf einen vorhandenen oder einsetzenden Metastasierungsprozess. Wir können so zielgerichtete Maßnahmen ergreifen, die diesem lebensbedrohenden Prozess entgegenwirken. Da bei der Krebstherapie der Zeitpunkt der Entdeckung ein wesentlicher Faktor ist, verbessert dies zusätzlich unseren Behandlungserfolg. Zusätzlich zum TKTL1-Test setzen wir noch andere Stoffwechsel- und Genteste ein, die aufzeigen, wie wir medikamentös vorgehen sollen.

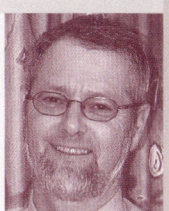

Dr. Thomas Rau ist Chefarzt der Paracelsus Klinik Lustmühle in Niederteufen

Wo sehen Sie die Vorteile der Ernährung nach dem Dr.-Coy-Prinzip?

Wir sehen die Ernährung als wichtigen Faktor bei der Genesung und der Gesunderhaltung, die Forschungen von Dr. Coy sind bahnbrechend. Die wichtigsten Zivilisationskrankheiten wie Krebs, Herz-Kreislauf-Erkrankungen und Diabetes, die etwa 70 Prozent der Todesursachen ausmachen, hängen mit unserer Zivilisationskost zusammen. Zwei Drittel dieser Todesfälle wären bei »richtiger« Ernährung vermeidbar. Die Ernährung ist also von grundlegender Bedeutung für Gesunde, insbesondere aber auch für Krebspatienten. Die Kombination des Dr.-Coy-Prinzips und der hypoallergenen Ernährung der Paracelsus sowie der Al Ronc Klinik ist einzigartig und begünstigt den Stoffwechsel, sodass unsere sonstigen Therapien noch besser wirken.

Wie hoch ist die Akzeptanz der Ernährungsumstellung bei Ihren Patienten?

Diese Ernährung wird von unseren Krebspatienten sehr gut angenommen, weil sie eine zusätzliche Option darstellt, deren Umsetzung sie im Klinikalltag lernen. Das Gute daran ist auch, dass der Patient selbst ein sehr wichtiges Therapiemodul in der Hand hält und seinen Therapieverlauf aktiv begünstigen kann. Im Anschluss an den Klinikaufenthalt können Krebspatienten auch zu Hause weiter diese Ernährungsform anwenden. Da die Ernährung gut vertragen wird und zudem zu einer deutlichen Verbesserung des Allgemeinbefindens führt, ist die Akzeptanz, diese Anti-Krebs-Ernährung umzusetzen, wirklich sehr gut.

Worauf führen Sie die Verbesserung des Allgemeinbefindens zurück?

Unsere Erfahrungen haben gezeigt, dass sowohl Gesunde als auch Krebspatienten von dieser Ernährung profitieren, da die Reduktion von zucker- und stärkereichen Lebensmitteln in Kombination mit den wertvollen Pflanzenölmischungen besonders gut Entzündungsprozesse im Körper hemmt und die Psyche positiv beeinflusst. Krebspatienten und Gesunde werden durch diese Ernährung ausgeglichener und zuversichtlicher. Sie sind weniger anfällig für Infektionskrankheiten und leiden weniger unter entzündlichen Reaktionen.

Dann empfehlen Sie diese Ernährung auch gesunden Menschen?

Ja, denn die Ernährung nach dem Prinzip von Dr. Coy ist einfach eine ganz konsequente Form der gesunden Ernährung.

Vielen Dank für das Gespräch.

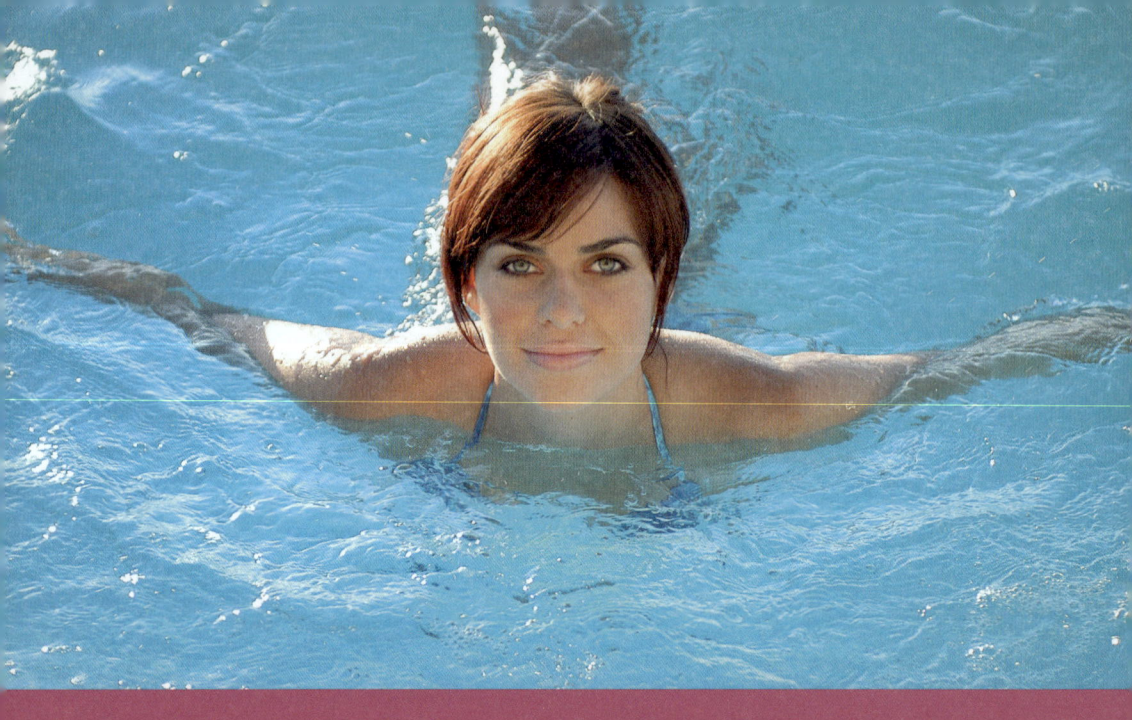

Aktiv gegen den Krebs

ES IST NOCH GAR NICHT so lange her, dass Krebspatienten absolute Ruhe und Schonung empfohlen wurde. Heute weiß man es besser: Moderate bis intensive Bewegung hilft nicht nur, Krebs vorzubeugen, sondern auch bei einer bereits vorliegenden Erkrankung. Eine Reihe von Studien belegen sogar die These, dass intensiver Sport eines der wirksamsten Mittel gegen Krebs überhaupt ist. Bei regelmäßigem Training kann sich die Sterblichkeitsrate bei einigen Krebserkrankungen, wie Darm- oder Brustkrebs – den häufigsten Krebsarten in Deutschland – um bis zu 40 Prozent reduzieren. Damit bietet sich intensiver Sport als ideale Ergänzung zur schulmedizinischen Behandlungsmethode im Kampf gegen Krebs an.

Natürlich kann und soll Sport keine ärztliche Behandlung ersetzten, er kann diese aber äußerst intensiv unterstützen. Werden Sie also aktiv und laufen Sie Ihrer Krankheit einfach davon. Profitieren Sie von dem guten Gefühl, Ihre Heilung zu einem wichtigen Teil selbst in die Hand zu nehmen und sich nicht nur passiv behandeln zu lassen. Machen Sie Ihren Arzt auf die positive Wirkung von Sport aufmerksam. Denn noch immer weisen nicht alle Krebsspezialisten ihre Patienten auf den Zusammenhang von Krebs und Sport hin. Und auch die Krankenkassen zahlen scheinbar lieber für eine medikamentöse Krebstherapie als für ein effektives Sportprogramm – auch wenn dieses nur einen Bruchteil davon kostet.

SPORT: WIRKSAMER ALS MANCHES MEDIKAMENT

Noch immer wird der positive Einfluss von regelmäßiger Bewegung und Sport im Kampf gegen Krebs massiv unterschätzt – ebenso wie die Rolle der Ernährung. Dabei ist unser Körper eine wahre Kraftmaschine – und noch dazu eine extrem vielseitige. Im Gegensatz zu Tieren, die sich meist auf eine Art der Bewegung konzentrieren, kann der Mensch eine ganze Reihe höchst komplexer Bewegungsabfolgen durchführen. Aufgrund dieser maximalen Flexibilität besitzt er die Gabe, sich an die verschiedensten äußeren Einflüsse anzupassen. Der Mensch kann rennen, klettern, springen und vieles mehr, was ihm im früheren alltäglichen Kampf einen immensen Vorteil brachte. Doch weil er sich auf nahezu alle Umweltbedingungen einstellen kann, passt er sich (scheinbar) auch unserer modernen, zivilisierten und reichlich bequemen Lebensform an: einem Leben in nahezu bewegungslosem Zustand. Dabei waren unsere Ahnen über Jahrmillionen ständig in Bewegung und mussten körperlich hart arbeiten, um nicht zu verhungern. Der Energieverbrauch war entsprechend hoch. Heute dagegen bewegen wir uns kaum noch. Und das, obwohl wir Tag für Tag reichlich Energie in Form von Kohlenhydraten und Fetten aufnehmen. Kein Wunder, dass dadurch ein Ungleichgewicht entsteht, das langfristig zu Erkrankungen führen kann. Helfen Sie Ihrem Körper dabei, die Balance zwischen Energieaufnahme und -verbrauch zu finden.

ADRENALIN: SCHUTZ VOR KREBS

Für unsere Vorfahren bedeutete Bewegung in erster Linie Nahrungssuche, Flucht und Kampf. Um die gespeicherten Energiereserven in Form von Glykogen schnell nutzen zu können, schüttet der Körper in Kampf- oder Fluchtsituationen das Hormon Adrenalin aus, den Gegenspieler des Insulins. Adrenalin sorgt dafür, dass die Glykogenvorräte in den Zellen (vor allem in der Leber) rasch abgebaut werden. Weil dabei eine Menge des »Turbostoffs« Glukose freigesetzt wird, sichert der Adrenalinstoß die Versorgung der Muskeln mit Energie, die benötigt wird, um zu kämpfen oder zu fliehen. Neben der Energiebeschaffung hat Adrenalin noch eine weitere Funktion in Kampf- und Fluchtsituationen. Es führt dazu, dass sich die Blutgefäße in der Körperperipherie (außenliegende Gefäße) verengen, wodurch im Falle einer Verletzung der Blutverlust minimiert wird. Gleichzeitig weitet Adrenalin aber auch innenliegende Blutgefäße, damit genügend Sauerstoff und Glukose zu den Muskeln gelangen. Fehlt die Adrenalinausschüttung, können die Glukosespeicher in Form der Glykogenreserven in den Zellen nicht abgebaut werden. Dadurch steht genügend Glukose für die Vergärung bereit und die Entstehung von Krebszellen wird begünstigt.

Durch ausgiebigen Sport lässt sich dies verhindern: Zur Vorbeugung reduzieren bereits drei 30-minütige, intensive Sporteinheiten in der Woche das Krebsrisiko um die Hälfte. Für Patienten, die bereits eine Operation, Chemo- oder Strahlentherapie hinter sich haben, werden täglich 45 Minuten intensive körperliche Aktivität empfohlen, damit der Stoffwechsel angeregt wird und sich die Glukosespeicher in den Zellen leeren.

Runners High

Bewegung bedeutet für den Körper in erster Linie einen Energieverlust. Bevor der Organismus daher seine Reserven angreifen muss, »versucht« er, uns von dieser unnötigen Verschwendung abzubringen: Die Beine werden

INFO

Hormone

Es gibt eine Vielzahl von Hormonen, die unterschiedliche Wirkungen an den Zellen oder Körperorganen hervorrufen und so für wichtige Stoffwechselvorgänge in unserem Körper verantwortlich sind.

● **Insulin:** Das zentrale Stoffwechselhormon versorgt Körperzellen mit Nährstoffen und entsorgt überschüssige Nährstoffe (Zucker und Fett) ins Fettgewebe. Insulin hat ebenso wie das Wachstumshormon eine anabole, also aufbauende Wirkung, und wird daher oft als Masthormon bezeichnet.

● **Adrenalin:** Ist der Gegenspieler des Insulins. Es gibt das Signal für die Öffnung der Zuckervorräte in den Zellen. Adrenalin führt zu einer Freisetzung der gespeicherten Glukose. Ist jedoch zu viel Adrenalin im Körper (ausgelöst durch Stress) schwächt dies das Immunsystem. Der beste Weg, überschüssiges Adrenalin abzubauen, ist Sport. Trainieren Sie daher regelmäßig und intensiv.

● **Wachstumshormon (STH):** Ein wichtiges Hormon für Aufbau, Wachstum und Regeneration. Eine durch erhöhten Blutzuckerspiegel verstärkte Insulinausschüttung reduziert die Produktion und Ausschüttung des gesunden Wachstumshormons. Insulin wirkt daher als sein Gegenspieler und schwächt die körpereigenen Regenerationsprozesse.

● **Melatonin:** Macht den Körper müde und erleichtert das Einschlafen, schützt vor freien Radikalen, schaltet wichtige Regenerationsprozesse an, stärkt das Immunsystem und schützt vor Krebs. Melatonin wird nur gebildet, wenn es dunkel ist. Schlafen Sie daher immer in abgedunkelten Räumen.

schwer, die Atmung beschwerlich, die Oberschenkel brennen. »Nützt« das nichts, schaltet der Körper um und schüttet Adrenalin aus; er signalisiert: Flucht. Die Glykogenspeicher öffnen sich und setzen Glukose frei. Blutgefäße, die diejenigen Organe versorgen, die bei Kampf oder Flucht benötigt werden, erweitern sich. Die Blutgefäße des Verdauungstrakts dagegen werden verengt, schließlich wird gerade alles Blut für die Muskeln benötigt. Auch die äußeren Blutgefäße der Haut verengen sich, um einem Blutverlust durch Verletzung vorzubeugen. Adrenalin löst im Gehirn zudem Emotionen aus, die dazu motivieren, alles aus sich herauszuholen. Die Folgen sind deutlich zu spüren: Die Beine laufen wie von selbst, wir sind euphorisiert und fühlen uns unbeschwert. Bei Läufern bezeichnet man diesen Mechanismus als Runners High: Sie haben das Gefühl, völlig schwerelos zu laufen. Erreichen können Sie diesen Glücksmoment nur, wenn Sie im aeroben Bereich trainieren. Das bedeutet, dass Ihr Körper genügend Sauerstoff zur Verfügung haben muss, um zunächst die freiwerdende Glukose energiereich zu verbrennen, ehe er anschließend die Energie aus den Fettspeichern zieht.

BEWEGUNG AKTIVIERT DIE MITOCHONDRIEN

Durch intensive körperliche Betätigung wird aber nicht nur Adrenalin ausgeschüttet. Da Sauerstoff die Grundvoraussetzung für die Verbrennung in den Mitochondrien ist (siehe

Seite 25), kurbeln Sie mit dem richtigen Training auch die Aktivität der kleinen Zellkraftwerke richtig an. Das macht den Krebszellen das Leben ebenfalls schwer.

SPORT ALS PSYCHOSTIMULANS

Regelmäßiges körperliches Training hat neben den direkten körperlichen Auswirkungen auch einen positiven Effekt auf die Psyche. Denn Bewegung macht nicht nur Spaß: Gerade beim Ausdauersport wird reichlich Endorphin ausgeschüttet, ein körpereigenes Glückshormon. Auch der soziale Kontakt spielt eine große Rolle. Gerade Krebspatienten leiden nach der Diagnose häufig an sozialer Vereinsamung; nicht selten wenden sich Freunde und Bekannte verunsichert ab. Einige Patienten fühlen sich zudem nach der Diagnose erst einmal fremd in ihrem eigenen Körper, den sie nun mit einem arglistigen »Mitbewohner« teilen müssen. Sie stehen allein vor den Fragen: Darf ich überhaupt Sport machen? Soll ich mich nicht besser schonen und meine Kräfte sammeln? Werden Sie aktiv – und Sie werden bald merken, dass sich Ihre Stimmung bessert, dass Ihr Selbstvertrauen wieder zunimmt und vor allem, dass Sie Ihre Situation selbst im Griff haben. Viele Selbsthilfegruppen bieten Sport an. Nutzen Sie diese Chance, mit anderen Betroffenen über Ihre Ängste zu sprechen und gemeinsam dem Krebs davonzulaufen.

VORTEILE DES TRAININGS

Mit moderatem Ausdauertraining können Sie Ihren Körper effektiv stärken und Ihre Gesundheit verbessern. Sie müssen dafür aber auch einen entsprechend hohen Reiz setzen. Nur wenn sich ein Muskel anstrengen muss, kann er wachsen, das gilt für den Bizeps genauso wie für den Herzmuskel.

TRAINING MIT SYSTEM

Ausdauertraining steigert Ihre gesamte Vitalität – vorausgesetzt, Sie trainieren regelmäßig und mit System. Gehen Sie nicht an Ihre Grenzen, sondern achten Sie auf Ihren Körper. Nur wenn Sie im aeroben Bereich trainieren, wird er ausreichend mit Sauerstoff versorgt, und die Muskeln können ihre Energie aus der Verbrennung von Glukose und Fett holen. Wie hoch Ihre Belastung tatsächlich ist, können Sie am einfachsten mit einer Pulsuhr feststellen, die Ihre Herzfrequenz während der Belastung ununterbrochen und auf den Punkt genau misst. Zur Not können Sie auch den »Schwätzchen-Check« durchführen: Solange Sie unter der Belastung noch ohne Schwierigkeiten sprechen und atmen können, liegen Sie im aeroben Bereich. Wenn Sie aus der Puste kommen und sich nicht mehr flüssig unterhalten können, ist die Belastung zu groß und Sie sollten einen Gang zurückschalten.

INFO

Die optimale Herzfrequenz

Um effektiv zu trainieren, müssen Sie zunächst Ihre maximale Herzfrequenz (MHF) kennen. Als Faustregel rechnen Sie dazu
- bei Frauen: 226 minus Lebensalter,
- bei Männern: 220 minus Lebensalter.

Einsteiger trainieren zunächst bei 60–70 Prozent der MHF, Fortgeschrittene steigern sich auf 65–75 Prozent.

Wenn Sie es noch exakter wissen wollen oder an einer Grunderkrankung leiden, lassen Sie vor dem Trainingsstart beim behandelnden Arzt oder einem Sportmediziner mithilfe eines Belastungstest Ihre persönliche Herzfrequenz bestimmen.

Wenn Sie zwei- bis dreimal wöchentlich etwa 30 bis 45 Minuten trainieren, wird die positive Wirkung nicht lange auf sich warten lassen:

- Bereits nach zwei Wochen werden Sie deutlich belastbarer.
- Stoffwechsel, Herz-Kreislauf-System, Knochengewebe, Verdauung und Schlafverhalten verbessern sich zunehmend.
- Die Stimmung hellt sich auf.

Noch effektiver ist es, wenn Sie das Ausdauertraining einmal die Woche mit einem moderaten Krafttraining oder einem sanften Dehnungsprogramm kombinieren. Steigern Sie die Belastung nur nach und nach, damit Sie sich nicht übernehmen. Führen Sie jede Bewegung langsam und konzentriert aus.

IN BEWEGUNG KOMMEN – AUCH OHNE VEREIN

Viele Menschen würden sich gern mehr bewegen, scheuen sich aber davor, sich in einem Fitnessstudio oder Sportverein anzumelden. Um trotzdem so richtig in Schwung zu kommen, können Sie stattdessen auch:

- Morgens die Zeitung selbst mit dem Fahrrad oder zu Fuß vom Kiosk abholen, statt sie sich bringen zu lassen.
- Wenn Sie können, verzichten Sie auf Rolltreppe und Fahrstuhl und steigen möglichst alle Treppen zu Fuß.
- Gehen Sie bei jedem Wetter mindestens eine Stunde an die frische Luft. Die UV-Strahlung fördert gleichzeitig kostenlos Ihre Vitamin-D-Produktion (siehe Seite 83).
- Wenn Sie schlecht ein- oder durchschlafen können, hilft ein abendliches Entspannungsprogramm, zur Ruhe zu finden. Vor dem Schlafengehen ein paar Yoga-Übungen, 15 Minuten Qi Gong oder progressive Muskelentspannung lässt Sie sicher wunderbar schlummern (Buchtipps siehe Seite 198).

- Verabreden Sie sich mit Freunden statt zum Kaffeeklatsch zu einem gemeinsamen Spaziergang. Dabei können Sie sich genauso angeregt unterhalten und verbringen noch dazu Zeit an der frischen Luft.

RAFFEN SIE SICH AUF

Obwohl Bewegung ein wesentlicher Teil unserer Biologie ist und sämtliche körperlichen Reaktionen auf sie abgestellt sind, schaffen wir es doch, unseren Körper immer mehr zur Ruhe zu bringen. Um wieder ein Leben im Einklang mit dem Körper führen zu können, muss der Teufelskreis aus Lethargie und falscher Ernährung unterbrochen werden. Werden Sie daher aktiv – und mit jeder Bewegungseinheit auch ein Stück gesünder und glücklicher.

Beim Sport ist es nicht viel anders als bei der Ernährung, die immer mehr Menschen hauptsächlich unter dem Aspekt der schlanken Linie betrachten. Dabei ist Sport so viel mehr. Eine gute Figur und straffe Haut sind lediglich das optische – freilich auch sehr motivierende – Beiwerk für die Veränderungen, die auf molekularer und biochemischer Ebene im Körper vor sich gehen.

SPORT DIREKT NACH DER KREBSBEHANDLUNG?

Aktuelle Untersuchungen der Sporthochschule Köln, unter der Leitung von Frerk Baumann, bestätigen, dass es sinnvoll und gesund ist, noch im Krankenhaus mit einem leichten Training zu beginnen. Vermutungen, dies könnte gefährlich sein, wurden in diesen Studien widerlegt. Natürlich sollten Sie aber anfangs alle ruckartigen, unkontrollierten, reißenden Sportarten wie Tennis, Handball oder Fußball vermeiden, damit die Wundheilung komplikationslos vonstatten gehen kann. Geeignete Sportarten für Krebspatienten sind dagegen:

- Wassertherapie, Aquagymnastik und Schwimmen (erst nach der Wundheilung)
- Radfahren
- Wandern, Nordic Walking, Joggen
- Skilanglauf
- Inlineskaten (Vorsicht, hier besteht eine hohe Verletzungsgefahr)
- Tanzen
- Crosstrainer

Sanfter Einstieg

Wenn Sie körperlich eingeschränkt sind und (noch) keinen Sport ausüben dürfen, helfen moderate Übungen auf dem Mini-Trampolin oder einem speziellen Vibrationsgerät, den Muskelabbau zu verhindern. Beide Trainings-techniken können Sie zudem nutzen, um Ihren Körper auf ebenso sanfte wie effektive Art auf die Wiederaufnahme von sportlichen Aktivitäten vorzubereiten.

Beim Vibrationsgerät erzeugen mechanische Schwingungs- und Rüttelbewegungen im stehenden oder liegenden Körper 25 bis 50 Muskelkontraktionen pro Sekunde und bringen so die Muskeln zur Arbeit. Beim Mini-Trampolin führen Sie selbst ganz langsame Bewegungen aus – es geht bei diesem Trainings-gerät nicht darum, wie beim normalen Trampolin in die Höhe zu schnellen. Stellen Sie sich einfach auf das Schwungtuch und fangen Sie an, langsam zu wippen. Das trainiert die Muskeln besonders sanft.

INFO

10 Gründe für Sport bei Krebs

- Sie aktivieren die Leistungsfähigkeit des körpereigenen Immunsystems.
- Sie bauen aktiv Ihren stressinduzierten Adrenalinspiegel ab und leeren gleichzeitig die Glukosespeicher.
- Sie verbessern die Mikrodurchblutung der Wirbelsäule, der Bandscheiben und der Knochen und steuern so Rückenschmerzen und Osteoporose entgegen.
- Sie aktivieren den Stoffwechsel und beschleunigen zugleich den Abtransport von Stoffwechselabfällen.
- Sie verfeinern Ihre Koordination und Geschicklichkeit und verringern auf diese Weise das Risiko für Stürze.
- Die Bauchspeicheldrüse schüttet unter dem Einfluss von Bewegung gleichmäßiger Insulin aus und bildet vermehrt Insulinrezeptoren aus.
- Die Blutgefäße werden elastischer und können sich dadurch besser anpassen. Zudem erhöht sich die Zahl der Blutkörperchen, was einen erhöhten Sauerstofftransport begünstigt.
- Das Gehirn wird besser durchblutet. Dies führt zu einem verstärkten Wachstum von neuen Nervenzellen und hält jung. Zugleich schütten die Nervenzellen vermehrt das körpereigene Glückshormon Endorphin aus, das eine stimmungsaufhellende Wirkung hat.
- Sie verbessern Ihre Ausdauer und stärken Ihr Herz-Kreislauf-System. Ihr Herz schlägt gleichmäßiger und kräftiger. Der Blutdruck bleibt konstant, das Herz kann Sauerstoff kraftvoll bis in die kleinsten Kapillaren pumpen.
- Das Lungenvolumen erweitert sich – gerade bei Lungenkrebspatienten ist dieser Aspekt von größter Bedeutung für die Gesundheit.

Sport? Nicht immer!

Bei bestimmten körperlichen Problemen sollten Sie besser auf Sport verzichten:
● Wenn Sie starke Schmerzen oder Fieber haben (Infektion).
● Wenn Ihre Blutplättchen (Thrombozyten) unter einem Wert von 10.000 liegen (Chemotherapie).
● Liegen Ihre Blutplättchen (Thrombozyten) unter einem Wert von 20.000, dürfen Sie nur unter therapeutischer Aufsicht trainieren.

Besser zum Check-up

Aber auch wenn Sie alle gesundheitlichen Kriterien für Sport erfüllen, sollten Sie sich erst einmal gründlich untersuchen lassen. Was für alle Freizeitsportler ab dem 35. Lebensjahr gilt, ist für den Krebspatienten besonders wichtig: Lassen Sie sich regelmäßig untersuchen – vor allem auch im Hinblick auf Ihr Herz. Einen entsprechenden Fitness- und Funktionstest können Sie im Rahmen einer Routineuntersuchung beim Internisten mitmachen lassen. Oder Sie vereinbaren dazu einen Termin bei einem Facharzt für Sportmedizin. Die Untersuchung sollte zumindest eine Blutdruckmessung, ein Ruhe- und Belastungs-EKG sowie eine gründliche Ultraschalluntersuchung des Herzmuskels, der Herzklappen, der Herzkranzgefäße und der Hauptschlagadern am Hals umfassen. Wenn Sie unter Beschwerden des Bewegungsapparats leiden (beispielsweise Rücken- oder Gelenkschmerzen), sollten Sie sich zudem von einem Orthopäden über eventuelle Einschränkungen beraten lassen. Er wird Ihnen sicherlich trotzdem zu moderater Bewegung raten, wie Spazierengehen, Wandern oder Radfahren. Denn dauernde Schonung und Ruhe sind nie die richtige Lösung.

Jetzt kann's losgehen

Zwar gibt laut aktuellen Ergebnissen der Nestlé Ernährungsstudie 2009 zum Thema gesunde Lebensführung die Mehrzahl der befragten Personen an, dass sie gerne mehr Sport treiben würden. Bei der Umsetzung jedoch hapert es fast immer gewaltig. Die meistgenannten Gründe: keine Zeit und zu wenig Motivation. Damit Ihnen dies nicht auch passiert und Sie stattdessen voller Elan loslegen, erfahren Sie im Kasten auf der gegenüberliegenden Seite, wie Sie Ihren inneren Schweinehund am besten von seinem warmen Stammplatz verjagen können. Denken Sie daran: Die Freude an der Bewegung ist jedem Menschen angeboren, wir müssen sie nur wieder finden.

MASSGESCHNEIDERTER SPORT FÜR UNTERSCHIEDLICHE KREBSARTEN

Wenn Sie mit Rückenschmerzen zum Orthopäden gehen, wären Sie sicherlich sehr verwundert, würde er Ihnen lediglich Wärme und Ruhe empfehlen. Sie würden wahrscheinlich zu Recht einwenden, dass diese Therapie zwar durchaus wohltuend, zugleich aber nicht besonders gezielt ist.

Genauso verhält es sich auch mit dem Sport. Generell gilt zwar, dass jegliche Art der Bewegung eine Verbesserung gegenüber der Bewegungslosigkeit darstellt. Dennoch gibt es immer auch ein paar bestimmte Übungen, die helfen, Ihre ganz persönliche Situation noch gezielter zu verbessern. Achten Sie daher immer genau auf Ihre individuellen Bedürfnisse und sprechen Sie vor dem Training mit Ihrem behandelnden Arzt.

Welche Sportarten sich bei den drei häufigsten Krebserkrankungen – Darm-, Brust- und Lungenkrebs – am besten bewährt haben, erfahren Sie auf den folgenden Seiten.

DARMKREBS

Weil bei der Operation der Bauch geöffnet wird, haben Patienten mit Darmkrebs in der Regel schon einen größeren Eingriff hinter sich; in einigen Fällen musste zudem ein künstlicher Ausgang gelegt werden. Diese sogenannte Stomaversorgung behindert natürlich und schränkt auch beim Sport ein. Grundsätzlich gilt: Heben Sie nicht schwer und verzichten Sie auf eine intensive körperliche Belastung. Gefahren lauern vor allem im Alltag: Gartenarbeit und Kistenschleppen sind für Sie tabu.

Erst wenn die Operationsnarben auch innerlich abgeheilt sind, steht einer sportlichen Betätigung nichts mehr im Wege – vor allem wenn kein Stoma angelegt ist. Jetzt können Sie beginnen, die Belastung langsam, aber kontinuierlich zu steigern.

Sport für Darmkrebspatienten

Gut geeignet sind moderate Ausdauersportarten wie Radfahren, Schwimmen, Wandern und Nordic Walking. Tennis, Golf und andere Ballsportarten dagegen sind aufgrund der starken Rumpfrotation und unkoordinierten Abbremsbewegungen nicht empfehlenswert. Auf dem Crosstrainer kräftigen Sie ohne Belastung für die Wirbelsäule oder die Gelenke sehr gut Ihr Herz-Kreislauf-System und die gesamte

INFO

Die besten Motivationstipps

● Beginnen Sie langsam, indem Sie kleine Bewegungseinheiten in Ihren Alltag integrieren. Das kann ein Spaziergang zum Bäcker sein oder die Fahrt mit dem Rad zur Arbeit.

● Verabreden Sie sich mit einer guten Freundin oder einem Freund zu einem gemeinsamen Training. Zu zweit fällt der Einstieg meist leichter – und die Ausreden fallen schwerer, wenn Sie mal keine Lust haben.

● Planen Sie diese Verabredung fest in Ihren Terminkalender ein. Verschieben Sie das Training nicht. Es hat einen wichtigen Stellenwert und darf nicht so einfach entfallen.

● Stecken Sie sich realistische Ziele. Wenn Sie zum Beispiel mit dem Joggen beginnen, sollten Sie nicht gleich den New-York-Marathon vor Augen haben – langfristig lässt sich dann

selbst dieses Ziel erreichen. Dabei gibt es kaum Altersbeschränkungen; beim Berlin-Marathon zum Beispiel laufen von Jahr zu Jahr mehr Siebzigjährige durchs Ziel.

● Belohnen Sie sich für kleine Etappensiege, indem Sie sich ein neues Sportoutfit gönnen, einen Wellness-Tag im Beautysalon buchen oder einfach einen ausgiebigen Verwöhntag in den eigenen vier Wänden einschieben.

● Wenn Sie sich körperlich bewegen, fällt auch die Ernährungsumstellung sehr viel leichter. Nach einer Sporteinheit an der frischen Luft werden Sie automatisch eher zu knackigem Obst greifen als zur Currywurst.

● Sport verbessert sofort Ihre Laune; er wirkt ausgleichend und stimulierend. Sie werden sich in Ihrem Körper wie neugeboren fühlen.

Muskulatur. Ein weiterer Vorteil dieses Geräts: Sie trainieren zu Hause oder im Fitnessstudio und können jederzeit zur Toilette gehen. Dieser Aspekt kann auch beim Outdoor-Sport eine wichtige Rolle spielen: Da viele Patienten unter Durchfall oder häufigerem Stuhlgang leiden, sollten Sie darauf achten, dass sich immer eine Toilette in der Nähe befindet. Trinken Sie außerdem genug und gleichmäßig über den Tag verteilt – das ist für alle Darmkrebspatienten ganz besonders wichtig.

Zusätzlich zum Ausdauertraining sollten Sie vorsichtig die Bauchmuskulatur kräftigen und dieses Training mit Übungen für den Rücken kombinieren. Bevor Sie mit dem Training beginnen, sollten Sie bei einem Sportmediziner, Physiotherapeuten oder im qualifizierten Fitnessstudio einen Krafttest durchführen, um festzustellen, was und wie viel Sie machen dürfen. Aus diesem sehr individuellen Status ergibt sich Ihr persönlicher Trainingsplan. Beginnen Sie dabei ganz sanft und dehnen Sie das verheilte Gewebe nur vorsichtig. Vermeiden Sie alle ruckartigen, ziehenden Bewegungen, um die Narben nicht zu belasten. Steigern Sie Intervalle und Gewichte langsam und kontrollieren Sie Ihre Atmung: Bei Anspannung ausatmen, bei Entspannung einatmen.

INFO

Schwimmen bei Darmkrebs

Wenn Sie schwimmen möchten, leeren Sie den Stomabehälter kurz bevor Sie ins Wasser gehen. Ein spezieller Gürtel schützt Sie zudem vor unangenehmen Blicken. Bei Frauen lässt sich die gewölbte Bauchdecke auch sehr gut mit einem gerafften Badeanzug kaschieren.

BRUSTKREBS

Vorweg die gute Nachricht: Frauen, bei denen nach einer Brustoperation zusätzlich nur die sogenannten »Wächter«-Lymphknoten entfernt wurden, können unmittelbar nach einer komplikationsfreien Abheilung wieder nahezu alle Sportarten betreiben. Und das hilft vielen Frauen, sich recht schnell wieder gesund und attraktiv zu fühlen.

Bereits im Krankenhaus lässt sich die Heilung aktiv beschleunigen: Spezielle Krankengymnastik hilft, die Bildung von Lymphödemen, die nach der Operation häufig auftreten, zu vermeiden oder bestehende Ödeme zügig wieder abheilen zu lassen. Denn durch verstärkte Muskelarbeit werden die Lymphkanäle gedrückt, so dass die Lymphe vermehrt abfließen kann (sogenannte Muskelpumpe).

Bewegung bei Brustkrebs

Gerade Selbsthilfegruppen für Brustkrebspatienten sind meistens sehr gut organisiert. Nehmen Sie Kontakt zu einer Gruppe auf; fast alle bieten gemeinsame Sportaktivitäten an. Und beim Training mit anderen Betroffenen werden Sie sich schnell stärker fühlen. Grundsätzlich gilt auch für diese Krebspatienten: Vermeiden Sie alle unkoordinierten und schnellen Bewegungen. Suchen Sie sich stattdessen solche Sportarten aus, die sich fließend und kontrolliert ausüben lassen und insbesondere die Arme ins Training miteinbeziehen. Ideal sind Schwimmen, Nordic Walking, Skilanglauf und Wandern. Bei guter Kondition können Sie auch joggen. Lassen Sie dabei Ihre Arme immer weit mitschwingen; so kommt es zur gewünschten Oberkörperrotation, die sich auf weitere Muskeln überträgt. Beim Nordic Walking dürfen Sie die Stöcke unmittelbar nach der Heilungsphase nicht so kraftvoll einsetzen wie sonst. Lassen Sie sie nur locker nach hinten schwingen, sonst ist die Belastung zu groß und bereits bestehende Lymphödeme könnten sich verschlechtern. Achten Sie ganz besonders auf Ihre »Handarbeit«: Beim Zurückschwingen öffnet sich die Faust, beim Vorschwingen schließt sie sich wieder. Auf diese Weise aktivieren Sie zusätzlich die Muskelpumpe. Sobald alles gut verheilt ist, können Sie wieder so kraftvoll losmarschieren wie früher. Beim Schwimmen verhindert das Wasser automatisch ruckartige Bewegungen und bietet genug Widerstand für ein effektives Training. Zudem fördert die leichte Druckmassage durch das Wasser den Rückfluss der Lymphe. Wichtig: Achten Sie auf die richtige Wassertemperatur; sie sollte zwischen 24 und 30 °C liegen. Wärmeres Wasser kann den Kreislauf belasten. Um Druck auf die Muskulatur auszuüben und die Muskelpumpe zusätzlich zu aktivieren, strecken Sie mehrmals am Tag die Hände nach oben, um sie einige Male kraftvoll zu öffnen und zu schließen.

Fast ebenso wichtig wie Ausdauersport sind fließende Entspannungsmethoden wie Yoga, Qi Gong und Tai Chi. Sie verbessern das Körpergefühl und die innere Balance und geben Ihnen körperliche Selbstsicherheit und Wohlbefinden zurück, das vielen Patientinnen infolge der Diagnose und Therapie abhanden kommt (siehe auch Buchtipps Seite 198).

LUNGENKREBS

Weil sie fast immer starke Raucher waren, haben die meisten Lungenkrebspatienten vor ihrer Erkrankung nur wenig oder gar keinen Sport betrieben. Das sollte sich ändern, denn gerade für diese Patientengruppe ist Bewegung wichtig, um die Atemmuskulatur und Lungenfunktion wieder aufzubauen und zu kräftigen. Gleichzeitig verbessern sie mithilfe des Sports den gesamten körperlichen Zustand.

Sport für Lungenkrebspatienten

Im Gegensatz zu anderen Krebserkrankungen werden selbst sanfte Ausdauersportarten wie Nordic Walking oder Radfahren wahrscheinlich erst einmal schwerfallen – vor allem wenn ein Teil der Lunge entfernt wurde. Ein langsames Training kann die körperliche Fitness jedoch bald verbessern. Setzen Sie sich niedrige Etappenziele, auch kleine Fortschritte bringen Sie auf dem Weg zur Gesundheit ein großes Stück weiter. Legen Sie deshalb anfangs immer nur kurze Strecken zurück, und ruhen Sie sich dann auch wieder ausgiebig aus.

Sind die Wunden völlig abgeheilt, eignet sich Schwimmen hervorragend, um Ausdauer und Rumpfmuskulatur zu stärken. Bis es so weit ist, kräftigen Sie vorsichtig die gesamte stabilisierende Oberkörper-, Rücken- und Bauchmuskulatur mithilfe eines moderaten Krafttrainings. Denn eine kräftige Rumpfmuskulatur hilft Ihnen, sich besser aufzurichten und freier atmen zu können. Zur Sicherheit sollten Sie sich dazu in die Hände eines erfahrenen Physiotherapeuten begeben. Er zeigt Ihnen auch, wie Sie mit speziellen Dehnungsübungen für Bauch und Rücken die Flexibilität des operierten Gewebes wiederherstellen. Denn durch fachgerechtes Dehnen lösen sich kleinste Verklebungen, und das Gewebe kann besser durchblutet werden. Dies beschleunigt den Heilungsprozess; Sie können wieder besser atmen und am »normalen« Alltag teilhaben. Nach ersten gemeinsamen Trainingsstunden können Sie die Übungen dann auch allein in den eigenen vier Wänden ausführen.

Nicht zuletzt erlernen Sie beim Physiotherapeuten spezielle Atemtechniken, die Ihnen das Atmen erleichtern und die Lungenmuskulatur kräftigen. Das steigert das Wohlbefinden und wirkt so auch über die psychische Ebene positiv auf den Heilungserfolg.

DAS HILFT IM KAMPF GEGEN KREBS

Nehmen Sie Krebs nicht als Schicksal hin, an dem Sie nichts ändern können. Blicken Sie voller Zuversicht nach vorn und stellen Sie Ihr Leben um.

Fünf Schritte in Richtung Gesundheit

Gelingt die Reaktivierung der Mitochondrien, sterben Krebszellen zwar nicht ab. Weil jedoch der Milchsäure-Schutzschild wegfällt, kann das körpereigene Immunsystem sie wieder angreifen. Die Zellen sind zudem nicht mehr invasiv, bilden keine Metastasen mehr und können mit Strahlen- und Chemotherapie bekämpft werden. Diese fünf Strategien unterstützen Sie in Ihrem Vorhaben:

Die Anti-Krebs-Ernährung

Seit der Entdeckung des TKTL1-Stoffwechsels weiß man, dass sich der Stoffwechsel einer aggressiven Krebszelle erheblich von dem einer gesunden Zelle unterscheidet. Um Energie zu gewinnen, ist sie auf die ständige Zufuhr von Glukose angewiesen. Deshalb können Sie allein mit einer Ernährungsumstellung eine Menge bewirken:

● **Die Basis:** Der erste Schritt zu mehr Gesundheit ist, den Zuckerhahn abzudrehen. Reduzieren Sie den Kohlenhydratanteil in Ihrer Nahrung auf das Nötigste und essen Sie am Tag pro Kilo Körpergewicht nur noch 1 Gramm verwertbare Kohlenhydrate. Nehmen Sie dabei nicht die gesamte Menge auf einmal zu sich, sonst schießt der Blutzucker in die Höhe und die Krebszellen haben neues Futter.

● **Säule 1 – Fette und Öle:** Fast genauso wichtig wie die Zuckerreduktion ist es, den Körper ausreichend mit speziellen Ölmischungen und hochwertigem Fett zu versorgen. Wenn Sie pro Kilo Körpergewicht täglich 0,5 ml Ölmischung zu

sich nehmen, vermeiden Sie Blutzuckerspitzen und kurbeln die Verbrennung in den Mitochondrien an. Zugleich hemmen Sie Entzündungsreaktionen, die das Immunsystem schwächen.

● **Säule 2 – Eiweiß, Ballaststoffe und sekundäre Pflanzenstoffe:** Hochwertiges Eiweiß versorgt den Körper mit Energie und lebensnotwendigen Aminosäuren, ohne dabei einen starken Blutzuckeranstieg auszulösen. Ballaststoffe verhindern ebenfalls einen raschen Blutzuckeranstieg. Spezielle eiweißreiche Ballaststoffpulver ersetzen außerdem beim Backen und Kochen Weizenmehl und sind somit ein wichtiger Bestandteil der Anti-Krebs-Küche. Kohlenhydratarmes Gemüse, Obst, Nüsse, Ölsamen- und Kernmehle sind nicht nur reich an Vitaminen und Mineralstoffen, sondern enthalten sehr viele sekundäre Pflanzenstoffe, die sowohl für die Aufrechterhaltung der Körperfunktionen wichtig sind als auch das Wachstum von Krebszellen hemmen und diese sogar zum Absterben bringen. Essen Sie ausreichend von diesen gesunden Lebensmitteln und begrenzen Sie Ihren täglichen Kohlenhydratkonsum. Allein schon die Einschränkung von Zucker und Stärke – zwei Lebensmittel, die sehr arm an Vitaminen und Mineralstoffen sind – führt zu einer vitamin- und mineralstoffreicheren Ernährung. Besteht darüber hinaus noch ein Bedarf an Vitaminen und Mineralstoffen, können Sie diesen nach Absprache mit Ihrem behandelnden Therapeuten unter Umständen mithilfe eines entsprechenden Nahrungsergänzungsmittels decken. Doch Vorsicht: Eine zu hohe Dosis durch Einnahme von Vitamin-Präparaten kann mitunter das Gegenteil des gewünschten Effekts bewirken. So führte bei Rauchern eine hohe Vitamin A-Zufuhr durch Präparate zu einer erhöhten Lungenkrebsrate. Vitamin C, das einen vergärbaren Zucker darstellt, kann beim Verzehr von Dosen über 1000 mg am Tag die Wirkung einer Chemotherapie abschwächen. Sehr hohe, intravenös verabreichte Vitamin-C-Gaben dagegen scheinen bei Krebspatienten förderlich auf die Gesundheit zu wirken (siehe Kasten Seite 104).

● **Säule 3 – schonende Entsäuerung:** Milchsauer vergorene Lebensmittel wie Buttermilch, Quark, Joghurt, Käse, Sauerkraut oder spezielle Laktatdrinks sind sehr zuckerarm, weil der ehemals vorhandene Zucker bereits in Milchsäure überführt wurde. Krebszellen können die Milchsäure nicht für die Vergärung und Energiefreisetzung nutzen. Zugleich haben diese Lebensmittel eine entsäuernde Wirkung.

Bewegung bringt's

Auf keine andere Weise leeren Sie die körpereigenen Glykogenspeicher so effektiv wie beim Sport. Gleichzeitig verbessert sich die Sauerstoffversorgung im Gewebe, was das Umschalten von Vergärung auf Verbrennung in Krebszellen erleichtert. Nicht zuletzt steigert Sport das Selbstbewusstsein, vermittelt wieder ein besseres Körpergefühl und wirkt sich damit auch auf das psychische Befinden äußerst positiv aus. Bei Lungenkrebspatienten ist die Bewegung an der frischen Luft auch deshalb wichtig, weil die Lunge wieder gestärkt werden muss. Dreimal pro Woche sollten Sie sich unbedingt für ein intensives Ausdauertraining reservieren – und zwar jeweils 30 Minuten. Eine Sporteinheit ist auch dann zu empfehlen, wenn Sie wissen, dass Sie kurz darauf beim Essen »sündigen« werden, etwa weil Sie zu einem großen Fest eingeladen sind. Um den Muskelaufbau zu fördern, sollten Sie zudem einmal pro Woche ein sanftes Krafttraining absolvieren. Lassen Sie sich vorher aber unbedingt von einem erfahrenen Physiotherapeuten oder Sportarzt beraten, was Sie sich zutrauen dürfen.

Professionelle Hilfe

Das Wichtigste, was Sie nach der Diagnose wissen müssen: Sie selbst trifft keine Schuld an der Erkrankung. Und Sie sind nicht allein; ein großes Team kompetenter Fachleute kann Sie in allen Belangen unterstützen. Nehmen Sie diese Hilfe in Anspruch. Bei Depressionen und Angstgefühlen hilft ein Psychoonkologe, die Vergangenheit zu bewältigen, Probleme aufzulösen und den Blick für die Zukunft zu öffnen.

Komplementäre Medizin

Im Gegensatz zur westlichen Schulmedizin betrachten und behandeln die sogenannten komplementären Heilmethoden nicht nur die Symptome einer Krankheit, sondern beziehen immer den gesamten Menschen in die Diagnose mit ein. In der Behandlung von Krebserkrankungen sollen Methoden wie Homöopathie, Aroma- und Musiktherapie die klassischen Therapien nicht ersetzen, sondern auf sanfte Weise unterstützen, indem sie zum Beispiel das Immunsystem und die Psyche stärken. Akupunktur hilft darüber hinaus bei der Schmerzbewältigung oder gegen Übelkeit (etwa während einer Chemotherapie).

Richtig entspannen

Entspannungsmethoden helfen Ihnen dabei, bewusst abzuschalten und so für den nötigen Ausgleich zwischen Spannung und Entspannung zu sorgen, der für die Gesundheit so wichtig ist. Autogenes Training, progressive Muskelrelaxation nach Jacobson und Qi Gong lassen sich nach einer kurzen Einführung durch einen erfahrenen Lehrer gut in den eigenen vier Wänden ausüben. Dazu genügt schon ein wenig Zeit – und der Wunsch, etwas fürs eigene Wohlbefinden zu tun.

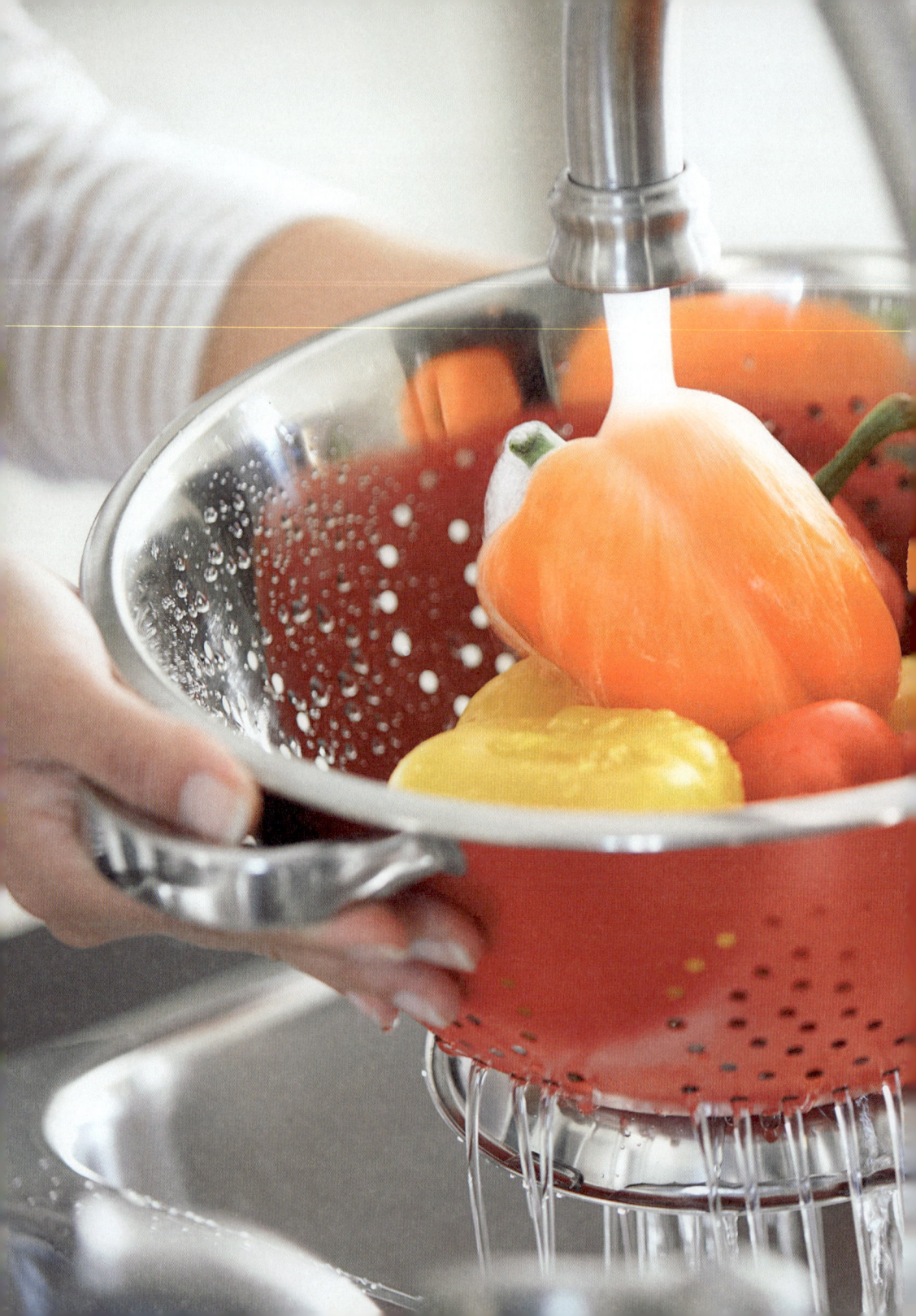

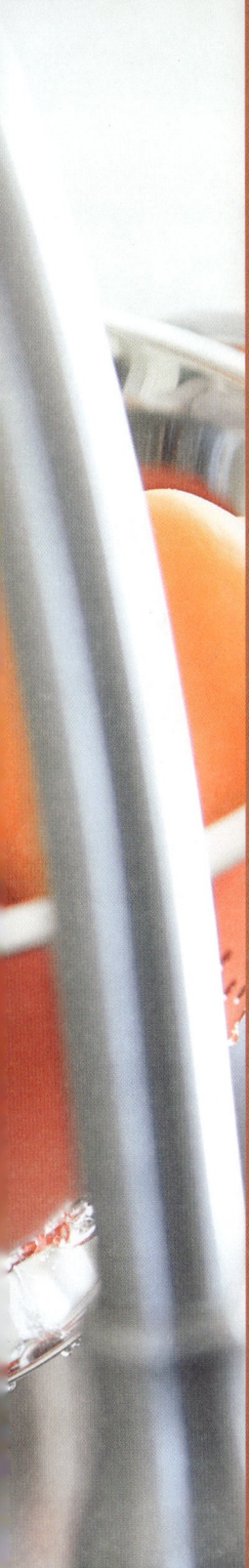

Die gesunde Anti-Krebs-Küche

GENIESSEN ERLAUBT

····❯ Die Grundlagen des Ernährungskonzepts nach Dr. Coy.

····❯ Umfangreiche Listen der gesundheitsfördernden Lebensmittel – und welche Nahrungsmittel Sie eher meiden sollten.

····❯ Abwechslungsreiche Rezeptideen für den ganzen Tag.

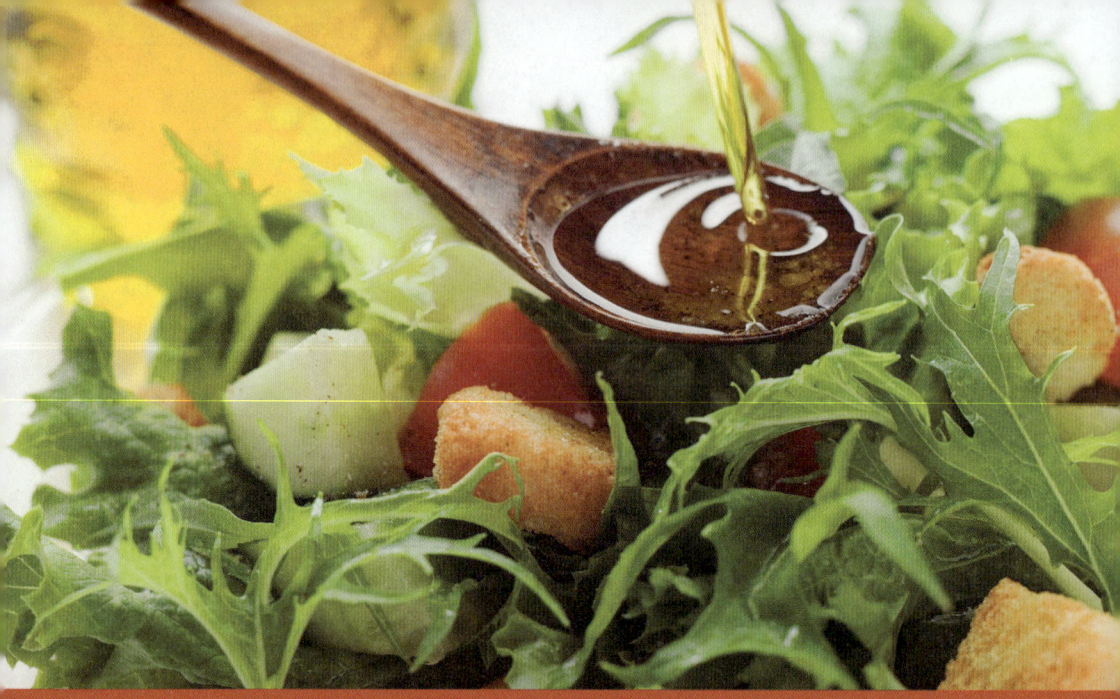

Die Ernährung nach dem Dr.-Coy-Prinzip

BRÖTCHEN, GESÜSSTER Fruchtjoghurt und Müsli zum Frühstück, mittags eine Portion Spaghetti, abends dann ein paar Brote mit magerer Wurst oder Käse, dazwischen vielleicht noch ein bisschen süßes Obst – wer sich so ernährt, glaubt meist, ganz ausgewogen zu essen und das Kalorienbudget nicht zu überschreiten. Heute weiß man jedoch, dass auch augenscheinlich »gesunde« und schlanke Menschen früh an Krebs erkranken können, weil sie ihrem Körper einfach zu viele Kohlenhydrate und zu wenig wertvolle Öle und Fette zukommen lassen. Dabei hieß es jahrzehntelang, dass Kohlenhydrate gesund und Fette ungesund seien. Doch gerade Zucker und Stärke sind beides Kohlenhydrate, die krank machen.

Das muss nicht sein. Schließlich ist es gar nicht schwer, alte Ernährungsgewohnheiten hinter sich zu lassen und ab sofort Essgenuss mit wirklich gesunder Ernährung zu verbinden. Die Ernährung nach dem Dr.-Coy-Prinzip ist die praktische Antwort auf den erst kürzlich aufgeklärten Vergärungsstoffwechsel in Krebszellen. Die Entdeckung des Enzyms TKTL1 und der damit verbundene Weg des Glukoseabbaus zeigten völlig neue Zusammenhänge zwischen der Ernährung und verschiedenen Erkrankungen auf – vor allem bei Krebs (siehe auch Seite 17). Denn während sich die verbrennenden Tumorzellen mit klassischen Verfahren wie Chemo- und Strahlentherapie bekämpfen lassen, greifen diese Maßnahmen bei TKTL1-positiven, vergärenden Krebszellen nicht. Hier ist ein anderer Ansatz notwendig, der körperliche Bewegung mit einer konsequenten Nahrungsumstellung kombiniert. Die spezielle Ernährungstherapie versteht sich dabei stets als Ergänzung zu den klassischen Therapieverfahren; sie kann und will die medizinische Versorgung nicht ersetzen, sondern unterstützen, um den Krebs zu besiegen.

ESSEN SIE SICH GESUND

Das Dr.-Coy-Prinzip ist keine Diät, sondern eine konsequente Form der gesunden Ernährung, die wesentlich dazu beiträgt, Körper und Geist gesund zu erhalten und vor Zivilisationskrankheiten zu schützen. Das Besondere für Krebspatienten: Die Energie wird dem Körper in solcher Art zugeführt, dass die gesunden Zellen maximal davon profitieren, Krebszellen

jedoch nicht gefördert, sondern gehemmt werden. Das sichert eine ausreichende Energiezufuhr und wirkt so der Kachexie (Auszehrung) entgegen. Gerade die stellt eine große Gefahr für Krebspatienten dar; etwa jeder dritte Krebspatient leidet an der Auszehrung, jeder fünfte stirbt sogar daran – und nicht am Krebs selbst. Daher ist es so wichtig, schon frühzeitig durch eine Kombination aus Ernährung und Bewegung entgegenzuwirken.

DIE GRUNDLAGEN

Die neue Anti-Krebs-Ernährung basiert auf einem hohen Eiweiß-, Öl-/Fett- und Ballaststoff- sowie einem sehr niedrigen Kohlenhydratanteil. Schließlich soll nach dem Essen der Blutzuckerspiegel nicht wesentlich steigen, die Insulinausschüttung sollte minimal sein.

Auch die Qualität der Lebensmittel ist wichtig: Greifen Sie deshalb so oft es geht zu Produkten aus biologischem Anbau; sie sind nicht durch Pestizide, Herbizide, Chemikalien, Radioaktivität, Antibiotika und Schwermetalle beeinträchtigt. Verzichten Sie möglichst auch auf Fertigprodukte, da bei deren Herstellung viele wichtige biologische Wirkstoffe zerstört werden. Und gerade die biologische Wirkung der sekundären Pflanzenstoffe spielen eine extrem wichtige Rolle bei der Anti-Krebs-Ernährung. Auch bei tierischen Produkten ist eine artgerechte Haltung und Fütterung von großer Bedeutung, da diese einen direkten Einfluss auf die biologische Wertigkeit der Lebensmittel haben (siehe auch Seite 77). Um der durch die Milchsäureproduktion der Krebszellen verstärkten Übersäuerung des Körpers entgegenzuwirken, sollten Sie zudem häufig zu Nahrungsmitteln mit entsäuernder Wirkung greifen. Konsumieren Sie insbesondere reichlich Milchsäure enthaltende, vergorene Lebensmittel, wie zum Beispiel Buttermilch. Sie können

INFO

TKTL1-negative und TKTL1-positive Tumorzellen

● TKTL1-negative Tumorzellen gewinnen ihre Energie in den Mitochondrien, wo sie Glukose, aber auch Eiweiß, Fett, Öl und Ketonkörper mithilfe von Sauerstoff zu Wasser verbrennen.

● TKTL1-positive Tumorzellen hingegen sind von dieser Energieversorgung unabhängig und benötigen keinen Sauerstoff für die Energiefreisetzung. Sie brauchen allerdings große Mengen Glukose, die sie zu Milchsäure vergären. Da TKTL1-positive Tumorzellen invasiv sind und metastasieren können, stellen sie bösartige Tumorzellen – also Krebszellen – dar.

die Entsäuerung Ihres Körpers zudem mit Zitrat – zum Beispiel Magnesiumzitrat – unterstützen (siehe dazu auch Kasten Seite 82).

Einschränkung muss kein Nachteil sein

Fertigprodukte und herkömmliche Süßigkeiten: Darauf lässt sich, wenn es sein muss, leicht verzichten. Vielleicht fragen Sie sich aber, wie die tägliche Ernährung ohne Brot, Kartoffeln, Nudeln und Reis funktionieren soll? Schließlich empfiehlt die Deutsche Gesellschaft für Ernährung (DGE) nach wie vor einen täglichen Kohlenhydratanteil von 55 Prozent – obwohl gerade diese stärkereichen Lebensmittel zu einem extrem hohen Zuckeranteil in der Nahrung führen. Deshalb sehen die Empfehlungen für Krebspatienten nach neuesten wissenschaftlichen Erkenntnissen ganz anders aus: Weil der Vergärungsstoffwechsel in Krebszellen auf die Zufuhr von großen Mengen Glukose angewiesen ist, während Fette und Öle nicht genutzt werden können, entziehen Sie mit einer kohlenhydratarmen Ernährung den vergärenden Krebszellen ihre Grundlage.

Die Umstellung fällt gar nicht so schwer, wie Sie vielleicht denken. Denn dank ausgewählter und teilweise neuentwickelter Nahrungsmittelzusammensetzung sowie ausgeklügelter Ernährungspläne können Sie trotz reduzierten Kohlenhydratkonsums weiterhin genussvoll essen. Machen Sie sich außerdem bewusst, dass in der moderaten Ernährungsumstellung der Schlüssel für die Bekämpfung Ihrer Krebserkrankung liegen kann. Und dass Sie sich so ganz nebenbei vor dem Ausbruch weiterer Zivilisationskrankheiten wie Diabetes, Herzinfarkt und Alzheimer schützen sowie auf einfache Weise Ihr Körpergewicht kontrollieren können. Essen Sie sich gesund und unterstützen Sie Ihren Körper im Kampf gegen den Krebs.

INFO

Das Prinzip der neuen Anti-Krebs-Ernährung

Gesundheit

1. Säule: erhöhte Fettzufuhr mit Verwendung der richtigen Fette & Öle

2. Säule: ausreichend hochwertiges Eiweiß, Ballaststoffe und sekundäre Pflanzenstoffe

3. Säule: schonende Entsäuerung

Basis: Einschränkung von verwertbaren Kohlenhydraten auf maximal 1 Gramm pro Kilogramm Körpergewicht und Tag (bei 60 Kilo Körpergewicht entspricht dies maximal 60 Gramm verwertbarer Kohlenhydraten täglich).

TABELLE: DIE ANTI-KREBS-ERNÄH-RUNG NACH DEM AMPELPRINZIP

Die Tabellen ab der nächsten Seite zeigen, wie unterschiedlich Lebensmittel auf den Blutzuckerspiegel wirken. So können Sie Kohlenhydrat-Schwergewichte von vornherein vermeiden und sich Ihren individuellen Speiseplan zusammenstellen. Dabei gilt das Ampelprinzip.

● **Grüne Lebensmittel:** Diese Nahrungsmittel können Sie ohne Bedenken in üblichen Portionsgrößen essen, weil sie den Blutzuckerspiegel nicht oder kaum erhöhen. In Rezepten und Tagesplänen (siehe hintere Umschlagklappe) können sie beliebig gegen andere Lebensmittel der »Grünen Liste« ausgetauscht werden.

● **Gelbe Lebensmittel:** Die hier genannten Nahrungsmittel und Getränke sind zwar ebenfalls gesund, allerdings sollten Sie sie wegen des relativ hohen Zuckergehalts während der Ernährung nach dem Dr.-Coy-Prinzip – wie in der Liste oder in den Rezepten ab Seite 145 angegeben – nur in begrenzten Mengen essen.

● **Rote Lebensmittel:** Die rote Liste enthält Nahrungsmittel und Getränke, die Sie generell meiden oder nur in sehr kleinen Mengen konsumieren sollten. Allerdings wurden in der Übersicht ab Seite 132 nur Lebensmittel in der »klassischen« Rezeptur bewertet. Inzwischen gibt es auch verschiedene Brote, Nudeln, Pizza, Kuchen und sogar Speiseeis, nach deren Verzehr der Blutzuckerspiegel nur gering oder gar nicht in die Höhe schnellt. Studieren Sie daher schon beim Einkauf ausführlich die Angaben auf der Verpackung und achten Sie sehr genau auf die Zusammensetzung der Nahrungsmittel (siehe Kasten rechts und Seite 138). Wenn Sie aus der roten Liste naschen wollen, können Sie anhand der auf der Verpackung angegeben Kohlenhydrate schnell sehen, wie viel Sie essen dürfen, ohne Ihr Kontingent zu überschreiten.

Was bedeutet eigentlich ...?

Das versteckt sich hinter den Bezeichnungen auf der Verpackung:

● **Zutaten:** Sie werden immer in der Reihenfolge des Gewichtanteils angegeben – steht zum Beispiel an zweiter oder dritter Stelle Sukrose (Synonym für Haushaltszucker), ist das Produkt stark zuckerhaltig.

● **Kohlenhydrate (g/100 g):** Vorsicht, hier stecken Polysaccharide wie Stärke, Oligosaccharide, Mono- und Disaccharide drin. Aber auch andere Stoffe können enthalten sein. Der Grund: Der Kohlenhydratanteil errechnet sich meist einfach aus der Differenz von 100 minus Eiweiß, Fett, Ballaststoffe, Aschegehalt und Wasser.

● **davon Zucker (g/100 g):** Angabe der Mono- und Disaccharide wie Glukose und Saccharose gemäß Analysewert.

● **»ohne Zuckerzusatz«:** Diesen Lebensmitteln dürfen keine Mono- oder Disaccharide oder andere Bestandteile mit süßender Wirkung zugesetzt werden. Enthält das Produkt von Natur aus Zucker (was sehr oft der Fall ist), sollte dies auf dem Etikett durch den Hinweis »Enthält von Natur aus Zucker« deutlich gemacht werden. Leider halten sich aber nicht alle Hersteller daran.

● **»Zuckerarm«:** So gekennzeichnete feste Lebensmittel dürfen nicht mehr als 5 g Zucker pro 100 g enthalten, flüssige maximal 2,5 g Zucker pro 100 ml.

● **»Zuckerfrei«:** Mehr als 0,5 g Zucker pro 100 g oder 100 ml sind nicht erlaubt.

● **»Reduzierter Gehalt an Zucker«:** Der Zuckeranteil muss mindestens 30 Prozent niedriger sein als normalerweise üblich.

GRÜNE LEBENSMITTEL

Alle folgenden Nahrungsmittel sind bestens für die Anti-Krebs-Ernährung geeignet; hier können Sie sich nach Herzenslust auf gesunde Art satt essen. Wählen Sie ganz nach persönlichen Vorlieben aus der reichhaltigen Palette dieser gesunden Lebensmittel – egal ob für Hauptgerichte oder für Snacks.

OBST

Zitrone

GEMÜSE

Alfalfa-Luzernen-
  Sprossen
Algen
Artischocken
Auberginen
Avocado
Bambussprossen
Bleichsellerie (Stangen-,
  Staudensellerie)
Blumenkohl
Bohnen, grün
Bohnensprossen
Brennnesseln
Brokkoli
Chinakohl
Fenchel

Frühlingszwiebeln
Grünkohl
Knoblauch
Knollensellerie
Kohlrabi
Lauch (Poree)
Lotuswurzel, frisch
Mangold
milchsauer vergorene
  Gemüse (z. B. Rote
  Bete)
Okraschoten
Oliven
Pak Choi
Paprikaschote
Pastinaken
Radieschen
Rettich
Romanesco
Rosenkohl
Rotkohl
Salatgurke
Sauerkraut
Schnittkohl
Schwarzkohl
Schwarzwurzeln
Sellerie
Spargel
Spinat
Spitzkohl
Sprossen (außer Kicher-
  erbsen und Soja)
Tomaten
Topinambur
Weiße Rübe
Weißkohl
Wirsing
Zucchini
Zwiebeln

SALATE

Bataviasalat
Brunnenkresse
Chicorée
Eichblattsalat
Eisbergsalat
Endivien
Feldsalat
Kopfsalat
Löwenzahn
Lollo rosso und biondo
Pflücksalat
Portulak
Radicchio
Römischer Salat
Rucola
Sauerampfer
Treviso
Zuckerhut

PILZE

Austernpilz
Birkenpilze
Butterpilze
Champignon
Maitake
Morchel
Morchel, getrocknet
Pfifferling
Reishi
Reizker
Rotkappe
Shiitake
Steinpilz
Trüffel
Trüffel, getrocknet

GEWÜRZE & KRÄUTER

Bärlauch
Basilikum
Bohnenkraut
Borretsch
Brunnenkresse
Chili
Currypulver
Dill
Estragon
Galgant
Gartenkresse
Grüne Pfefferkörner
Kapern
Kerbel
Koriander
Kresse
Kreuzkümmel
Kümmel
Kurkumapulver
Liebstöckel
Majoran
Muskatnuss
Oregano
Paprikapulver
Petersilie
Pfefferminze
Pimpinelle
Portulak
Rosmarin
Salbei
Schnittlauch
Schwarzer Pfeffer
Thymian
Weißer Pfeffer
Ysop
Zitronenmelisse

FLEISCH & INNEREIEN

Hirn
Kalb
Kalbsbrust
Kalbsfilet
Kalbsgulasch
Kalbskeule (Schlegel)
Kalbskotelett
Kalbsschnitzel
Kaninchen
Knochenmark
Lamm
Lammfilet
Lammkeule (schlegel)
Lammkotelett
Lammlende
Lammschnitzel
Leber
Lunge
Niere
Ochsenschwanz
Rind
Rind, Hochrippe (Dicke Rippe, Rostbraten)
Rinderfilet
Rindergulasch
Rinderhackfleisch
Rinderkamm (Hals)
Rinderkeule (Schlegel)
Rinderlende (Roastbeef)
Rinder-Tartar
Schwein
Schwein, Kasseler
Schweinebauch
Schweinefilet
Schweinegulasch
Schweinehackfleisch

Schweinekamm
Schweinekotelett
Schweinerückenspeck
Schweineschnitzel
Schweinshaxe (Eisbein)
Ziege
Zunge

GEFLÜGEL

Ente
Fasan
Gans
Huhn
Huhn, Brathuhn
Huhn, Suppenhuhn
Hühnerbrust
Hühnerkeule
Pute (Truthahn)
Putenbrust
Putenkeule
Rebhuhn
Straußenfleisch
Stubenküken
Taube
Wachtel

WILD

Büffel (Bison)
Dammwild
Gemse
Hase
Hirsch
Reh
Wasserbüffel
Wildschwein

WURST & SCHINKEN[1]

Bierschinken
Bratenaufschnitt
Bratwurst
Bresaola
Bündnerfleisch
Geflügelwurst
Jagdwurst
Krakauer
Käsewürstchen
Leberpastete
Gelbwurst
Lachsschinken
Leberwurst, grob
Leberwurst, mager
Putenwurst
Weißwurst
Salami
Schinken, gekocht
Schinken, roh
Speck
Wiener Würstchen

FISCH

Aal
Anchovis
Bachforelle
Bachsaibling
Brasse[2]
Brathering
Bückling
Fischeier (generell)
Flunder
Flussbarsch
Forelle

Hecht
Heilbutt
Hering[2]
Hummer
Kabeljau
Karpfen
Katfisch (Steinbeißer)
Kaviar
Kaviar-Ersatz
Krebsfleisch
Lachs (Wild-)[2]
Lachs, geräuchert[2]
Makrele[2]
Makrele, geräuchert[2]
Matjeshering[2]
Ölsardinen (Dose)[2]
Pangasius
Renke
Rollmops
Rotbarbe
Rotbarsch
Salzhering[2]
Sardine[2]
Sashimi (ohne Reis)
Schellfisch
Schellfisch, geräuchert
Schillerlocke[2]
Scholle
Schwertfisch
Seeaal, geräuchert[2]
Seehecht
Seezunge
Sprotte[2]
Steinbutt
Thunfisch[2]
Tintenfisch, natur
Trockenfisch
Viktoriabarsch
Zander

MUSCHELN & KRUSTENTIERE

Austern
Garnelen
Hummer
Jakobsmuscheln
Kaisergranat
Krabben (Dose)
Krebs
Krebsfleisch (Dose)
Krebsfleischersatz
Languste
Miesmuscheln
Shrimps

MILCHPRODUKTE

Buttermilch
Crème fraîche
Quark
Saure Sahne
Schlagsahne (ungezuckert)
Schmand

KÄSE[3]

Appenzeller
Bavaria blue
Bergkäse
Bleu d'Auvergne
Bleu de Bresse
Brie
Butterkäse
Camembert
Chester

Danbo
Doppelrahmfrischkäse
Edamer/Gouda
Edelpilzkäse
Emmentaler
Esrom
Feta
Frischkäse
Gorgonzola
Gruyère
Handkäse
Hüttenkäse
Kochkäse
Körniger Frischkäse
Leerdamer
Limburger
Maaslander
Mascarpone
Mozzarella
Parmesan
Provolone
Pyrenäenkäse
Raclette
Ricotta
Robiola
Romadur
Roquefort
Schafkäse
Tête de Moine
Tilsiter
Trapistenkäse
Ziegenkäse

EIER

Hühnerei

FETTE & ÖLE

Avocadoöl
Butter, Bio
Butterschmalz
Erdnussöl
Gänseschmalz
Granatapfelkernöl
Hanföl[2]
Kokosöl
Kürbiskernöl
Leinöl[2]
Mandelöl
Margarine, ungehärtet
Olivenöl
Palmöl
Rapsöl (zum Braten)[2]
Rinderschmalz
Schweineschmalz
Sesamöl
Traubenkernöl
Walnussöl[2]

SÜSSUNGSMITTEL

Süßstoff, z. B. Stevia[4]

BINDEMITTEL

Agar-Agar
Gelatine
Guakernmehl
Johannisbrotkernmehl

GETRÄNKE

Espresso
Leitungswasser
Mineralwasser
Tee, schwarz oder grün
Zichorienkaffee
Zitronensaft

SONSTIGES

Essig, alle Sorten
Gemüsebrühe, Instant
Hühnerbrühe, Instant
Leinsamen und -mehl
Rinderbrühe, Instant
Sambal Oelek
Senf, scharf
Sojasauce (auf Zucker-
    anteil achten)
Tofu
Worcestersauce

---

[1] möglichst Bioqualität; ohne Zusatz von Zucker oder Nitrit-Pökelsalz.
[2] hoher Gehalt an Omega-3-Fettsäuren.
[3] Käserinde (insbesondere von Rohmilchkäse) sollte nicht verzehrt werden. Schimmelkäse wie Roquefort sind bei einge-schränkter Immunabwehr nicht zu empfehlen, weil sie das Infektionsrisiko erhöhen.
[4] Stevia stammt aus Lateinamerika und führt nicht zu einer Erhöhung des Blutzuckers. Sie hat die 300-fache Süßkraft von Zucker, ihm gegenüber aber einen Eigengeschmack. Stevia ist in Deutschland erhältlich, aber nicht als Lebensmittel zuge-lassen. Sie wurde jedoch von der Expertenkommission FAO der WHO bis zu einer gewissen Höchsteinnahmemenge als unbedenklich eingestuft (siehe auch Seite 70).

GELBE LEBENSMITTEL

Auch diese Nahrungsmittel dürfen Sie ohne schlechtes Gewissen genießen – wenn auch nur in begrenzten Mengen. Achten Sie vor allem darauf, dass die Produkte roh und ungezuckert sind. Die genanten Portionen enthalten je 5 g Kohlenhydrate.

OBST

140 g Acerola
12 g Acerolakonzentrat
40 g Ananas
40 g Apfel
55 g Aprikose
40 g Birne
50 g Bitterorange
80 g Brombeeren
40 g Cherimoya (Anone)
80 g Erdbeeren
40 g Feige, frisch
30 g Granatapfel
60 g Grapefruit
75 g Guave
30 g Hagebutten
55 g Heidelbeeren
90 g Himbeeren
75 g Holunder[1]
80 g Honigmelonen
65 g Johannisbeeren, rot
50 g Johannisbeeren, schwarz
55 g Johannisbeeren, weiß

70 g Kaktusfeige
143 g Karambole (Sternfurcht)
30 g Khaki
50 g Kirschen, sauer
45 g Kiwi
25 g Kulturheidelbeeren
35 g Kumquat
275 g Limone
30 g Litschi
45 g Mandarine
35 g Mango
35 g Mirabelle
45 g Mispel
40 g Nektarine
50 g Orange
200 g Papaya
40 g Passionsfrucht
55 g Pfirsich
45 g Pflaume
30 g Pomelo
80 g Preiselbeeren
70 g Quitte
40 g Reineclaude
350 g Rhabarber
100 g Sanddornbeeren, frisch
60 g Stachelbeeren
90 g Walderdbeeren
60 g Wassermelone
40 g Wildkirschen

GEMÜSE

400 g Essiggurken
85 g Karotten, roh
35 g Kartoffeln, festkochend, gebraten

12 g Kichererbsen
100 g Kürbis
30 g Linsen, gegart
120 g Palmenherz, gegart (Glas, Dose)
85 g Rote Bete, gekocht

GETREIDE & MEHLE[2]

9 g Amaranth[3]
7 g Buchweizen[3]
8 g Dinkel
9 g Einkorn
9 g Emmer
8 g Gerste
8 g Hafer
12 g Haferkleiemehl, kohlenhydratarm
8 g Hirse[3]
23 g Kokosmehl[3]
35 g Kürbiskernmehl[3]
70 g Mandelmehl[3]
8 g Quinoa[3]
8 g Roggen
30 g Traubenkernmehl[3]

NÜSSE & ÖLSAMEN

17 g Bucheckern
14 g Edelkastanie, gegart
50 g Erdnüsse
65 g Hanfnüsse, geschält
45 g Haselnüsse
100 g Kokosnuss, frisch

80 g Kokosnuss, Raspel
35 g Kürbiskerne
35 g Macadamia
120 g Mandeln
120 g Mohnsamen
140 g Paranüsse
110 g Pecannüsse
60 g Pinienkerne
30 g Pistazienkerne
50 g Sesamsamen
40 g Sonnenblumen-
kerne, geschält
45 g Walnüsse

MILCH

150 ml Ayran
125 ml Dickmilch, voll-
fett
100 ml H-Milch, 3,5 %
125 g Joghurt (ohne
Zuckerzusatz)
125 ml Kefir
300 ml Laktat-Drink
Milch
325 ml Laktat-Drink Soja
90 ml Magermilch
100 ml Milch, fettarm
110 ml Molke
100 ml Rohmilch
100 ml Vollmilch

SÜSSUNGSMITTEL

7 g Agavendicksaft
7 g Ahornsirup
6 g Apfeldicksaft
7 g Birnendicksaft
5 g Fruktose

GETRÄNKE

200–400 ml alkohol-
freier Rotwein, trocken
150 ml alkoholfreies Bier
200 ml alkoholfreier
Sekt, brut
200–400 ml alkoholfrei-
er Weißwein, trocken
100 ml Café au lait
100 ml Cappuccino
200–400 ml Fruchtsaft-
schorlen (aus allen auf
Seite 130 genannten
Beeren)
200 ml Gemüsesäfte,
ungezuckert (aus Sor-
ten der grünen Liste)
100 ml Gemüsesäfte,
ungezuckert (aus Sor-
ten der gelben Liste)
100 ml Milchkaffee
150 ml Sojamilch natur

ALKOHOL

200 ml Apfelwein, pur
500 ml Apfelwein,
Schorle sauer
500 ml Bier (Diät)
150 ml Bier (Pils,
Weizen)
200 ml Champagner, brut
200–400 ml Roséwein,
trocken
200–400 ml Rotwein,
trocken
200 ml Sekt, brut
200 ml Sherry, trocken
200–400 ml Weißwein,
trocken
400 ml Weißweinschorle,
trocken, sauer gespritzt

SONSTIGES

9 g Amaranth-Popcorn
30 g Erdnussbutter
50 g Erdnussmus
45 g Ingwer, frisch
(ungezuckert)[4]
20 g Nuss-Nougatcreme,
kohlenhydratarm
50 g Sesammus

[1] Nicht roh verzehren.
[2] Gemäß den Mengenangaben in den Rezepten.
[3] Glutenfrei
[4] Effektives Mittel gegen Übelkeit während einer Chemotherapie.

ROTE LEBENSMITTEL

Diese Nahrungsmittel sollten Sie meiden, weil sie zu viele Kohlenhydrate enthalten.

OBST

Apfelringe, getrocknet
Aprikosen, getrocknet
Bananen
Bananenchips
Datteln
Dörrpflaumen
Feigen
Rosinen
Trauben
Trockenfrüchte

GEMÜSE

Bohnen, rot und weiß
Erbsen
Kichererbsen
Zuckermais

NÜSSE

Cashewnüsse
Studentenfutter

GETREIDE

Bulgur

Couscous
Graupen
Grieß
Mais
Maisstärke
Paniermehl
Polenta (Maisgrieß)
Weizen
Weizenmehl, Typ 405
Weizenmehl, Typ 1050
Weizenstärke
Weizenvollkornschrot,
    Typ 1700

BACKWAREN[1]

Baguette
Brezel
Brötchen
Fladenbrot
Gebäck
Getreideprodukte
Hamburgerbrötchen
Kekse
Knäckebrot
Kuchen
Maisfladenbrot
Mehrkornbrot
Mischbrot (Graubrot)
Pumpernickel
Roggenbrot, Sauerteig
Toastbrot, Vollkorn
Toastbrot, weiß
Waffeln
Weißbrot
Weizenbrötchen
Weizenmischbrot
Weizenvollkornbrot

MÜSLIS & FLOCKEN

Cornflakes
Mehrkornflocken
Müsli
Weizenkeime
Weizenkleie
Weizenpops

TEIGWAREN & REIS

Basmati-Reis
Eierteigwaren
Milchreis
Naturreis
Nudeln, Hartweizengrieß
Pizza
Reis
Reisbrei
Reisnudeln
Reisstärke
Risotto
Schnellkochreis (Instant)
Spätzle
Spaghetti
Tortilla
Vollkornnudeln
Wildreis

KARTOFFELN

Backkartoffeln
Gnocchi
Kartoffelkloß
Kartoffeln, mehlig
    kochend
Kartoffelpuffer

Die Ernährung nach dem Dr.-Coy-Prinzip

Kartoffelpüree
Kartoffelstärke
Kartoffelsuppe
Knödelpulver, halb & halb
Pellkartoffeln
Pommes frites
Salzkartoffeln

MILCH & MILCH-PRODUKTE

Buttermilch
  mit Fruchtzubereitung
Joghurt
  mit Fruchtzubereitung
Quark
  mit Fruchtzubereitung
Kondensmilch, gezuckert
Molke
  mit Fruchtzubereitung

KÄSE

Scheiblettenkäse
Schmelzkäse

SNACKS

Chips
Erdnussflips
Maischips (Nachos)
Popcorn
Puffreis
Reiscracker
Salzstangen, -gebäck

SÜSSUNGSMITTEL

Fruktosesirup
Gelee (Glas)
Haushaltszucker
Honig
Invertzucker
Konfitüre (Glas)
Maltodextrin
Maltose (Malzzucker)
Melassesirup
Milchzucker
Traubenzucker (Glukose)
Zucker

GETRÄNKE

Bitterlimonade
Colagetränke, gezuckert
Eiskaffee
Eistee
Fruchtnektar
Fruchtsaftgetränke
Gerstenmalzgetränke
Haferdrink
Kakao, gezuckert
Karottensaft
Limonade
Malzbier
Multivitaminnektar
Obstsäfte, unverdünnt
Reismilch
Sojamilch, gezuckert
Sportgetränke, gezuckert
  (Isotonische Drinks)
Tee, gezuckert
Trinkschokolade

ALKOHOL

Altbier, dunkel
Bier mit Limonade
Bitterlikör
Dessertwein
Eierlikör
Federweißer
Glühwein
Klare Schnäpse
Sekt, süß
Wein halbtrocken, mild
Weißbier
Weizenvollbier

SONSTIGES

Fertigdressing,
  gezuckert
Fertiggerichte
Ketchup
Nuss-Nougat-Creme
Saucen, angedickt
Seitan (Weizenprotein,
  Fleischersatz, Bio)
Süßer Senf
Suppen, angedickt
Tapioka (Sago)

SÜSSES

Pudding
Schokolade, Kakaoanteil
  unter 70 %
Speiseeis
Süßigkeiten

---

[1] In herkömmlicher Zusammensetzung.

GESUNDHEIT BEGINNT IN DER KÜCHE

In den eigenen vier Wänden ist die alltägliche Umsetzung der Anti-Krebs-Ernährung ganz einfach. Nicht zuletzt zeigen auch die Rezepte ab Seite 145, wie vielfältig diese Art der Ernährung sein kann. Sogar Desserts, Kuchen und salziges Knabbergebäck sind erlaubt – sofern Sie die tägliche Kohlenhydratmenge nicht überschreiten. Achten Sie daher stets darauf, nicht mehrere Rezepte mit höherem Kohlenhydratanteil zu kombinieren.

In der hinteren Umschlagseite finden Sie zudem einen Vier-Wochen-Plan für eine abwechslungsreiche Ernährung. Er zeigt, dass Sie selbst bei einer Kohlenhydratmenge von zum Teil weit unter 60 Gramm auf nichts verzichten müssen. Natürlich können Sie auch jederzeit ein Gericht austauschen. Da das Körpergewicht individuell unterschiedlich ist, sollten Sie dann aber darauf achten, dass Sie nicht mehr als 1 Gramm Kohlenhydrate pro Kilo und Tag zu sich nehmen. Es macht dagegen nichts, wenn die Glukosemenge an einem Tag einmal niedriger ist: Ihr Körper kann auch aus Eiweiß Glukose bilden und so seinen Bedarf decken (siehe Seite 83).

AUF DEN INHALT KOMMT ES AN

Um den niedrigen Kohlenhydratanteil der Rezepte zu ermöglichen, müssen einige Zutaten besondere Anforderungen erfüllen. Hier erfahren Sie, worauf es ankommt.

GETREIDE UND GETREIDEPRODUKTE

Die ursprüngliche Getreidesorte Einkorn hat einen geringeren Stärke- und einen höheren Eiweißanteil als Weizen oder andere Getreidesorten wie Dinkel, Hafer und Roggen. Darüber hinaus löst auch das im Weizen enthaltene Gluten bei Unverträglichkeiten die stärkste Reaktion aus (siehe auch Seite 54). Besonders empfehlenswert sind daher Mehle aus Urgetreidesorten, aber auch solche aus Hafer, Gerste und Roggen sind wesentlich gesünder als Weizen. Mehl aus Urgetreide eignet sich sehr gut für Kuchen, Kekse, Plätzchen, Waffeln, Nudeln und als Teilersatz für Kartoffeln in Klößen. Zum kohlenhydratarmen Backen und Kochen haben sich darüber hinaus folgende Mehle bewährt:

● Mehle aus zucker- und stärkearmer Haferkleie, Mandel und Kokos,

● Mehle aus Ölsamen wie Kürbiskernmehl und Leinsamenmehl,

● Mehle aus Kernen wie Traubenkern und Granatapfelkern.

WICHTIG

Langsam umstellen

Stellen Sie Ihre Ernährung nicht abrupt von einem Tag auf den anderen um. Durch die »normale« zucker- und stärkereiche Ernährung haben sich viele Körperzellen auf Zucker als Energielieferant eingestellt. Entzieht man dem Körper von heute auf morgen den Großteil des Zuckers, fühlen sich manche Menschen müde und abgeschlagen. Innerhalb von ein paar Tagen bis zu zwei Wochen stellt sich der Stoffwechsel jedoch auf eine vermehrte Verstoffwechslung von Fetten/Ölen und Eiweißen ein. Geben Sie Ihrem Körper diese Zeit und reduzieren Sie den Kohlenhydratgehalt Ihrer Nahrung innerhalb von 14 Tagen nach und nach. Damit vermeiden Sie Anpassungsschwierigkeiten und gewöhnen sich sanft an die neue und gesunde Ernährungsweise.

Teilweise weisen diese Mehle einen Eigengeschmack auf; verwenden Sie zum Beispiel nur Kokosmehl zum Kuchenbacken, schmeckt der Teig nach Kokos. Durch das Mischen verschiedener Mehle wie zum Beispiel Haferkleie-, Kokos- und Mandelmehl mit Eiweiß-Ballaststoffpulver (siehe rechts) entsteht ein gleichmäßiger, eher neutraler Geschmack. Dieses Pulver verbessert zudem die Backeigenschaften, weil es den Teig bindet und dieser nicht so krümelt. Mehlmischung aus kohlenhydratarmen Mehlen können Sie wiederum durch Zugabe relativ stärkereicher Mehle aus Urgetreiden oder Mehl aus Hafer, Roggen und Gerste ergänzen, sodass Sie viele verschiedene Kuchen, Waffeln, Nudeln und andere mehlhaltige Lebensmittel herstellen können. Sie sehen: Das schädliche »normale« Weizenmehl lässt sich sehr gut ersetzen, sodass Sie nicht auf gewohnte Speisen verzichten müssen.

Noch weitreichend unbekannt ist »Mehl« aus Leinsamenpresskuchen, der beim Pressen von Leinsamenöl anfällt und von den Ölmühlen verkauft wird. Die Presskuchen sind allerdings noch nicht gemahlen, das müssen Sie selbst zu Hause übernehmen (zum Beispiel mit der elektrischen Kaffeemühle). Leinsamenmehl ist besonders ballaststoffreich und bereits mit Leinöl abgesättigt. Ein weiteres wertvolles Mehl ist das aus Kürbiskernpresskuchen. Es enthält zwar weniger Ballaststoffe als Leinsamenmehl, dafür aber besteht es zur Hälfte aus wertvollem Eiweiß. Es stellt damit ein hochwertiges, eiweißreiches Lebensmittel dar, das zudem viele wertvolle bioaktive sekundäre Inhaltsstoffe aufweist.

EIWEISSREICHES BALLASTSTOFFPULVER

Ballaststoffe gibt es inzwischen auch in Pulverform. Zunächst sollten diese nur die für den Darm und die Verdauung notwendigen Ballaststoffe zuführen und die Energiedichte senken. Dann stellte man fest, dass durch die Pulver der Blutzuckeranstieg reduziert beziehungs-

INFO

Gesunde Ballaststoffe

Aufgrund ihrer Zusammensetzung sind Mehle aus Ölsamenpresskuchen, die bei der Kaltpressung von Ölen zurückbleiben, sehr gesund. Im Gegensatz zu Mehl aus ebenfalls glukose- und stärkearmer Haferkleie eignen sie sich aufgrund ihrer meist dunklen Farbe und des stärkeren Eigengeschmacks jedoch weniger gut als alleiniger Weizenmehlersatz. Das Mehl aus kaltgepresstem Leinsamen zum Beispiel ist stattdessen ideal, um den Ballaststoffanteil in Mehlmischungen zu erhöhen. Wie alle Ballaststoffe aus Ölsamen saugen sie wertvolle Inhaltsstoffe anderer Lebensmittel nicht auf – im Gegensatz zu anderen isolierten Ballaststoffen (Faserstoffe, Zellulose etc.). Schließlich sind sie bereits von Natur aus mit Öl getränkt. Die Sorge, dass solche ölhaltigen Mehle dick machen könnten, ist übrigens völlig unbegründet: sie lassen weder die Blutzucker- noch die Insulinkurve steigen und machen lange satt. Das wirkt sich natürlich auch auf die Figur aus – ganz im Gegensatz zu den »normalen« zucker- und stärkehaltigen Mehlen, die wahre Dickmacher sind.

weise verzögert wurde, weil Ballaststoffe die Glukosefreisetzung verlangsamen – ideal für Diabetiker.

Eiweißreiche Ballaststoffpulver enthalten neben Ballaststoffen aus verschiedenen Pflanzensamen oder -schalen auch einen hohen Eiweißanteil. Diese Kombination verzögert den Blutzuckeranstieg besonders effektiv und führt zu einem schnellen und lang anhaltenden Sättigungsgefühl. Die eiweißreichen Ballaststoffpulver dienen sogar als Mehlersatz; der Ballaststoffanteil senkt die darin enthaltene Menge an verwertbarer Energie, reduziert also die Energiedichte. Das bedeutet, Sie können mehr essen und nehmen trotzdem weniger Kalorien auf. Zudem wird durch das eiweißreiche Ballaststoffpulver der Blutzucker- und Insulinspiegel kaum gesteigert. Im Gegenteil: Kochen oder backen Sie mit eiweißreichem Ballaststoffpulver oder trinken Sie es vor dem Essen in Beerenfruchtsaftschorle gelöst (siehe Kasten), verzögert dies sogar den Blutzucker- und Insulinanstieg nach der anschließenden Mahlzeit. Gleichzeitig führt der hohe Eiweißgehalt dem Körper wertvolle Aminosäuren als Bausteine und Energielieferanten zu, die im Gegensatz zu Zucker lange satt machen. Wie Gesunde profitieren daher auch Krebspatienten von eiweißreichen Ballaststoffpulvern, da die zugeführte Energie die Vergärung in Krebszellen nicht anheizt und zu einer gleichmäßigen Energieversorgung führt.

Das eiweißreiche Ballaststoffpulver eignet sich aber nicht nur als Ersatz für Weizenmehl beim Backen und Kochen. Es hat sich auch als Panade für Schnitzel nach Wiener Art und zum Verdicken von Saucen bestens bewährt. Einige eiweißreiche Ballaststoffpulver haben einen weiteren Vorteil: Sie lösen sich gut in Getränken und hinterlassen im Gegensatz zu anderen Ballaststoffen kein »stumpfes« Gefühl im Mund.

TIPP

Cremiger Shake

Eiweißreiches Ballaststoffpulver eignet sich auch zum Einrühren in Getränke wie Obstsaftsschorlen. Die Konsistenz des Getränks wird cremiger und der Geschmack »fülliger«. Für einen Fruchtshake geben Sie in ein Glas Heidelbeerschorle (neun Teile Wasser, ein Teil Heidelbeermuttersaft) einen Teelöffel Eiweiß-Ballaststoffpulver, mischen alles gründlich und lassen das Ganze fünf Minuten im Kühlschrank quellen. Vor dem Trinken noch einmal umrühren oder aufschäumen.

Eine gesunde Mischung

Der Ballaststoffanteil des Pulvers sollte sowohl aus löslichen als auch aus unlöslichen Ballaststoffen bestehen. Dann wird die gesunde Darmflora optimal mit Nahrung versorgt. Und dies wiederum wirkt Entzündungen im Darm entgegen und stärkt Ihr Immunsystem (siehe auch Seite 56 f.).

Es gibt heute Ballaststoffpulver, die eine gute Mischung aus löslichen und unlöslichen Ballaststoffen sowie einen hohen Anteil an Eiweiß aufweisen und darüber hinaus auch noch gute Backeigenschaften besitzen. Mit ihnen angereicherter Teig hat daher auch ohne das Klebereiweiß (Gluten) ausreichend Verbindung. Verwenden Sie vorzugsweise ein Produkt, bei dem weniger als fünf Prozent aus biologisch verfügbaren Kohlenhydraten besteht, wie Haferkleie, Leinsamen- oder Kürbiskernpresskuchen. Achten Sie bei Haferkleie darauf, dass der Anteil an verwertbarer Stärke unter fünf Prozent beträgt. Werfen Sie daher immer einen kritischen Blick auf die Verpackung. Die meisten Haferkleien enthalten noch einen hohen Stärkeanteil und sind daher für die Ernährung bei Krebs nicht geeignet; wie »normales« Mehl führen sie zu einem starken Blutzucker- und Insulinanstieg. Verwenden Sie auf keinen Fall Weizenkleie, weil sie wie Weizenmehl extrem glutenhaltig ist und daher Immun- und Entzündungsreaktionen auslösen kann.

EIWEISSBROTE

Brot zählt gerade in Deutschland zum Grundnahrungsmittel Nummer eins; und mit mehr als 300 Sorten ist auch die Auswahl einmalig. Doch egal ob Weizen-, Roggen- oder Vollkornbrot: Sie alle liefern Unmengen von Kohlenhydraten und wirken sich daher extrem negativ auf den Blutzuckerspiegel aus. Es gibt jedoch auch spezielle Brote, deren Kohlenhydratanteil unter 20 Prozent liegt. Ein gleichzeitig hoher Eiweißanteil (mindestens zwölf Prozent) und ausreichend Ballaststoffe (mehr als zehn Prozent) sorgen dennoch für ein ausreichendes Sättigungsgefühl. Die Brote sind zudem durch

TIPP

Eiweißkick

Dieses Getränk eignet sich sehr gut zur Energieversorgung nach dem Sport, als Zwischenmahlzeit oder als leichter Snack vor dem Schlafengehen; es macht satt und fördert die Fettverbrennung. Mischen Sie 300 Milliliter milchsauer vergorenen, kalten Sojadrink mit je einem Teelöffel Eiweißpulver (Milch- oder Sojaeiweiß), eiweißreichem Ballaststoffpulver und Isomaltulose (ersatzweise etwas Süßstoff) sowie einer Messerspitze Zimt. Im Mixer schaumig rühren und sofort servieren.

die Verwendung von gesunden Ölsamen reich an Öl – insbesondere an Omega-3-Fettsäuren (mindestens zwei Prozent). Wenn Sie zu solchen Produkten greifen, brauchen Sie auch weiterhin nicht auf Sandwichs und Co. verzichten. Es gibt sogar eiweiß- und ölreiches Brot, das ganz ohne glutenhaltiges Getreide hergestellt wird. So können Sie kohlenhydratarme mit glutenfreier Ernährung kombinieren.
Vorsicht: Im Handel gibt es einige sogenannte Proteinbrote. Sie sind zwar reich an Eiweiß, liefern dem Körper aber zu viele Kohlenhydrate. Fragen Sie daher Ihren Bäcker oder werfen Sie einen kritischen Blick auf die Verpackungsangaben. Wenn Sie kein kohlenhydratarmes Brot erhalten, sollten Sie besser selbst backen: Ein geeignetes Rezept finden Sie auf Seite 194.

EIWEISSNUDELN

Auch bei Nudeln greifen Sie am besten zu solchen Sorten, deren Eiweißanteil mehr als 50, deren Kohlenhydratanteil jedoch weniger als 20 Prozent beträgt. Ein hoher Ballaststoffanteil ist ebenso von Vorteil; die Nudeln sättigen dann besser und haben eine geringere Energiedichte. Empfehlenswert sind auch Nudeln mit Mehl aus Urgetreidesorten. Besonders lecker und gesund sind sie, wenn sie neben einem ausreichend hohen Ballaststoffanteil bereits Kräuter und Gemüse enthalten. Neben häufig verwendeten Gewürzen und Gemüsen wie Basilikum und Tomate führen immer mehr Bioläden und Reformhäuser auch Nudeln, die altbewährte Heilkräuter enthalten, was sich nochmals positiv auf die Gesundheit auswirkt.

ZUCKER UND CO.

Es gibt eine Vielzahl von verschiedenen Zuckern und Zuckeraustauschstoffen – und die damit einhergehende Vielzahl von Namen verwirrt nicht nur Konsumenten. Zucker und

Zuckeraustauschstoffe, die langsam oder gar nicht verstoffwechselt werden – im Grunde also Ballaststoffe darstellen – sind für den Laien oftmals kaum zu unterscheiden, da sie sich im Namen häufig ähneln. Isomalt beispielsweise ist ein wenig verdauliches Kohlenhydrat, also ein Ballaststoff, ähnlich Inulin. Isomaltulose dagegen ist ein verdauliches Disaccharid mit niedrigem glykämischen Index. Dextrose, Maltose, Maltit, Maltisirup, Mannit, Fruktosesirup, Sorbit, Xylit: Bei so vielen Namen kann kaum noch ein Verbraucher den Durchblick bewahren. Wie sollen Sie sich also verhalten? Zum einen empfiehlt es sich, nur solche Lebensmittel zu kaufen, bei denen Zucker verwendet wurden, die Sie kennen. Zum anderen werben Firmen auf ihren Produkten oft mit dem Versprechen »ohne Zuckerzusatz« (siehe auch Kasten Seite 125). Dies kann jedoch zweierlei bedeuten: Bei Bonbons oder Kaugummis etwa wurde möglicherweise ein Zuckeraustauschstoff wie Isomalt verwendet. Isomalt ist ein Zuckeralkohol, der nur langsam abgebaut und nur zu etwa 50 Prozent energetisch genutzt wird. Es fällt daher eher unter die Ballaststoffe,

mit deren Hilfe ein süßer Geschmack erzeugt wird, ohne dass Blutzucker- und Insulinspiegel merklich steigen. In größeren Mengen führt der Zuckeraustauschstoff allerdings zu Blähungen und Durchfall. Bei stärkehaltigen Produkten bedeutet der Aufdruck »ohne Zuckerzusatz« keinesfalls, dass Blutzucker- und Insulinspiegel deshalb langsam steigen. Denn diese Produkte enthalten in der Regel schon von Haus aus reichlich Stärke. Denken Sie auch daran, dass Kristallzucker den Blutzuckerspiegel weniger schnell steigen lässt als Weißmehl (siehe Seite 66); lassen Sie sich von der Verpackung nicht hinters Licht führen.

Isomaltulose

Auch wenn Sie keine Angst vor Zucker zu haben brauchen: Auf Art und Menge sollten Sie schon achten. Isomaltulose etwa stellt eine Zuckerform dar, die besonders geeignet ist, um einen guten Kompromiss aus Genuss und Gesundheit zu erzielen. Sie wird im Körper nur langsam abgebaut und lässt den Blutzuckerspiegel entsprechend verzögert steigen. Dadurch werden Blutzuckerspitzen ebenso vermieden wie

---

INFO

Vorsicht, hinter all diesen Bezeichnungen verbirgt sich Glukose

- Agavendicksaft
- Ahornsirup
- Amylopektin
- Amylose
- Apfeldicksaft
- Birnendicksaft
- Brauner Zucker
- Corn Sirup
- Dextrin

- Dextrose
- Fondant
- Gelierzucker
- Glukosesirup
- Hagelzucker
- Haushaltszucker
- Honig
- Invertzucker
- Isoglukose

- Kandiszucker
- Karamell
- Kristallzucker
- Laktose (Milchzucker)
- Maissirup
- Maltodextrin
- Maltose (Malzzucker)

- Malzsirup
- Puderzucker
- Raffinade
- Rohrzucker
- Rübenzucker
- Stärke
- Sukrose
- Vanillezucker
- Vollrohrzucker

eine insulinbedingte Unterzuckerung. Der Zweifachzucker ist daher eine sehr gute Alternative für herkömmlichen Haushaltszucker; er ist allerdings etwas weniger süß als dieser. Fruchtzucker (Fruktose) eignet sich ebenfalls als Ersatz für Haushaltszucker; er hat sogar noch eine geringere Wirkung auf den Blutzucker als Isomaltulose. Trotzdem sollten Sie Fruktose nur in Maßen verwenden. Denn ein übermäßiger Verzehr beeinflusst den Fettstoffwechsel negativ (Fettleber) und lässt bisweilen die Harnsäurewerte ansteigen. Zudem eignet sich Fruktose nur bedingt zum Backen, da sie bei der Lagerung Feuchtigkeit bindet, weshalb Kuchen und Gebäck über Nacht feucht werden (wenn sie nicht luftdicht verpackt sind). Isomaltulose dagegen hat dieselben Backeigenschaften wie Kristallzucker und zieht keine Feuchtigkeit. Sie können Isomaltulose und Fruktose auch mischen, am besten im Verhältnis 3:1 (drei Teile Isomaltulose, ein Teil Fruktose). Dadurch erreichen Sie in etwa die gleiche Süßkraft wie Haushaltszucker, ohne dessen negative Wirkung auf den Blutzuckerspiegel.

Konfitüre

Verwenden Sie vorzugsweise Konfitüre mit hohem Fruchtanteil (mindestens 55 Prozent), die mit Zuckeraustauschstoffen oder mit Zuckern gesüßt sind, die einen niedrigen glykämischen Index haben (wie Isomaltulose, Fruktose, Galaktose). Bioläden und Reformhäuser bieten zum Beispiel ein breites Angebot an Fruchtaufstrichen mit Agaven- oder Apfeldicksaft, die auch viel Fruktose und Glukose enthalten.

PFLANZENÖLMISCHUNG SPEZIAL

Da es kein Pflanzenöl gibt, das alle Bedürfnisse des Körpers stillt, verwenden Sie am besten eine Mischung aus wertvollen, kaltgepressten Ölen. Die Ölmischungen sollten einen hohen

---

INFO

Leinöl

Leinöl ist aufgrund des hohen Omega-3-Fettsäuregehalts biologisch sehr wertvoll. Allerdings oxidiert es auch extrem schnell und wird dann bitter. Zudem besteht die Gefahr, dass der Omega-3-Spiegel zu stark ansteigt, wodurch die Blutgerinnung gehemmt wird. Konsumieren Sie daher nicht zu viel Leinöl und/oder mischen Sie es mit anderen Ölsorten, wie Traubenkern-, Argan-, Mandel-, Walnuss- oder Kürbiskernöl.

Anteil an Omega-3-Fettsäuren aufweisen; das Verhältnis von Omega-3- zu Omega-6-Fettsäuren sollte zwischen 1:1 und maximal 1:5 betragen. 10 bis 20 Prozent der Mischung sollten zudem Öle mit mittelkettigen Fettsäuren ausmachen (MCT-Fette); bei guten Ölmischungen wird das auf dem Etikett angegeben. Auch der Anteil an sekundären Inhaltsstoffen ist wichtig. Idealerweise sind die »Basisöle« daher durch Pflanzenölextrakte angereichert. Neben der positiven Wirkung auf Blutzuckerspiegel und Blutdruck beeinflusst dies den Stoffwechsel: Entzündungsreaktionen werden gehemmt und die Verbrennung in den Mitochondrien wird aktiviert. Weil die Geschmacksvorlieben unterschiedlich sind, probieren Sie einfach verschiedene Mischungen aus. Sie können auch selbst ein Öl mischen, etwa aus je 20 Prozent Lein-, Traubenkern-, Walnuss- und Arganöl sowie je 10 Prozent Mandel- und MCT-Öl.

● Wichtig: Nehmen Sie jeden Tag pro Kilo Körpergewicht 0,5 ml Ölmischung zu sich. Wenn Sie beispielsweise 70 Kilo wiegen, macht das 35 ml (oder etwa drei Esslöffel).

Qualität hat ihren Preis

Gute Pflanzenöle sind teuer, die Literpreise für einige qualitativ hochwertige und tatsächlich kaltgepresste Öle bewegen sich zwischen 80 und 120 Euro. Dabei genügt die Angabe »Kaltpressung« allein nicht als Qualitätsnachweis. Sie besagt lediglich, dass bei der Herstellung keine Hitze von außen zugeführt wurde. Allerdings werden einige Ölsamen so schnell gepresst, dass sie durch die mechanische Verdichtung und Reibung heiß werden – und somit auch das Öl nicht mehr wirklich kaltgepresst wird. Hochwertige Pflanzenöle werden dagegen gerade so schnell gepresst, dass die Temperatur nicht über 42 °C steigt. Der Kauf von Pflanzenöl ist daher Vertrauenssache.

Öle und Fette zum Braten und Frittieren

Die wertvollen kaltgepressten Pflanzenöle sind fürs Erhitzen nicht geeignet – und auch viel zu schade dafür. Sie eignen sich deshalb nur für die kalte Küche, zum Beispiel für Aufstriche, Salatsaucen oder auch nur einmal so für zwischendurch. Zum Braten und Frittieren dagegen greifen Sie am besten zu Kokosöl; hier entstehen beim Erhitzen keine giftigen Nebenprodukte. Wenn der Kokosgeschmack stört (zum Beispiel bei Fleisch), sind Butter und Schweine- beziehungsweise Rinderschmalz gut geeignet. Sie können aber auch auf Raps- und Olivenöl zurückgreifen, da bei diesen der Anteil der ungesättigten Fettsäuren nicht sehr hoch ist. Mit gebräunter Butter lässt sich zudem der Geschmack vieler Gerichte noch verfeinern.

LAKTATDRINKS

Milchsauer vergorene, pflanzenölhaltige Getränke auf Milchbasis oder milchsäurehaltige, vergorene Drinks auf Sojabasis beeinflussen den Stoffwechsel äußerst positiv. Nun haben Lebensmittelhersteller erstmals milchsäurehaltige, vergorene Lebensmittel – mit einem ausreichenden Eiweißanteil und einem extrem niedrigen Kohlenhydratanteil – mit wertvollen Pflanzenölmischungen kombiniert. Der Soja-Laktatdrink verbindet durch die Kombination aus Sojaeiweiß, Milchsäure und wertvollen Pflanzenölen wichtige Elemente der Anti-Krebs-Ernährung in einem Getränk, das oft auch bei einer Sojaunverträglichkeit bekömmlich ist (siehe Kasten Seite 89). Milchsäurehaltige, vergorene Drinks eignen sich hervorragend zum Mischen mit Beerensäften. Wenn Sie zum Beispiel ein Drittel Heidelbeer- oder Himbeermuttersaft dazugeben, können Sie den Geschmack variieren und dem Körper gleichzeitig immer neue Kombinationen aus sekundären Inhaltsstoffen zuführen. Mit Pflanzenölen oder Pflanzenölmischungen erhöhen Sie den Gehalt an wertvollen Fettsäuren und sekundären Inhaltsstoffen nochmals. Die Öle mischen Sie am besten mit einem Stabmixer unter – oder Sie schütteln alles kräftig in einem verschließbaren Becher per Hand. Sie können das Getränk auch noch variieren, indem Sie ein Eiweißpulver, frische Früchte oder (zuckerarme) Konfitüre zugeben.

INFO

Muttersaft

Einige Hersteller verwenden für ihren Saft nicht nur das Fruchtfleisch, sondern die ganze Frucht inklusive Samen; diese Säfte sind nicht klar und enthalten Schwebstoffe, die sich in der Flasche absetzen. Lassen Sie sich davon nicht abschrecken, denn diese Vollfruchtsäfte enthalten besonders viele sekundäre Inhaltsstoffe und schmecken zudem besonders intensiv.

Verwenden Sie vorzugsweise Getränke, die weniger als zwei Prozent Kohlenhydrate beinhalten und zudem einen hohen Anteil von ungesättigten Fettsäuren aufweisen.

Buttermilch und Co.

Auch Getränke, bei denen der ursprüngliche Zucker- und Stärkeanteil durch die Vergärung bereits deutlich reduziert wurde, sind gesunde Lebensmittel, da sie Blutzucker- und Insulinspiegel weniger steigen lassen als unvergorene Lebensmittel und zudem durch die gebildete Milchsäure noch eine entsäuernde Wirkung aufweisen. Des Weiteren können Sie damit

---

INFO

Hanfnüsse

Hanfnuss ist der Name für den Samen der Hanfpflanze. Hanfnüsse enthalten 50 Prozent wertvolles Pflanzenöl und eignen sich hervorragend zum Verfeinern von Salaten, Müsli oder Joghurt. Zugleich erhöhen sie durch die in ihnen enthaltenen essenziellen Aminosäuren und dem hohen Omega-3-Fettsäureanteil die biologische Wertigkeit der Speisen.

Sie können Hanfnüsse ungeschält essen; allerdings »knackt« die Schale beim Kauen, weshalb die meisten Konsumenten geschälte Hanfnüsse bevorzugen. Wenn Sie die Nüsse ohne Fett in einer beschichteten Pfanne rösten, entfalten sie ihr Aroma, das an den Geschmack von Sesamsamen und Sonnenblumenkernen erinnert, besonders deutlich. Leinsamen, Walnüsse, Kürbiskerne und Mandeln sind ebenfalls reich an Öl und Eiweiß; wie viel Sie davon essen dürfen, erfahren Sie auf Seite 130 f.

---

dem Körper Energie zuführen, ohne dass vergärende Krebszellen davon profitieren. Sogar Fleisch können Sie in Buttermilch einlegen (Sauerbraten). Es wird dadurch nicht nur bekömmlicher, die zugeführte Milchsäure übt auch die oben genannten positiven Aspekte auf Ihren Stoffwechsel aus. Saure Sahne, die ebenfalls Milchsäure enthält, ist gut für Salatsaucen. Nicht zuletzt sind auch milchsäurehaltige Gemüse wie Sauerkraut sehr gesund.

GEWUSST WIE

Die Rezepte ab Seite 145 wurden von Ökotrophologen speziell für Krebspatienten erarbeitet. Sie eignen sich aber auch für alle gesunden Menschen, um Krebs und anderen Stoffwechselkrankheiten wie Diabetes, Herz-Kreislauf-Erkrankungen oder Alzheimer vorzubeugen. Versuchen Sie, diese spezielle Ernährungsweise möglichst konsequent und über einen langen Zeitraum durchzuhalten. Sie werden sehen: Schon nach ein paar Monaten ist sie Ihnen in Fleisch und Blut übergegangen. Bereits nach zwei Wochen kann ein Rückgang von Krebsgeschwüren, Metastasen oder Tumormarkern feststellbar sein. Die positive Wirkung auf Körpergefühl und Psyche stellt sich meist schon nach drei bis fünf Tagen ein – das motiviert.

NIE LANGWEILIG

Die Zutaten der Anti-Krebs-Küche sollten möglichst viel Abwechslung bieten, dabei aber die Kriterien einer kohlenhydratarmen, eiweiß- und fett- beziehungsweise ölbetonten Ernährung mit vielen bioaktiven und sekundären Pflanzenstoffen sowie ausreichend Ballaststoffen erfüllen. In der Tabelle ab Seite 126 finden Sie eine Vielzahl an Lebensmitteln, die sich dazu eignen. Daneben können Sie aus den Rezepten ab Seite 145 wählen, was Ihnen schmeckt.

- Die Rezepte sind für je eine Person berechnet (Ausnahme Kuchen und Desserts). Wenn Sie mit der Familie essen wollen oder Gäste haben, erweitern Sie die Zutaten entsprechend.
- Der Nährwert der Speisen wird pro Portion angegeben. Dadurch haben Sie die Gesamtenergie und vor allem die tägliche Menge an Kohlenhydraten (KH) immer im Blick. Achten Sie auf die maximale Kohlenhydratmenge (1 g pro Tag und Kilo Körpergewicht) und verteilen Sie diese möglichst gleichmäßig über den Tag.
- Nehmen Sie pro Tag und Kilo Körpergewicht 0,5 ml Ölmischung zu sich.
- Wenn Sie zwischendurch Hunger oder Appetit haben, können Sie sich bei den Lebensmitteln aus der grünen Liste bedienen.

Ausnahmen bestätigen die Regel

Keine Frage: Es gibt immer wieder Anlässe, zu denen wir eine »Auszeit« vom normalen Ernährungsalltag nehmen müssen oder wollen. Doch zum Glück müssen Sie die neue Anti-Krebs-Ernährung auch gar nicht jederzeit und stets zu hundert Prozent einhalten.

- Wenn Sie wissen, dass Sie zum Essen gehen oder zu einer Feier eingeladen sind, leeren Sie Ihre Glykogenspeicher, indem Sie zuvor besonders wenig Glukose aufnehmen oder kurz vor dem Fest intensiv Sport treiben. Dann müssen erst einmal die Glykogenspeicher wieder gefüllt werden; der Blutzucker steigt langsamer an – und Sie können »sündigen«.
- Sie sollten gerade in den ersten Wochen der Ernährungsumstellung die Wirkung auf Ihren Stoffwechsel überprüfen, indem Sie testen, ob Ihre Zuckerspeicher verbraucht sind und Sie auf Fettverbrennung umgestellt haben. Ihr Urin enthält dann Ketonkörper (siehe Seite 71). Noch genauer ist das Ergebnis, wenn Sie mit einem speziellen Messgerät aus der Apotheke Ihr Blut auf Ketonkörper untersuchen.

Ketchup weglassen und stattdessen zu Senf greifen. Nur süßer Senf enthält ebenfalls reichlich Zucker; ihn sollten Sie meiden. Ab und zu sind sogar Pommes oder gut angebratene, krosse Bratkartoffeln erlaubt. Beide setzen bei der Verdauung weniger und langsamer Glukose frei als Salzkartoffeln oder Kartoffelpüree.

● Wenn Sie ein kohlenhydratreiches Gericht oder Lebensmittel essen wollen, greifen Sie als Vorspeise zu Salat, Gemüse oder einer fetthaltigen Suppe. Dadurch verlangsamt sich der Kohlenhydratstoffwechsel und der Blutzucker steigt weniger abrupt an.

● Achten Sie bei Suppen auf die Zusammensetzung: Lassen Sie besser die Finger von Nudeleinlagen und greifen Sie stattdessen zu Gemüsesuppen (mit wenig stärkereichem Gemüse und Hülsenfrüchten, siehe Liste Seite 126). Hühnerbrühe oder Ochsenschwanzsuppe sind ebenfalls ideal für Sie.

● Die meisten Restaurants gehen gern auf Ihre persönlichen Wünsche ein und reichen Fleisch und Fisch, Gemüse und Salat ohne die sonst üblichen kohlenhydratreichen Sättigungsbeilagen. Wenn Sie sie mit etwas Butter bestreichen oder mit Olivenöl beträufeln, können Sie sich vorher selbst von Baguette und anderem (Weiß-)Brot ein, zwei Scheiben gönnen. Achten Sie dann aber besonders darauf, dass die nachfolgenden Speisen keinen zu hohen Gehalt an Glukose beziehungsweise Stärke aufweisen.

● Für den Nachtisch eignen sich Desserts aus Beeren (zum Beispiel Waldbeeren mit Sahne) oder fettreiche Cremes wie Pannacotta. Keine Angst vor Kalorien: Nehmen Sie lieber ein bisschen mehr Sahne als zu wenig, das bremst den Blutzuckeranstieg.

● Käsekuchen oder Käsesahnetorte sind eine süße Alternative für unterwegs. Essen Sie allerdings nicht den Boden oder den Teig.

● Wenn Sie zwischendurch der Hunger überkommt, helfen Nüsse und Samen. Ideal: Mandeln, Walnüsse und Kürbiskerne.

● Auch spezielle Energieriegel aus eiweißreichen Zutaten, kombiniert mit guten Fetten und Ballaststoffen eignen sich sehr gut für die Energieversorgung zwischendurch. Achten Sie aber unbedingt auf den Zuckeranteil; er ist bei einigen Herstellern extrem hoch.

● Wenn Sie gern Fleisch und Wurst essen, hilft etwas getrocknetes Rindfleisch (Bündnerfleisch, Bresaola) über Energietiefs hinweg.

● Wenn Sie das Gefühl haben, auf Brot nicht verzichten zu können, nehmen Sie sich für unterwegs in Scheiben abgepacktes und durch Pasteurisieren haltbar gemachtes Eiweißbrot mit.

● Trinken Sie hauptsächlich Wasser, ungesüßten Tee und koffeinfreien Kaffee (mehr über die negative Wirkung von Koffein erfahren Sie auf Seite 188). Auch Saftschorlen aus Beerenmuttersäften (Himbeeren, Erdbeeren, Holunder) sind erlaubt, sofern kein weiterer Zucker zugesetzt wurde und die Säfte sehr stark verdünnt werden (neun Teile Wasser auf ein Teil Saft). Bei verdünnten Gemüsesäfte müssen Sie ebenfalls auf den Zuckergehalt achten. Welche Gemüse sich gut eignen, erfahren Sie in der Tabelle ab Seite 126.

● Wenn Sie einmal ein Bier trinken möchten: Herbe Gerstenbiere wie Pils enthalten oft weniger Kohlenhydrate als Weizenbiere, die zudem noch Weizengluten enthalten. Auch gegen ein Glas trockenen Rotwein spricht nichts; seine sekundären Pflanzenstoffe sind sogar gesundheitsfördernd (siehe auch Seite 91).

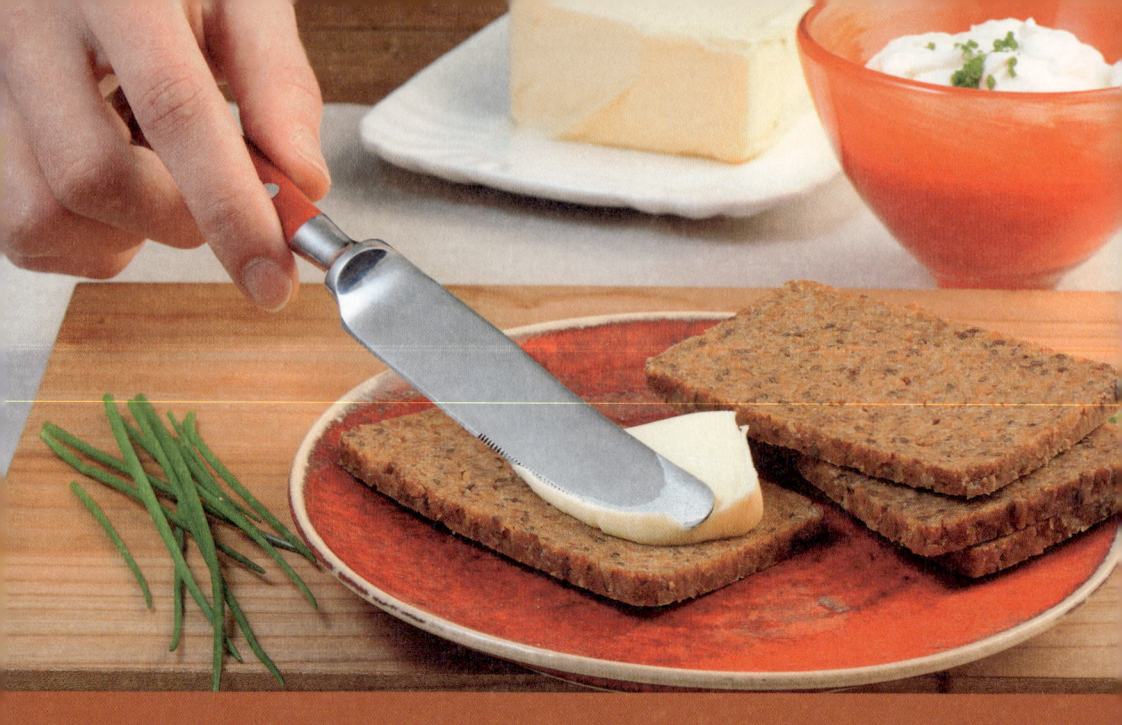

Frühstück: mit Schwung in den Tag

EIN FRÜHSTÜCK OHNE BROT ist für viele einfach unvorstellbar. Und Sie müssen auch gar nicht darauf verzichten – sofern Sie bei der Auswahl darauf achten, dass der Eiweißgehalt mindestens zwölf Prozent beträgt und wenig Zucker und Stärke enthalten sind; dafür sollte der Anteil an Ballaststoffen und wertvollen Pflanzenölen umso höher sein (siehe auch Seite 136 f.). Vermeiden Sie unbedingt Brote aus oder mit Weizenmehl. Sie lassen nicht nur den Blutzucker in die Höhe schnellen, sondern fördern durch das enthaltene Gluten auch Unverträglichkeiten. Brote auf Roggenvollkornbasis enthalten zwar ebenfalls Klebereiweiß, sind aber in Hinsicht auf eine Unverträglichkeit weit weniger gefährlich. Wenn Sie auf Nummer sicher gehen wollen:

Es gibt inzwischen auch glutenfreie Brotsorten, die gleichzeitig arm an Kohlenhydraten, aber reich an Öl und Eiweiß sind; das ist vor allem Mehlen aus Buchweizen und Ölsamen zu verdanken, wie Kürbiskern- und Traubenkern. Wenn Sie bei Ihrem Bäcker nicht fündig werden, finden Sie auf Seite 194 ein Brotrezept. Auch die zum Frühstück empfohlene Ölmischung können Sie selbst zubereiten. Welche Öle sich dazu eignen, erfahren Sie auf Seite 139. Wenn Sie es morgens gern süß mögen, finden Sie nicht nur auf Seite 150 f. viele Anregungen; blättern Sie auch weiter auf Seite 188 f. – dort finden Sie zwei Vorschläge für frische Waffeln. Lassen Sie sich einfach inspirieren, wie gut Gesundheit schmecken kann!

Eierbrot mit Tomatenquark

Zutaten für 1 Portion
1 Ei | 25 g Proteinbrot | 1 TL Butter | 50 g Tomate |
2 TL Ölmischung spezial | 80 g Quark (40 %)

PORTION 370 kcal | 30 g F | 8 g KH | 19 g E

1 Ei nach Geschmack hart kochen, schälen und
in Scheiben schneiden. Proteinbrot dünn mit
Butter bestreichen. Eierscheiben darauflegen.

2 Tomate waschen, fein würfeln und mit dem
Öl unter den Quark rühren. Zum Eibrot essen.

Quark mit Hanfnüssen

Zutaten für 1 Portion
125 g Quark (40 %) | 3 TL Ölmischung spezial |
1 EL geschälte Hanfnüsse

PORTION 490 kcal | 55 g F | 4 g KH | 8 g E

Quark mit der Ölmischung cremig rühren. Die
geschälten Hanfnüsse unterheben.

Avocado-Krabben-Brot

Zutaten für 1 Portion
125 g Avocado | 1 TL Zitronensaft | 50 g saure
Sahne | 2 TL Ölmischung spezial | 2 EL Krabben |
Pfeffer, Salz | 25 g Proteinbrot

PORTION 530 kcal | 46 g F | 7 g KH | 21 g E

Avocado halbieren. Den Stein entfernen und das
Fruchtfleisch mit einem Löffel auslösen. Zitronensaft, saure Sahne und Öl zugeben; Krabben
untermischen. Das Avocadomus salzen, pfeffern
und auf das Proteinbrot streichen.

Schnittlauch-Quark

Zutaten für 1 Portion
60 g Quark (40 %) | 50 g Laktat-Drink | 1 TL Öl-
mischung spezial | 1/2 TL Sahne | 1/2 TL geschälte
Hanfnüsse | Salz | 1/2 EL Schnittlauchröllchen

PORTION 170 kcal | 13 g F | 4 g KH | 9 g E

Quark, Laktat-Drink, Ölmischung und Sahne
cremig rühren. Hanfnüsse zugeben und mit Salz
sowie den Schnittlauchröllchen abschmecken.

Salami-Tomaten-Gurken-Brot

Zutaten für 1 Portion
80 g Tomaten | 80 g Gurke | 100 g Proteinbrot |
2 TL Butter | 50 g Rinder- oder Büffelsalami |
3 TL Ölmischung spezial | 100 g saure Sahne

PORTION 630 kcal | 50 g F | 20 g KH | 24 g E

Tomate und Gurke waschen und in Scheiben
schneiden. Proteinbrote mit Butter bestreichen.
Salami, Tomaten und Gurken auf 2 Brote verteilen, die anderen auflegen. Ölmischung mit
saurer Sahne verrühren und zum Brot essen.

Radieschen-Frischkäse

Zutaten für 1 Portion
125 g körniger Frischkäse | 50 g Schmand (24 %) |
3 TL Ölmischung spezial | 3 Radieschen |
1–2 EL Schnittlauchröllchen

PORTION 357 kcal | 29 g F | 6 g KH | 17 g E

Frischkäse, Schmand und Öl verrühren. Radieschen waschen und dazu raffeln. Schnittlauch
untermischen.

Roastbeef mit saurer Gurke

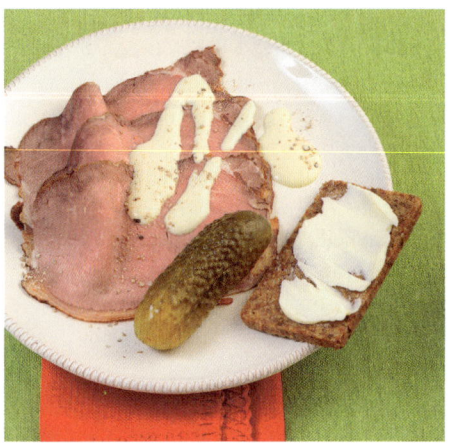

Schinken-Spargel-Röllchen

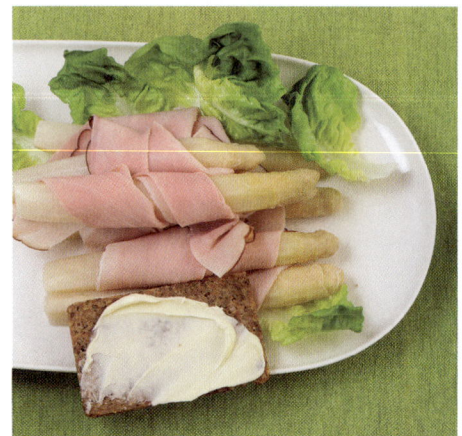

Zutaten für 1 Portion

1 Eigelb | ½ TL milder Senf (ungezuckert) | Salz, Pfeffer | Süßstoff | 1–2 TL Ölmischung spezial | 60 g Roastbeef gebraten | 1 saure Gurke | 25 g Proteinbrot | 1 TL Butter

PORTION 251 kcal | 19 g F | 6 g KH | 16 g E

1   Für die Mayonnaise Eigelb, Senf, Salz, Pfeffer und etwas Süßstoff im Mixer oder mit dem Handrührgerät verrühren. Die Ölmischung unter stetem Rühren tröpfchenweise zugeben, bis die Masse bindet.

2   Roastbeef auf einem Teller anrichten und dekorativ mit Mayonnaise beträufeln. Saure Gurke der Länge nach in dünne Scheiben schneiden und das Roastbeef damit garnieren.

3   Proteinbrot dünn mit Butter bestreichen. Zum Roastbeef essen.

Tipp

Damit die Mayonnaise nicht gerinnt, müssen alle Zutaten Raumtemperatur haben.

Zutaten für 1 Portion

30 g Kopfsalat | 25 g Proteinbrot | 1 TL Butter | 7 Stangen Spargel (Konserve) | 150 g gekochter Schinken

PORTION 317 kcal | 13 g F | 8 g KH | 42 g E

1   Kopfsalat verlesen, gründlich waschen und trockenschleudern. Das Proteinbrot dünn mit Butter bestreichen.

2   Spargel gründlich abtropfen lassen. Je 1 Stange Spargel in 1 Scheibe Schinken wickeln; sehr große Scheiben vorher eventuell halbieren.

3   Salatblätter auf einen Teller verteilen und die Schinken-Spargel-Röllchen darauf anrichten. Das Butterbrot dazulegen.

Tipp

Verrühren Sie 100 ml saure Sahne mit 2 TL Ölmischung spezial. Die Creme nach Geschmack mit frisch gehackten Kräutern oder Zitronengras abschmecken. Auf die einzelnen Spargelstangen streichen und erst dann mit Schinken umwickeln.

Spinat-Omelett

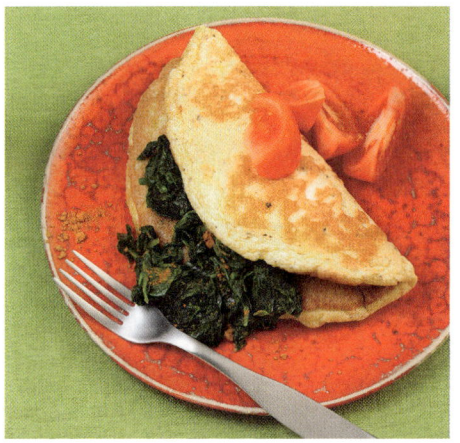

Zutaten für 1 Portion

150 g frischer Blattspinat | 1 TL Butter | gekörnte Gemüsebrühe | Kurkuma | 1 Tomate | 2 Eier | 1/2 TL Sahne | Salz, Pfeffer | geriebene Muskatnuss | 1 1/2 EL Kokosöl

PORTION 280 kcal | 26 g F | 3 g KH | 12 g E

1 Blattspinat verlesen und gründlich waschen. Butter in einem Topf schmelzen. Tropfnassen Spinat zugeben und ca. 5 Minuten dünsten. Nach Geschmack mit gekörnter Gemüsebrühe und Kurkuma würzen.

2 Tomate waschen und achteln. Eier trennen. Eigelb mit Sahne verquirlen. Mit Salz, Pfeffer und Muskatnuss abschmecken. Eiweiß zu steifem Schnee schlagen und vorsichtig unterheben.

3 Kokosöl in einer Pfanne erhitzen. Ei hineingießen. Wenn die Masse stockt, den Spinat darauf verteilen und das Omelett darüberschlagen.

4 Omelett auf einem Teller anrichten. Mit den Tomatenachteln garnieren.

Spiegeleier mit Speck

Zutaten für 1 Portion

50 g Speck | 1 Tomate | 1 TL Butter | 2 Eier | Salz, Pfeffer

PORTION 340 kcal | 30 g F | 2 g KH | 16 g E

1 Speck würfeln. Tomate waschen und achteln.

2 Speck in heißer Butter knusprig anbraten. Eier dazuschlagen und braten; salzen und pfeffern. Mit den Tomatenachteln anrichten.

Tsasiki

Zutaten für 1 Portion

100 g Gurke | 1/2 Knoblauchzehe | 100 g Quark (40 %) | 50 ml Laktat-Drink | 3 TL Ölmischung spezial | Salz, Pfeffer

PORTION 400 kcal | 37 g F | 7 g KH | 10 g E

Gurke schälen und grob raspeln. Knoblauch schälen und fein hacken. Mit den restlichen Zutaten verrühren. Herzhaft abschmecken.

Kräuter-Rührei

Zutaten für 1 Portion

2 Eier | 1 TL Sahne | 1–2 EL gehackte Kräuter | Salz, Pfeffer | 1 EL Schinkenspeckwürfel

PORTION 265 kcal | 20 g F | 4 g KH | 21 g E

1 Eier mit Sahne verquirlen. Kräuter zufügen.

2 Schinkenspeck ohne Fett kross anbraten. Das Ei zugeben. Sobald die Masse stockt, mit zwei Gabeln in Stücke zupfen und fertig braten.

Gurkensandwich mit Salami

Zutaten für 1 Portion
2 Essiggurken | 1 Ei | 50 g Proteinbrot | 1 TL Butter | 50 g Büffelsalami
PORTION 420 kcal | 31 g F | 7 g KH | 37 g E

1 Essiggurken der Länge nach in dünne Scheiben schneiden. Ei nach Geschmack weich oder hart kochen.

2 Proteinbrote dünn mit Butter bestreichen. Eine Scheibe mit Büffelsalami und Essiggurken belegen. Die zweite darauflegen. Zum Ei essen.

Frühstücksbrot mit Rohkost

Zutaten für 1 Portion
50 g Proteinbrot | 1 TL Butter | 60 g Bergkäse (Rahmstufe) | 50 g Büffelbierwurst | 50 g Gurke | 30 g frische Radieschen | 1 Zweig Dill
PORTION 535 kcal | 41 g F | 9 g KH | 30 g E

1 Proteinbrote dünn mit Butter bestreichen. Ein Butterbrot mit Bergkäse, das andere mit Büffelbierwurst belegen.

2 Gurke waschen und mit der Schale in fingerdicke Stifte schneiden. Radieschen waschen, putzen und vierteln.

3 Die Gurkensticks und Radieschen in einem Schälchen anrichten. Mit Dill garnieren und zu den Broten servieren.

Tipp
Alle belegten Brote auf diesen Rezeptseiten können Sie gut verpackt auch für ein spätes Frühstück ins Büro mitnehmen.

Dillquark mit Räucherlachs

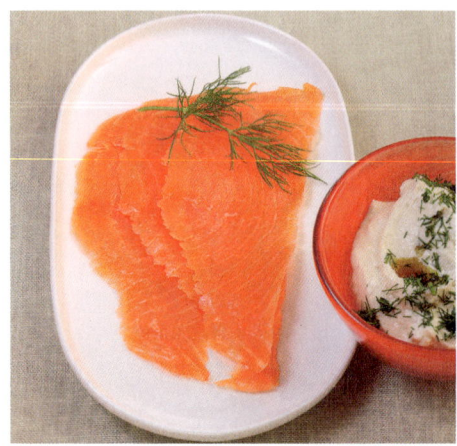

Zutaten für 1 Portion
125 g Quark (40 %) | 3 TL Ölmischung spezial | 1 TL Dillspitzen | 80 g Räucherlachs
PORTION 673 kcal | 58 g F | 3 g KH | 62 g E

Quark und Ölmischung cremig rühren. Die gehackten Dillspitzen untermischen. Räucherlachs auf einem Teller anrichten und mit Dillquark servieren.

Eiersalat mit Wurstbrot

Zutaten für 1 Portion
80 g Gurke | 1 Ei | 3 TL Ölmischung spezial | 50 g saure Sahne | 100 g Proteinbrot | 50 g Büffelbierwurst
PORTION 695 kcal | 57 g F | 17 g KH | 25 g E

1 Gurke waschen und hobeln. Ei hart kochen, schälen und achteln. Öl mit saurer Sahne, Gurke und Ei vermengen. Proteinbrote mit Büffelbierwurst belegen. Zum Eiersalat essen.

Avocado-Frischkäse

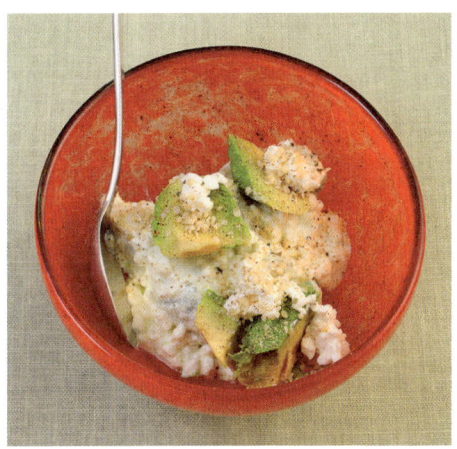

Zutaten für 1 Portion
125 g Avocado | 125 g körniger Frischkäse | 3 TL Ölmischung spezial | Salz, Pfeffer | 1 EL geschälte Hanfnüsse

PORTION 558 kcal | 50 g F | 5 g KH | 21 g E

1 Avocado halbieren und den Stein entfernen. Fruchtfleisch mit einem Löffel auslösen.

2 Körnigen Frischkäse und Ölmischung mit dem Avocadofleisch verrühren. Salzen und pfeffern. Die geschälten Hanfnüsse darüberstreuen.

Schnelle Brote

Zutaten für 1 Portion
50 g Proteinbrot | 1 TL Butter | 50 g Rindersalami | 2 gehäufte TL Konfitüre spezial

PORTION 314 kcal | 20 g F | 9 g KH | 14 g E

Proteinbrote dünn buttern. 1 Scheibe mit Salami belegen, die andere mit Konfitüre bestreichen.

Paprika-Quark

Zutaten für 1 Portion
75 g Quark (40 %) | $\frac{1}{2}$ EL Ölmischung spezial | Salz | Paprikapulver edelsüß | Rosenpaprika | $\frac{1}{2}$ EL geschälte Hanfnüsse | $\frac{1}{2}$ kleine rote Paprika | 1 kleine Tomate | $\frac{1}{2}$ Bund Basilikum | 25 g Proteinbrot

PORTION 370 kcal | 32 g F | 13 g KH | 12 g E

1 Den Quark mit der Ölmischung cremig rühren; eventuell noch etwas Wasser zugeben. Mit Salz und den beiden Paprikapulversorten würzen. Geschälte Hanfnüsse unterrühren.

2 Paprika putzen, waschen und klein würfeln. Basilikum abbrausen und trockenschütteln. Die Blättchen abzupfen und klein schneiden. Mit den Paprikawürfelchen zum Quark geben.

3 Die Tomate waschen, in dünne Scheiben schneiden und auf das Proteinbrot legen. Zum Paprikaquark genießen.

Salamibrote mit Frühstücksei

Zutaten für 1 Portion
2 Radieschen | 1 Ei | 50 g Proteinbrot | 1 TL Butter | 50 g Büffelsalami

PORTION 420 kcal | 31 g F | 7 g KH | 27 g E

1 Radieschen putzen, waschen und in dünne Scheiben schneiden. Das Ei nach persönlichem Geschmack 3–5 Minuten kochen.

2 Proteinbrote dünn mit Butter bestreichen. Büffelsalami darauf verteilen und mit Radieschenscheiben garnieren. Die Wurstbrote zum Frühstücksei essen.

Mandarinen-Cashew-Quark

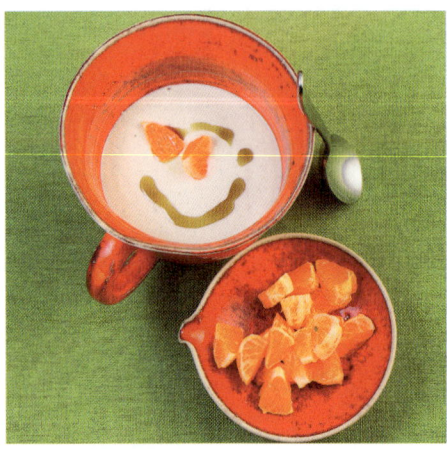

Zutaten für 1 Portion
60 g Quark (40 %) | 50 g Laktat-Drink | 1 TL Öl-
mischung spezial | 2 TL Cashewnussmus | ½ TL
Agavendicksaft | ½ Vanilleschote | ½ Mandarine

PORTION 240 kcal | 15 g F | 11 g KH | 6 g E

Quark mit Laktat-Drink, Ölmischung, Nussmus
und Agavendicksaft cremig rühren. Vanilleschote
halbieren. Mark in den Quark kratzen. Mandarine schälen, Fruchtschnitze in Würfel schneiden
und unter den Quark heben.

Schnelle Schokobrote

Zutaten für 1 Portion
50 g Proteinbrot | 1 EL Butter | 1 TL Kakaocreme
(kohlenhydratarm) | 3 TL Ölmischung spezial |
100 g Mascarpone

PORTION 750 kcal | 70 g F | 13 g KH | 12 g E

Brote mit Butter und Kakaocreme bestreichen.
Öl mit Mascarpone verrühren; dazu genießen.

Schokoquark mit Hanfnüssen

Zutaten für 1 Portion
30 g Quark (40 %) | 2 TL Ölmischung spezial |
1 EL geschälte Hanfnüsse | 2 TL Kakaocreme
(kohlenhydratarm)

PORTION 270 kcal | 18 g F | 5 g KH | 8 g E

1 Den Speisequark in einer Schüssel mit der
Ölmischung cremig rühren.

2 Hanfnüsse in einer beschichteten Pfanne
ohne Fett leicht braun rösten.

3 Die Hälfte der Nüsse mit der Kakaocreme in
den Quark rühren. Mit den restlichen Hanfnüssen garnieren.

Zitronenquark

Zutaten für 1 Portion
1 Ei | 100 g Quark (40 %) | 1 TL Ölmischung spe-
zial | 1 TL Leinöl | 1 TL Zitronensaft | abgeriebene
Zitronenschale | 1 EL geschälte Hanfnüsse | Süß-
stoff | 1 TL Kakaopulver (ungesüßt)

PORTION 500 kcal | 43 g F | 5 g KH | 19 g E

1 Ei trennen. Quark, Eigelb, Ölmischung, Leinöl und Zitronensaft cremig rühren. Zitronenschale und Hanfnüsse zufügen. Mit Süßstoff
abschmecken. Eiweiß zu steifem Schnee schlagen und vorsichtig unterheben.

2 Quarkmischung in eine gefrierfeste Form
füllen und etwa 15 Minuten in den Tiefkühler
stellen. Kurz vor dem Servieren noch einmal
mit dem Handrührgerät durchrühren. In ein
Schälchen füllen und mit Kakao bestäuben.

Quark-Aprikosen

Zutaten für 1 Portion
2 Aprikosen | 1 EL Quark (40 %) | $\frac{1}{2}$ TL Zitronen-
saft | $\frac{1}{2}$ TL Ölmischung spezial | Süßstoff | ab-
geriebene Zitronenschale | $\frac{1}{2}$ EL geschälte Hanf-
nüsse

PORTION 90 kcal | 5 g F | 6 g KH | 4 g E

1 Aprikosen waschen, halbieren und entstei-
nen. Speisequark mit Zitronensaft und Ölmischung glatt rühren. Nach Geschmack mit Süßstoff und Zitronenschale verfeinern.

2 Quark in die Aprikosenhälften füllen. Mit
geschälten Hanfnüssen bestreuen.

Nuss-Frucht-Joghurt

Zutaten für 1 Portion
35 g Heidelbeeren | 50 g Naturjoghurt (vollfett) |
60 g Laktat-Drink | 2 TL Ölmischung spezial |
Zimt | Süßstoff | 1 EL gemahlene Haselnüsse

PORTION 220 kcal | 19 g F | 6 g KH | 4 g E

1 Heidelbeeren abbrausen und abtropfen lassen.
Ein paar Beeren zum Dekorieren beiseitelegen.

2 Joghurt, Laktat-Drink und Öl verrühren. Mit
Süßstoff und Zimt verfeinern. Nüsse zufügen.

3 Beeren in ein Schälchen füllen und den
Joghurt darübergießen. Mindestens 30 Minuten
im Kühlschrank ziehen lassen. Mit den letzten
Beeren verzieren.

Tipp
*Statt frischer Beeren können Sie auch 2 TL Wald-
beerkonfitüre in den Joghurt rühren.*

Tofu-Himbeer-Pudding

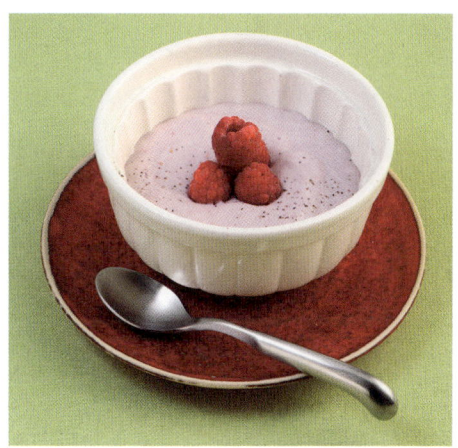

Zutaten für 1 Portion
50 g Seidentofu | $\frac{1}{2}$ TL Mandelmus | $\frac{1}{2}$ TL Ölmi-
schung spezial | 25 g frische Himbeeren | 1 Prise
Vanillepulver | Süßstoff

PORTION 150 kcal | 11 g F | 6 g KH | 7 g E

Seidentofu, Mandelmus und Ölmischung verrühren. Himbeeren zerdrücken und untermischen (vorher einige Beeren beiseitelegen). Mit
Vanillepulver und Süßstoff verfeinern und mit
den restlichen Himbeeren verzieren.

Papaya mit Konfitürebroten

Zutaten für 1 Portion
50 g Proteinbrot | 1 TL Butter | 1 TL Konfitüre |
125 g frische Papaya | Zitronensaft

PORTION 172 kcal | 9 g F | 11 g KH | 7 g E

Brote mit Butter und Konfitüre bestreichen. Papaya halbieren, entkernen, schälen, in Schnitze
schneiden und mit Zitronensaft beträufeln.

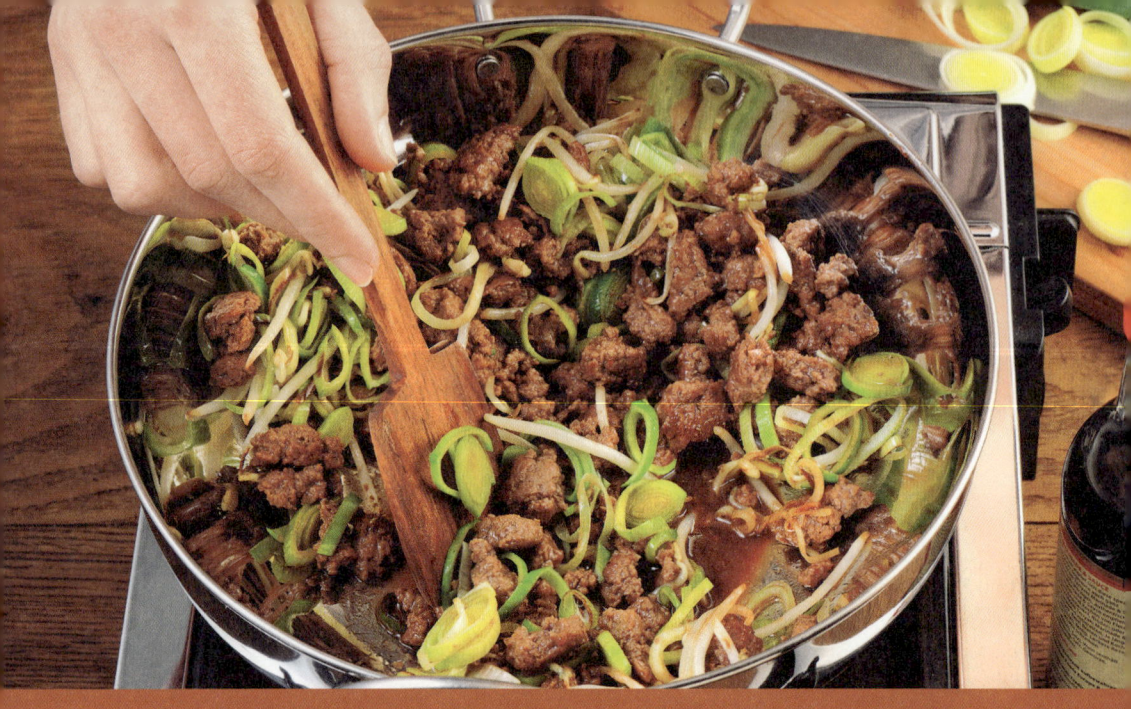

Mittagessen:
die Energiereserven füllen

EIN TYPISCHES MITTAGESSEN – darunter stellen sich viele ein schönes Stück Fleisch oder Fisch vor, dazu noch eine Portion Nudeln, Reis oder Kartoffeln und ein wenig Gemüse beziehungsweise einen Teller Salat. Richtig zubereitet sind Fleisch, Fisch, Gemüse und Salat tatsächlich sehr gesunde Lebensmittel; hier dürfen Sie also weiterhin bedenkenlos zugreifen. Die Kombination von Eiweiß, Öl/Fett und Ballaststoffen sättigt sogar besonders gut und führt dem Körper zudem gleichmäßig Energie zu, ohne dass es zu einem starken und schnellen Blutzuckeranstieg kommt. Und das wirkt sich natürlich auch auf Ihre Leistungsfähigkeit am Nachmittag aus. Aufpassen sollten Sie nur bei den Sättigungsbeilagen wie Kartoffeln oder Nudeln, weil sie sehr kohlenhydratreich sind. Sie können auch zu speziellen Nudeln und Brot mit geringem oder moderatem Kohlenhydratanteil (siehe Seite 136 f.) greifen. Sie machen genauso satt, sind aber viel gesünder. Gesund sind auch die Ölmischung und das Ballaststoffpulver, die in vielen Rezepten benötigt werden. Was Sie darüber wissen müssen, erfahren Sie im Unterkapitel »Die Ernährung nach dem Dr.-Coy-Prinzip« ab Seite 122. Wer es süß mag, darf sein Mittagsmenü sogar mit einem Nachtisch »krönen« – sofern damit nicht die Gesamtmenge an Kohlenhydraten überschritten wird. Eine bunte Rezeptauswahl für kohlenhydratarme Desserts, Gebäck und Kuchen finden Sie ab Seite 185.

Spätzle mit Schwarzwurzeln

Zutaten für 1 Portion
30 g Speisequark (40 %) | 1 großes Ei | 20 g
feine Haferkleie | 15 g Einkorn-Vollkornmehl |
Salz | geriebene Muskatnuss | 250 g Schwarz-
wurzeln | Zitronensaft | 1 EL Butter | 2 EL Ballast-
stoffpulver | 1 EL gekörnte Brühe | 50 g Sahne |
Pfeffer

PORTION 580 kcal | 47 g F | 48 g KH | 44 g E

1 Für den Spätzleteig Speisequark, Ei, Haferkleie und Einkorn-Vollkornmehl zu einem
geschmeidigen Teig kneten. Mit 1 Prise Salz und
etwas geriebener Muskatnuss würzen.

2 In einem großen Topf reichlich Wasser zum
Kochen bringen. Den Teig mit einem Spätzlehobel oder von einem Brett portionsweise ins
heiße Wasser schaben. Spätzle kochen, bis sie
oben schwimmen, in ein Sieb gießen und
abtropfen lassen.

3 Schwarzwurzeln unter fließendem Wasser
gründlich waschen, die Haut mit dem Sparschäler abziehen. Die Wurzeln in 5 cm lange Stücke
schneiden und sofort in Zitronenwasser legen.

4 In einem Topf ½ l Salzwasser aufkochen. Die
Schwarzwurzeln 15–20 Minuten sanft darin
kochen lassen. Abgießen; Garwasser auffangen.

5 Butter im Topf schmelzen lassen. Ballaststoffpulver, Sahne und gekörnte Brühe einrühren.
Weiterkochen, bis eine sämige Sauce entstanden
ist. Mit Salz, Pfeffer und Muskat abschmecken.
Nach Belieben etwas Zitronensaft zufügen und
die Sauce nochmals sanft kochen lassen. Schwarzwurzeln dazugeben.

6 Spätzle mit Schwarzwurzeln anrichten.

Gemüsepfanne

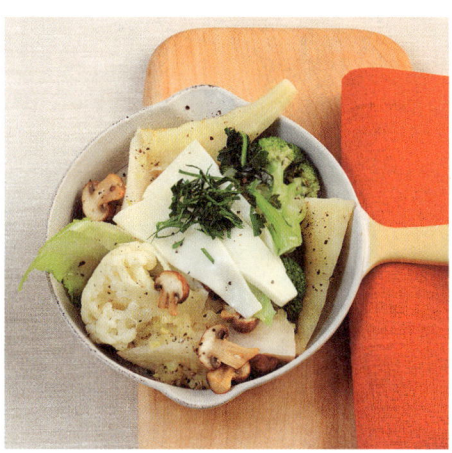

Zutaten für 1 Portion
250 g Gemüsemischung (z. B. Romanesco, Brokkoli, Blumenkohl, Pastinaken, weiße Rüben, Sel-
lerie, Champignons) | ½ Zwiebel | ½ Knoblauch-
zehe | Salz | 1 TL Olivenöl | Pfeffer, geriebene
Muskatnuss | ½ Tasse Gemüsebrühe | 50 g
Bergkäse | 1 EL gehackte Petersilie

PORTION 352 kcal | 27 g F | 10 g KH | 16 g E

1 Gemüse putzen, waschen und je nach Sorte
schälen. In mundgerechte Stücke beziehungsweise in Röschen teilen. Zwiebel und Knoblauch
schälen und fein würfeln. Gemüse in einem
Topf knapp mit Salzwasser bedecken und ca. 5
Minuten bissfest garen.

2 In einer großen Pfanne das Olivenöl erhitzen.
Zwiebel und Knoblauch darin anschwitzen.
Gemüse zugeben. Mit Salz, Pfeffer und geriebe-
ner Muskatnuss würzen.

3 Brühe angießen und alles nochmals 8 Minuten dünsten. Bergkäse auflegen und 3–5 Minuten zerlaufen lassen. Mit Petersilie bestreuen.

Gefüllte Pfannkuchen

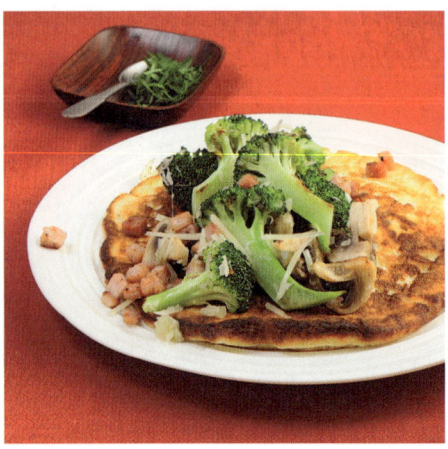

verrühren. Eiweiß zu steifem Schnee schlagen und vorsichtig unterheben.

4 In einer zweiten Pfanne das restliche Kokosöl erhitzen. Nacheinander 2 Pfannkuchen backen.

5 Geriebenen Gouda über die Brokkoli-Pilz-Mischung streuen und alles gut durchmischen; mit Petersilie bestreuen. Pfannkuchen mit der Brokkoli-Mischung füllen und sofort servieren.

Pfannkuchen mit Rucola

Zutaten für 1 Portion

1 kleine Zwiebel | 125 g Champignons | 50 g Brokkoli | 50 g gekochter Schinken | 2 EL Kokosöl | 2 kleine Eier | 90 g Quark (40 %) | 50 ml Milch | 25 g feine Haferkleie | 15 g Einkorn-Vollkornmehl | 10 g Kokosmehl | 10 g Ballaststoffpulver | Salz | Zimt | 50 g geriebenen Gouda | 1 EL gehackte Petersilie

PORTION 570 kcal | 63 g F | 32 g KH | 56 g E

1 Zwiebel schälen und fein würfeln. Champignons putzen und je nach Größe halbieren oder vierteln. Brokkoli putzen, waschen und in Röschen teilen. Schinken in Würfel schneiden.

2 In einer Pfanne 1 EL Kokosöl erhitzen und die Zwiebelwürfelchen darin anschwitzen. Brokkoli zugeben und 5–10 Minuten bissfest garen (eventuell etwas Wasser zufügen). Pilze und Schinken zufügen und kurz mitdünsten.

3 Eier trennen. Eigelb mit Quark, Milch, Haferkleie, Einkorn-Vollkornmehl, Kokosmehl, Ballaststoffpulver sowie je 1 Prise Salz und Zimt

Zutaten für 1 Portion

50 g Rucola | 1 TL Obst-Essig | 1 TL Ölmischung spezial | Salz | Süßstoff | $\frac{1}{2}$ TL Estragon | 1 TL gewürfeltes Zitronenfruchtfleisch | 1 TL gehackte Walnusskerne | 3 Eier | 175 g Quark (40 %) | 100 ml Milch | 50 g feine Haferkleie | 30 g Einkorn-Vollkornmehl | 20 g Kokosmehl | 20 g Ballaststoffpulver | 1 TL Kokosöl

PORTION 580 kcal | 38 g F | 31 g KH | 31 g E

1 Rucola waschen und trockenschleudern.

2 Für das Dressing Obstessig, Ölmischung, 1 EL Wasser, 1 Prise Salz und etwas Süßstoff verquirlen. Estragon, Zitrone und gehackte Wallnusskerne zufügen. Über den Rucola geben.

3 Eier trennen. Quark, Milch, Haferkleie, Einkorn-Vollkornmehl, 20 g Kokosmehl, Ballaststoffpulver und 1 Prise Salz verrühren. Eiweiß zu steifem Schnee schlagen und unterheben.

4 Kokosöl erhitzen und nacheinander 2 Pfannkuchen backen. Mit dem Salat füllen.

Pastinaken-Puffer

Zutaten für 1 Portion

125 g Pastinaken | 25 g Lauch | 1 EL Ballaststoff-pulver | Salz, Pfeffer | 1 EL Kokosöl

PORTION 180 kcal | 17 g F | 4 g KH | 7 g E

1 Pastinaken schälen und mit der Gemüsereibe grob raffeln. Lauch putzen, waschen und in feine Ringe scheiden.

2 Pastinake, Lauch und Ballaststoffpulver mit 15 ml Wasser vermengen. Mit Salz und Pfeffer herzhaft würzen.

3 Das Kokosöl in einer Pfanne erhitzen. Je 1–2 EL Pastinaken-Lauch-Masse in die Pfanne geben und flachdrücken. Die Puffer von beiden Seiten goldbraun braten, kurz auf Küchenpapier abtropfen lassen und heiß servieren.

Käsespätzle mit Eisbergsalat

Zutaten für 1 Portion

125 g Eisbergsalat | 30 g Speisequark (40 %) | 1 großes Ei | 20 g feine Haferkleie | 15 g Einkorn-Vollkornmehl | Salz | geriebene Muskatnuss | 2 kleine Zwiebeln | 30 g Butter | 125 g gerie-bener Emmentaler | 1 EL Schmand | 1 EL Öl-mischung spezial | 1 EL Obstessig | Pfeffer

PORTION 1052 kcal | 80 g F | 25 g KH | 58 g E

1 Eisbergsalat verlesen, waschen, trocken-schleudern und in mundgerechte Stücke zupfen.

2 Für den Spätzleteig Speisequark, Ei, Hafer-kleie und Einkorn-Vollkornmehl zu einem geschmeidigen Teig kneten. Mit 1 Prise Salz und etwas geriebener Muskatnuss würzen.

3 In einem großen Topf reichlich Wasser zum Kochen bringen. Den Teig mit einem Spätzleho-bel oder von einem Brett portionsweise ins heiße Wasser schaben. Spätzle kochen, bis sie oben schwimmen, in ein Sieb gießen und abtropfen lassen.

4 Zwiebeln schälen, halbieren und in feine Scheiben schneiden. In einer großen Pfanne die Butter erhitzen. Die Zwiebeln darin langsam und unter wiederholtem Rühren goldgelb bra-ten. Aus der Pfanne nehmen.

5 Spätzle in der gebräunten Zwiebelbutter schwenken. Auf einen großen Teller abwech-selnd Spätzle, Zwiebeln und geriebenen Käse schichten; mit einer Käselage abschließen. Im Backofen unter dem heißen Grill kurz über-backen, bis der Käse geschmolzen ist.

6 Für das Salatdressing Schmand, Ölmischung und Obstessig verrühren; salzen und pfeffern. Den Eisbergsalat damit anmachen und zu den Käsespätzle servieren.

Tipp

Variieren Sie den Spätzleteig nach Ihrem ganz persönlichen Geschmack: Zögern Sie dabei nicht, auch andere kohlenhydratarme Mehle zu probieren. Mit einem kleinen Anteil an Kokos-oder Mandelmehl zum Beispiel schmecken die Spätzle etwas süßer und exotischer. Sie können dann auch gern mit etwas Currypulver würzen; es enthält das krebshemmende Kurkuma. Oder verfeinern Sie den Teig doch einfach einmal mit frisch gehackten Gartenkräutern wie Petersilie, Koriander oder Basilikum.
Sollen die Spätzle noch ballaststoffreicher sein, geben Sie Ballaststoffpulver in den Teig.

Kartoffelklöße mit Rotkohl

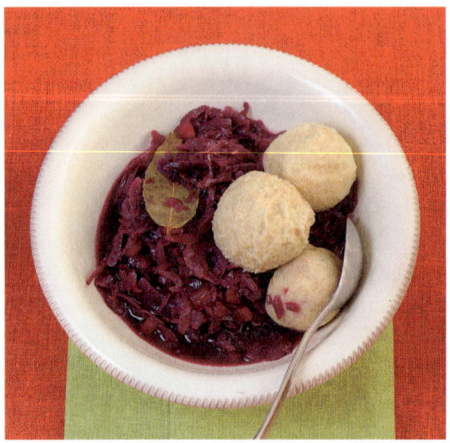

Zutaten für 1 Portion

100 g fest kochende Kartoffeln | 200 g Rotkohl |
1 kleine Zwiebel | 10 g Rinderschmalz | 1 kleiner
Apfel | 5 Wacholderbeeren | 1 Lorbeerblatt | Salz,
Pfeffer | 70 ml Rotwein oder Gemüsebrühe | 1 EL
Rotweinessig | 40 g feine Haferkleie | 10 g Einkorn-
Vollkornmehl | 5 g Ballaststoffpulver | 1 großes
Ei | geriebene Muskatuss

PORTION 520 kcal | 23 g F | 50 g KH | 25 g E

1 Kartoffeln garen, schälen, abkühlen lassen
und auf der Gemüsereibe reiben.

2 Vom Rotkohl die äußeren Blätter entfernen.
Den Kohlkopf zunächst halbieren, dann der
Länge nach vierteln. Den weißen Mittelstrunk
herausschneiden und den Rotkohl auf dem
Gemüsehobel in feine Streifen hobeln. Zwiebel
schälen und in kleine Würfel schneiden.

3 In einem Suppentopf das Schmalz erhitzen.
Zwiebel darin auf mittlerer Temperatur glasig
dünsten. Rotkohl dazugeben und unter gelegentlichem Rühren leicht andünsten.

4 Apfel schälen und vierteln. Das Kerngehäuse
entfernen und das Fruchtfleisch in kleine Würfel schneiden. Apfelwürfel unter den Rotkohl
mischen. Wacholderbeeren, Lorbeerblatt, Salz
und Pfeffer zufügen.

5 Rotwein beziehungsweise Brühe und Rot-
weinessig angießen und einen Deckel auf den
Topf setzen. Rotkohl auf mittlerer Temperatur
etwa 30 Minuten nicht zu weich schmoren. Zwischendurch immer wieder einmal umrühren.

6 Währenddessen die geriebenen Kartoffeln
mit Haferkleie, Einkorn-Vollkornmehl, Ballaststoffpulver und Ei in einer Schlüssel vermengen.
Mit geriebener Muskatnuss würzen.

7 In einem Topf 2 l Wasser zum Kochen bringen. Aus dem Teig kleine Klöße formen. Im
siedenden Wasser 25 Minuten ziehen lassen.

Tipp

*Dazu schmeckt Sauerbraten: Für vier Portionen
1/2 l Buttermilch mit 1 Beutel Sauerbratenge-
würz mischen. 1 kg Rindfleisch in einem Topf mit
Buttermilch komplett bedecken. 4–5 Tage im
Kühlschrank ziehen lassen; täglich umrühren.
Fleisch herausnehmen und trockentupfen.
1 Zwiebel schälen, würfeln und in Rinderschmalz
glasig dünsten. Fleisch zugeben, mit etwas Wasser ablöschen und bei schwacher Hitze etwa 2
Stunden sanft kochen lassen, bis es ganz zart ist.
Fleisch herausnehmen und in Scheiben schneiden. 200 g saure Sahne mit etwas Wasser und
zwei TL Ballaststoffpulver glatt rühren. Mit dem
Fond im Topf verrühren; aufkochen lassen. Mit
Salz, Pfeffer, Isomaltulose und wenig Essig abschmecken. Fleisch in der Sauce über Nacht ziehen lassen. Am nächsten Tag nur noch erwärmen.*

Wirsing-Austernpilz-Pfanne

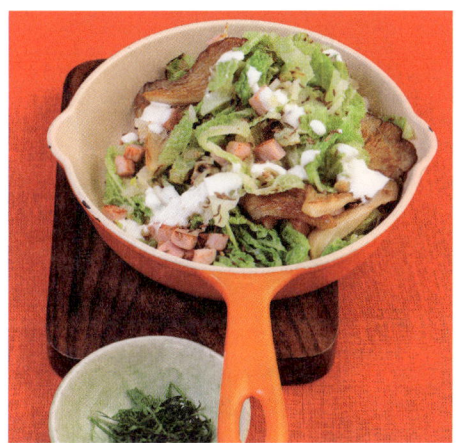

Zutaten für 1 Portion

180 g Wirsing | 50 g Austernpilze | ½ Zwiebel |
50 g Katenschinken | 1 TL Rapsöl | 60 ml Fleisch-
brühe | Salz, Pfeffer | Kümmel | 20 g saure Sahne |
1 EL gehackte Petersilie

PORTION 220 kcal | 12 g F | 7 g KH | 21 g E

1 Wirsing putzen, den harten Strunk entfernen
und den Rest in Streifen schneiden. Austernpilze
mit einer Gemüsebürste gründlich säubern;
Stiele entfernen. Pilze in mundgerechte Stücke
schneiden. Zwiebel schälen und fein würfeln.
Katenschinken ebenfalls in Würfel schneiden.

2 Das Öl erhitzen. Schinken- und Zwiebelwürfel
darin glasig dünsten. Pilze zugeben und 5 Minuten braten. Herausnehmen und abtropfen lassen.

3 Wirsingstreifen im verbliebenen Bratfett etwa
5 Minuten anbraten. Fleischbrühe angießen,
mit Salz, Pfeffer und Kümmel würzen. Rund 20
Minuten weich garen. Pilze, Zwiebeln und
Schinken wieder zugeben; abschmecken. Mit
saurer Sahne und gehackter Petersilie garnieren.

Pfannkuchen mit Kräuterquark

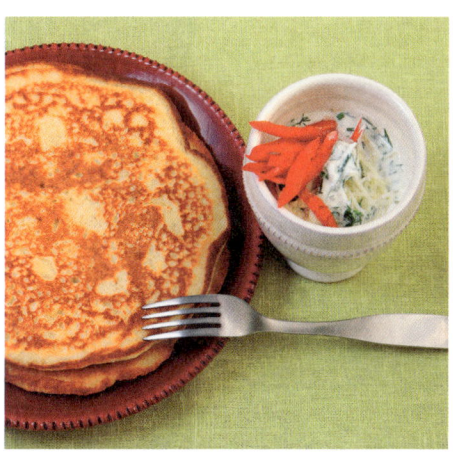

Zutaten für 1 Portion

2 Eier | 90 g Quark (40 %) | 50 ml Milch | 25 g
feine Haferkleie | 15 g Einkorn-Vollkornmehl |
10 g Kokosmehl | 10 g Ballaststoffpulver | Salz |
1 EL Kokosöl | 50 g Magerquark (0,1%) | 1 TL
Ölmischung spezial | 20 ml Laktat-Drink | Salz,
Pfeffer | 1 EL gehackte Kräuter (z. B. Dill, Schnitt-
lauch, Petersilie) | 10 g Emmentaler | 10 g rote
Paprika

PORTION 560 kcal | 33 g F | 30 g KH | 35 g E

1 Eier trennen. Eigelb mit Quark, Milch, Haferkleie, Einkorn-Vollkornmehl, Kokosmehl, Ballaststoffpulver sowie 1 Prise Salz verrühren. Eiweiß
zu steifem Schnee schlagen und unterheben.

2 In einer Pfanne das Kokosöl erhitzen. Nacheinander 2 Pfannkuchen aus dem Teig backen.

3 Magerquark, Ölmischung und Laktat-Drink
verrühren. Mit Salz, Pfeffer, Kräutern und geriebenem Emmentaler verfeinern. Paprika in dünne
Streifen schneiden und den Kräuterquark damit
garnieren. Zu den Pfannkuchen reichen.

Champignonspätzle mit Nuss

Zutaten für 1 Portion

125 g Champignons | 1 EL Kokosöl | Salz, Pfeffer |
geriebene Muskatnuss | 7 g Sojamehl | 15 g ge-
hackte Haselnüsse | 60 ml Gemüsebrühe | $\frac{1}{2}$
Knoblauchzehe | 12 g Sahne (30 %) | 12 g gerie-
bener Emmentaler | $\frac{1}{2}$ TL gehackte Petersilie |
30 g Quark (40 %) | 1 kleines Ei | 20 g feine
Haferkleie | 15 g Einkorn-Vollkornmehl

PORTION 466 kcal | 29 g F | 25 g KH | 27 E

1 Champignons putzen und vierteln. Das
Kokosöl in einer Pfanne erhitzen und die Pilze
darin wenige Minuten dünsten. Mit Salz, Pfeffer
und geriebener Muskatnuss würzen.

2 Sojamehl und gehackte Haselnüsse ohne Fett
in einer weiteren Pfanne anrösten. Gemüsebrühe
angießen, aufkochen lassen und auf kleiner
Flamme etwa 5 Minuten sanft kochen lassen.
Knoblauchzehe schälen und dazupressen. Mit
Salz und Pfeffer abschmecken.

3 Sahne angießen und alles nochmals kurz aufkochen lassen. Geriebenen Emmentaler hinein-
rühren. Gedünstete Champignons in die Käse-
Sahne-Sauce mischen.

4 Für den Spätzleteig Speisequark, Ei, Haferkleie und Einkorn-Vollkornmehl zu einem
geschmeidigen Teig kneten. Mit 1 Prise Salz und
etwas geriebener Muskatnuss würzen.

5 In einem großen Topf reichlich Wasser zum
Kochen bringen. Den Teig mit einem Spätzlehobel oder von einem Brett portionsweise ins
heiße Wasser schaben. Spätzle kochen, bis sie
oben schwimmen, in ein Sieb gießen und
abtropfen lassen. Mit der Champignonsauce
anrichten.

Schinken-Lauch-Quiche

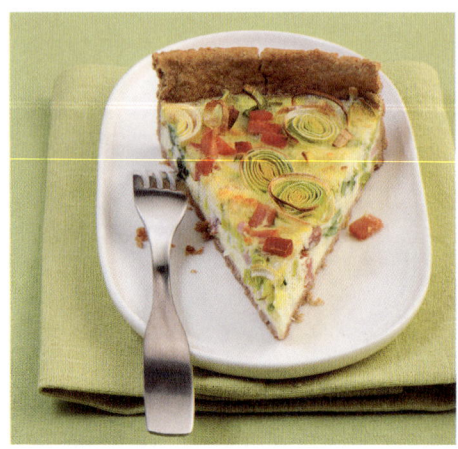

Zutaten für 4 Portionen

100 g feine Haferkleie | 100 g Mandelmehl | 400 g
Schmand | 3 EL Rapsöl | Salz, Pfeffer | 250 g
Lauch | 125 g geräucherte Schinkenwürfel | 150 g
geriebenen Ziegengouda | 4 Eier | geriebene
Muskatnuss

PORTION 314 kcal | 46 g F | 18 g KH | 32 g E

1 Backofen auf 170 °C vorheizen. Haferkleie,
Mandelmehl, 200 g Schmand, 2 EL Rapsöl sowie
je 1 Prise Salz und Pfeffer zu einem geschmeidigen Teig kneten. Ausrollen, den Boden einer
Springform (24 cm Durchmesser) damit auslegen
und einen kleinen Rand hochziehen.

2 Lauch putzen, waschen, in feine Ringe schneiden. In einer Pfanne das restliche Öl erhitzen.
Schinkenwürfel darin anbraten. Lauch zufügen
und kurz anschwitzen. Vom Herd nehmen. Zie-
gengouda, restlichen Schmand und Eier verquirlen. Salzen, pfeffern und mit Muskatnuss würzen.

3 Lauch auf dem Teig verteilen. Ei darübergießen und die Quiche im Ofen 20 Minuten backen.

Pizza Mix

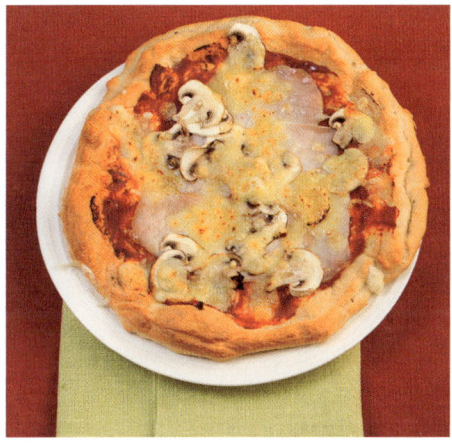

Zutaten für 1 rundes Pizzablech (4 Portionen)
2 Eier | 45 g Roggen-Vollkornmehl | 45 g feine
Haferkleie | 40 g Einkorn-Vollkornmehl | 15 g
Ballaststoffpulver | $\frac{1}{2}$ Päckchen Backpulver |
125 g Magerquark (0,1 %) | 2 EL Tomatenmark |
50 g geriebener Gouda | Salami, Schinken, Pilze
(nach Geschmack)

PORTION 170 kcal | 4 g F | 20 g KH | 12 g E

1 Backofen auf 180 °C vorheizen. Eier trennen.
Roggen-Vollkornmehl, Haferkleie, Einkorn-
Vollkornmehl, Ballaststoffpulver, Backpulver,
Eigelb und Magerquark mit 120 ml Wasser zu
einem geschmeidigen Teig kneten. Eiweiß zu
steifem Schnee schlagen und unterheben.

2 Den Teig dünn auf ein mit Backpapier ausgelegtes Pizzablech ausstreichen. Im heißen Ofen
10 Minuten vorbacken.

3 Pizzaboden mit Tomatenmark bestreichen.
Nach Geschmack mit Salami, Schinken und Pilzen belegen. Gouda darüberstreuen und die Pizza
nochmals für 10 Minuten in den Ofen schieben.

Pizza rustica

Zutaten für 1 rundes Pizzablech (4 Portionen)
2 Eier | 45 g Roggen-Vollkornmehl | 45 g feine
Haferkleie | 40 g Einkorn-Vollkornmehl | 15 g
Ballaststoffpulver | $\frac{1}{2}$ Päckchen Backpulver |
125 g Magerquark (0,1 %) | 2 EL Tomatenmark |
50 g geriebener Gouda | 1 EL Kapern | 1 EL Sar-
dellen | 2 EL Oliven

PORTION 270 kcal | 12 g F | 23 g KH | 17 g E

1 Backofen auf 180 °C vorheizen. Eier trennen.
Rogen-Vollkornmehl, Haferkleie, Einkorn-Vollkornmehl, Ballaststoffpulver, Backpulver, Eigelb
und Magerquark mit 120 ml Wasser zu einem
geschmeidigen Teig kneten. Eiweiß zu steifem
Schnee schlagen und unterheben.

2 Den Teig dünn auf ein mit Backpapier ausgelegtes Pizzablech ausstreichen. Im heißen Ofen
10 Minuten vorbacken.

3 Pizzablech herausnehmen und den Boden
mit Tomatenmark bestreichen. Mit Kapern, Sar-
dellen und Oliven belegen. Geriebenen Gouda
aufstreuen. Nochmals in den Ofen schieben und
in etwa 10 Minuten fertig backen.

Tipp

*Sie können für den Pizzateig auch zu gleichen
Teilen Einkorn-Vollkornmehl, Haferkleie- und
Mandelmehl mischen. Backen Sie auch bei die-
ser Variante den Boden erst 10 Minuten im hei-
ßen Ofen vor, ehe Sie ihn belegen.*
*Eine leckere Idee fürs nächste Picknick ist indi-
sches »Naan-Brot«: Bereiten Sie einen Teig aus
Einkorn-Vollkornmehl, dem Sie frisch gehackten
Koriander oder geröstete und gemahlene Kori-
anderkörner und Kerbel zugeben. Rollen Sie den
Teig etwas dicker aus und backen Sie ihn im hei-
ßen Ofen knusprig braun.*

Matjes mit Gurke und Paprika

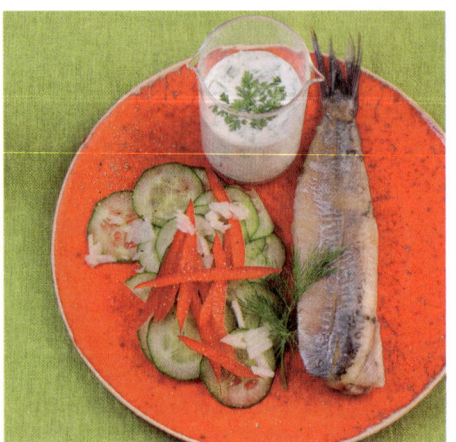

Krabbenomelett

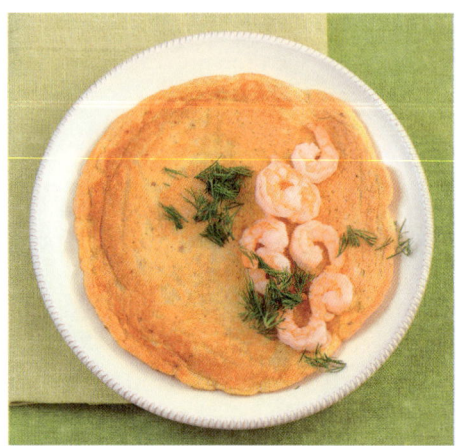

Zutaten für 1 Portion

75 g Gurke | ½ rote Paprika | ½ Zwiebel | 40 g Laktat-Drink | ½ EL saure Sahne | ½ Knoblauchzehe | je 1 TL gehackter Estragon, Dill und Kerbel | Salz, Pfeffer | 150 g Matjesfilet

PORTION 870 kcal | 72 g F | 5 g KH | 50 g E

1 Gurke waschen und mit der Schale in dünne Scheiben hobeln. Paprika putzen, waschen und in feine Streifen schneiden. Zwiebel schälen und fein würfeln.

2 Für die Sauce in einer kleinen Schale den Laktat-Drink und die saure Sahne glatt rühren. Knoblauchzehe schälen und dazupressen. Mit gehacktem Estragon, Dill und Kerbel sowie Salz und Pfeffer verfeinern. Kurz ziehen lassen. Kurz vor dem Servieren die Gurkenscheiben, Paprikastreifen und Zwiebelwürfelchen unter die Kräuter-Sahne-Sauce mischen.

3 Das Matjesfilet kalt abbrausen, trockentupfen und auf einem Teller anrichten. Dekorativ mit der Sauce beträufeln.

Zutaten für 1 Portion

3 Eier | 1 TL Ballaststoffpulver | Salz, weißer Pfeffer | geriebene Muskatnuss | 1 ½ TL Rapsöl | 50 g Krabben | 1 TL gehackter Dill

PORTION 230 kcal | 18 g F | 1 g KH | 17 g E

1 Eier trennen. Eigelb mit 1 TL Wasser etwa 1 Minute aufschlagen. Ballaststoffpulver in 1 weiterem TL Wasser lösen und mit je 1 Prise Salz, Pfeffer und geriebener Muskatnuss zum Eigelb geben. Eiweiß zu steifem Schnee schlagen und vorsichtig unterheben.

2 Krabben unter kaltem Wasser kurz abbrausen; mit Küchenpapier trockentupfen.

3 In einer Pfanne 1 TL Rapsöl erhitzen. Eimasse hineingießen und das Omelett 4–5 Minuten auf kleiner Flamme stocken lassen.

4 Krabben im restlichen Rapsöl unter vorsichtigem Wenden erwärmen. Omelett mit Krabben belegen und mit gehacktem Dill garnieren. Sehr heiß servieren.

Spinat-Lachs-Quiche

Zutaten für 4 Portionen
100 g feine Haferkleie | 100 g Mandelmehl |
400 g Schmand | 3 EL Rapsöl | Salz, Pfeffer |
220 g Spinat (tiefgekühlt) | 1 EL Olivenöl | 100 g
Räucherlachs | 100 g geriebener Mozzarella |
4 Eier | geriebene Muskatnuss | Chiliflocken
PORTION 644 kcal | 48 g F | 17 g KH | 35 g E

1 Backofen auf 170 °C vorheizen. Haferkleie,
Mandelmehl, 200 g Schmand, Rapsöl, Salz und
Pfeffer zu einem geschmeidigen Teig kneten.
Den Boden einer runden Springform (24 cm
Durchmesser) damit ausrollen; einen kleinen
Rand hochziehen.

2 In einer Pfanne das Olivenöl erhitzen. Den
gefrorenen Spinat zugeben und etwa 5 Minuten
erhitzen. Räucherlachs in Streifen schneiden,
zum Spinat geben. Den Topf vom Herd ziehen
und die Masse etwas abkühlen lassen.

3 Mozzarella in kleine Würfel schneiden. Mit
dem restlichen Schmand und den Eiern
mischen und ebenfalls unter den Spinat ziehen.
Mit Salz, Pfeffer, geriebener Muskatnuss und
Chiliflocken würzig abschmecken.

4 Die Masse auf dem Teig verteilen und die
Quiche im heißen Ofen etwa 20 Minuten goldgelb backen.

Tipp
*Wenn Sie den Teig der Quiche durch Zugabe von
Einkorn-Vollkornmehl verändern wollen, müssen
Sie beachten, dass sich dadurch der Kohlenhydrat-
anteil erhöht. Statt Lachs können Sie auch Meeres-
früchte auf dem Teig verteilen. Und wer es herz-
hafter mag, ersetzt den Mozzarella durch Raclette-
Käse und den Spinat durch Schwarzkohl.*

Wirsing mit Räucherlachs

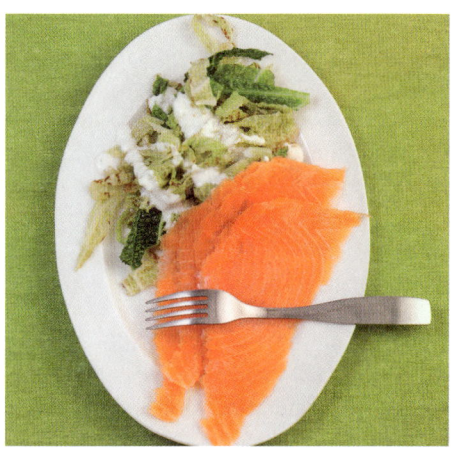

Zutaten für 1 Portion
180 g Wirsing | 1 Zwiebel | 1 EL Rapsöl | 20 g
Sahne | 1 EL Sahnemeerrettich | Kräutersalz |
200 g Räucherlachs
PORTION 480 kcal | 30 g F | 7 g KH | 45 g E

1 Den Wirsing putzen, gründlich waschen und
in dünne Streifen schneiden; dabei den harten
Strunk entfernen. Die Zwiebel schälen und fein
würfeln.

2 Rapsöl in einer Pfanne erhitzen. Zwiebelwürfelchen darin glasig dünsten. Den Wirsing zugeben und kurz mitdünsten. Mit 30 ml Wasser
ablöschen und alles etwa 10 Minuten nicht zu
weich garen.

3 Sahne und Sahnemeerrettich vermischen und
zum Wirsing rühren. Mit Kräutersalz feinwürzig
abschmecken.

4 Das Wirsinggemüse auf einem Teller anrichten und den Räucherlachs darauf verteilen.
Sofort servieren.

Rotbarschfilet mit Pestohaube

Zutaten für 1 Portion

½ TL Zitronensaft | 2 TL Olivenöl | Salz, Pfeffer |
100 g Rotbarschfilet | ½ Bund Basilikum | 1 TL
Pinienkerne oder Mandeln | 5 g Parmesan am
Stück | ½ Möhre | ½ kleiner Zucchino | ½ kleine
Zwiebel | Pfeffer | ½ TL Butter | 15 ml Gemüse-
brühe | 50 g saure Sahne | Kräutersalz | ½ TL
Ölmischung spezial

PORTION 374 kcal | 30 g F | 4 g KH | 22 g E

1 Backofen auf 200 °C vorheizen. Zitronensaft,
1 TL Olivenöl, Salz und Pfeffer verrühren. Rot-
barschfilet kalt abbrausen, trockentupfen und
mit der Marinade bepinseln. In eine feuerfeste
Auflaufform legen.

2 Für das Pesto Basilikum waschen und trockenschleudern. Die Blättchen abzupfen und
fein schneiden. Pinienkerne beziehungsweise
Mandeln mahlen, Parmesan reiben. Beides mit
1 TL Olivenöl und dem Basilikum verrühren.
Pesto auf das Fischfilet streichen. Im heißen
Ofen 15 Minuten garen.

3 Die Möhre putzen und schälen, den Zucchino putzen und waschen. Beides der Länge nach
in dünne Streifen scheiden. Die Zwiebel schälen
und fein würfeln.

4 In einer Pfanne die Butter erhitzen. Zwiebelwürfelchen und Möhrenstreifen darin kurz anschwitzen. Mit Brühe ablöschen. Nach 3 Minuten
die Zucchinistreifen zufügen und alles weitere
3 Minuten bissfest dünsten. Die saure Sahne
untermischen und alles mit 1 Prise Kräutersalz
abschmecken.

5 Gemüse und Fisch auf einem Teller anrichten. Mit der Ölmischung beträufeln.

Pastinaken-Pommes mit Fisch

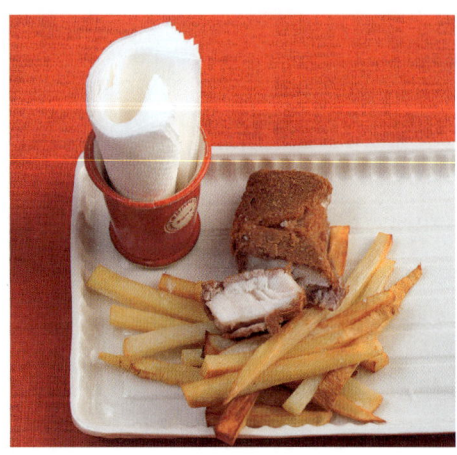

Zutaten für 1 Portion

20 g gemahlene Mandeln | 1 TL feine Haferkleie |
1 TL Backpulver | Salz, Pfeffer | 40 ml Diät-Pils |
1 Ei | 1 Pastinake | 1 Kabeljaufilet | Kokosöl für
die Fritteuse

PORTION 270 kcal | 13 g F | 6 g KH | 29 g E

1 Backofen auf 250 °C vorheizen. Für den Bierteig gemahlene Mandeln, Haferkleie, Backpulver
sowie je 1 Prise Salz und Pfeffer mit Diät-Pils
und Ei verrühren. 15 Minuten ruhen lassen.

2 Pastinake abschrubben und abtrocknen. Erst
in dicke Scheiben, dann in Stifte schneiden.

3 Kokosöl in der Fritteuse auf 175 °C erhitzen.
Pastinaken-Pommes im heißen Öl 3 Minuten
vorfrittieren. Auf Küchenkrepp abtropfen lassen.

4 Kabeljaufilet in den Bierteig tunken. In der
heißen Fritteuse goldgelb ausbacken. Im heißen
Ofen ca. 10 Minuten fertig garen. Währenddessen die Pastinaken-Pommes nochmals etwa 3
Minuten goldbraun frittieren.

Lachssteak mit Brokkoli

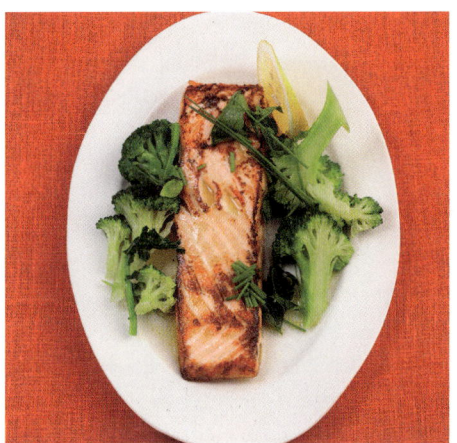

Zutaten für 1 Portion

Saft von ½ Zitrone | 1 TL Olivenöl | 200 g Lachs-
steak | 250 g Brokkoli | 10 g Butter | Salz |
Schnittlauch | glatte Petersilie | 1 Scheibe Zitrone

PORTION 420 kcal | 24 g F | 6 g KH | 44 g E

1 Zitronensaft und Olivenöl verrühren. Lachs-
steak 20 Minuten darin marinieren. Währenddessen den Brokkoli putzen, waschen und in
Röschen teilen.

2 Butter in einer Pfanne erhitzen und den
Lachs bei kleiner Hitze von beiden Seiten jeweils
etwa 5–8 Minuten braten. Die restliche Marinade über den Fisch gießen und noch kurz weiter-
dünsten. Mit Salz abschmecken.

3 In der Zwischenzeit die Brokkoliröschen in
reichlich kochendem Salzwasser 5–10 Minuten
bissfest garen.

4 Lachs und Brokkoli auf einen Teller geben.
Mit Bratensauce beträufeln und mit Schnittlauch, Petersilie und Zitronenscheibe garnieren.

Steinpilz-»Risotto« mit Lachs

Zutaten für 1 Portion

3 g getrocknete Steinpilze | 30 g Zwiebeln |
15 g Knoblauch | 5 g Butter | 1 EL Rapsöl | 15 ml
trockener Weißwein | 1 EL gekörnte Hühnerbrühe |
100 g Knollensellerie | 15 g Parmesan | 70 g
Räucherlachs | Pfeffer

PORTION 307 kcal | 21 g F | 7 g KH | 21 g E

1 Getrocknete Steinpilze etwa 2 Stunden vor
Kochbeginn in einer großen Tasse Wasser (ca.
250 ml) einweichen. Das Einweichwasser nicht
wegschütten. Zwiebel und Knoblauch schälen
und fein würfeln.

2 In einem Topf Butter und Rapsöl erhitzen.
Zwiebel- und Knoblauchwürfelchen darin glasig
dünsten. Weißwein angießen, die abgetropften
Steinpilze sowie die gekörnte Hühnerbrühe hinzufügen und alles bei starker Hitze einige Minuten einkochen lassen.

3 In der Zwischenzeit Knollensellerie schälen
und auf der Gemüsereibe mittelgrob raspeln
(die Raspel sollten etwa so groß sein wie ein
Reiskorn). Sellerieraspel zur eingekochten Flüssigkeit geben, umrühren und so viel Pilzein-
weichwasser angießen, dass der Topfboden gerade bedeckt ist und der Sellerie beim Rühren
nicht trocken wird.

4 Deckel auf den Topf setzen und das »Risotto«
unter gelegentlichem Rühren nach Belieben
mehr oder weniger weichgaren. Geriebenen
Parmesan einrühren und kurz schmelzen lassen.
Lachs in Streifen schneiden.

5 »Risotto« in einen tiefen Teller geben. Den
Lachs darauf verteilen und alles mit frisch
gemahlenem Pfeffer verfeinern.

Spätzle mit Ragout

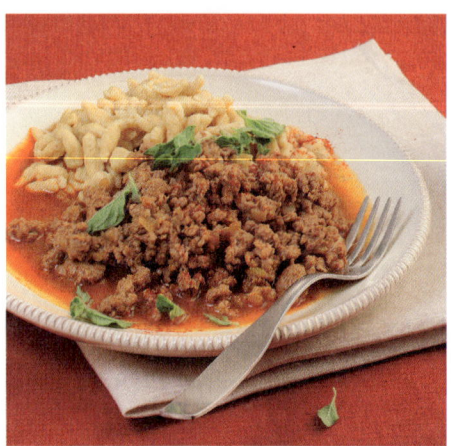

Zutaten für 1 Portion

1 kleine Zwiebel | 1 Knoblauchzehe | 3 EL Oliven-
öl | 15 g Butter | 1 TL Paprikapulver edelsüß |
½ TL getrockneter Oregano | 200 g gemischtes
Hackfleisch | 250 ml Hühnerbrühe | ½ TL Senf |
Salz, Pfeffer | 30 g Quark (40 %) | 1 großes Ei |
20 g feine Haferkleie | 15 g Einkorn-Vollkornmehl |
geriebene Muskatnuss

PORTION 1400 kcal | 115 g F | 32 KH | 75 g E

1 Zwiebel und Knoblauch schälen und würfeln.
In heißem Öl glasig dünsten. Butter, Paprika, Oregano und Hackfleisch zufügen; krümelig braten.
Hühnerbrühe angießen. Etwa 10 Minuten sanft
garen. Mit Senf, Salz und Pfeffer abschmecken.

2 Quark, Ei, Haferkleie und Einkorn-Vollkornmehl zu einem geschmeidigen Teig kneten. Mit
Salz und geriebener Muskatnuss würzen.

3 Den Teig mit einem Spätzlehobel oder von
einem Brett portionsweise in kochendes Salzwasser schaben. Spätzle kochen, bis sie oben
schwimmen. Mit Ragout servieren.

Asiatische Hackfleischpfanne

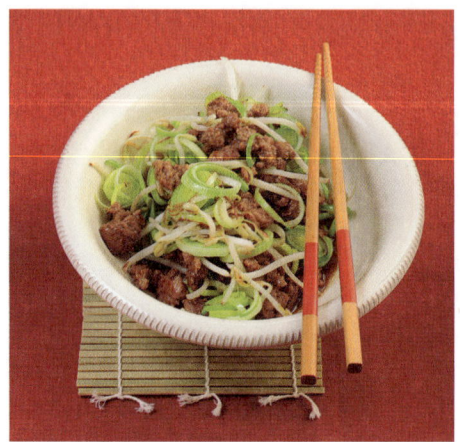

Zutaten für 1 Portion

250 g Lauch | 50 g frische Sojasprossen | 2 EL
Rapsöl | 250 g Hackfleisch | 2 EL Sesamöl | 3 EL
Sojasauce | 1 EL Teriyakisauce

PORTION 577 kcal | 48 g F | 5 g KH | 31 g E

1 Lauch putzen, waschen und in feine Ringe
schneiden. Sojasprossen kalt abbrausen und
abtropfen lassen.

2 Rapsöl in einer Pfanne erhitzen. Das Hackfleisch darin unter Rühren krümelig braten.
Lauch und Sprossen zugeben, Deckel auflegen
und alles 3–5 Minuten bissfest dünsten. Dabei
gelegentlich umrühren. Am Ende der Garzeit
Sesamöl, Soja- und Teriyakisauce unterrühren.

Tipp

*Statt Hackfleisch können Sie für die Asia-Pfanne
auch Fisch (zum Beispiel Seelachs), Krabben
oder gemischte Meeresfrüchte verwenden. Braten Sie diese wie das Hackfleisch vorher in der
Pfanne an oder dünsten Sie sie auf dem Gemüse-
bett (schmeckt milder).*

Currywurst mit Pommes

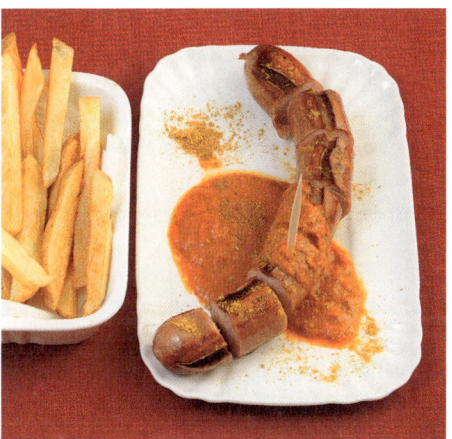

Zutaten für 1 Portion

250 g passierte Tomaten (Dose) | 3 EL Essig |
1 ½ EL gekörnte Gemüsebrühe | 2 EL Kurkuma-
Curry | 1 TL Rosenpaprika | 100 g festkochende
Kartoffeln | 150 g Bratwurst | 1 EL Rapsöl |
Kokosöl für die Fritteuse

PORTION 630 kcal | 46 g F | 24 g KH | 31 g E

1 Passierte Tomaten, Essig, gekörnte Gemüsebrühe, Kurkuma-Curry und Rosenpaprika in
einem kleinen Topf vermischen. Alles kurz auf
heißer Flamme aufkochen.

2 Kartoffeln waschen und mit Schale erst in
etwa 3 mm dicke Scheiben, dann in ebenso
dicke Streifen schneiden. Kokosöl in der Fritteuse erhitzen (175 °C) und die Kartoffelstifte darin
3–5 Minuten goldgelb ausbacken. Auf Küchenpapier abtropfen lassen.

3 Währenddessen die Bratwurst in heißem Öl
rundum schön braun anbraten. Wurst in Porti-
onsstücke schneiden und auf einem Teller anrichten. Mit Pommes und Currysauce servieren.

Fleisch schonend zubereiten

Nicht nur der Geschmack von Fleisch wird
durch die Zubereitung wesentlich beeinflusst, sondern auch seine biologische
Wertigkeit. Beim scharfen Anbraten entstehen aufgrund der starken Hitzewirkung
Substanzen, die das typische Röstaroma
erzeugen. Bei sanften Garmethoden bilden sich diese geschmacksintensiven
Stoffe nicht. Dafür bleiben Inhaltsstoffe
wie Vitamine sowie essenzielle Fett- und
Aminosäuren besser erhalten.
Einen guten Kompromiss erzielen Sie,
indem Sie Fleisch bei hoher Hitze nur kurz
anbraten. Nach drei Minuten nehmen Sie
es aus der Pfanne und lassen es in Alufolie
gewickelt bei 80 °C noch 30 Minuten im
Ofen ziehen. So bleiben im Innern der
typische Fleischgeschmack und die wertvollen Inhaltsstoffe erhalten. Die äußeren,
angebratenen Teile dagegen runden das
Geschmackserlebnis harmonisch ab.

Grillen auf gesunde Art

Laut Informationen des Food Safety Kon-
sortiums der Kansas State University/USA
verhindert Rosmarinextrakt die Bildung
von gesundheitsschädlichen Karzinogenen
(Krebserreger) in gegrilltem Fleisch. Denn
offenbar stört es die Entstehung von hete-
rozyklischen Aminen – krebserregende
Stoffe, die sich beim starken Erhitzen von
Fleisch bilden. Ähnliche Ergebnisse zeigten
sich, wenn Fleisch vor dem Grillen in einer
Marinade mit Rosmarin oder anderen
Kräutern wie Basilikum, Minze, Salbei,
Majoran oder Thymian, allesamt ebenfalls
reich an Antioxidanzien, eingelegt wurde.

Vitello tonnato

Zutaten für 1 Portion
Salz | 60 ml Weißwein | ½ Bund Suppengrün |
250 g magerer Kalbsbraten | 1 Eigelb | 4 EL Öl-
mischung spezial | Saft von 1 Zitrone | ½ Dose
Thunfisch im eigenen Saft | 1 Anchovisfilet |
10 g Kapern

PORTION 1300 kcal | 110 g F | 5 g KH | 71 g E

1 In einem Topf ca 1 l leicht gesalzenes Wasser
und Weißwein vermischen. Suppengrün grob
zerkleinern und mit dem Kalbsbraten in den
Topf geben. Langsam zum Kochen bringen.
Hitze reduzieren und das Fleisch etwa 1 ½ Stunden bei geöffnetem Deckel ziehen lassen. Im
Weinsud abkühlen lassen.

2 Für die Sauce das Eigelb leicht verquirlen.
Unter ständigem Rühren die Ölmischung in
einem dünnen Strahl dazugeben, bis die Sauce
bindet. Dabei nach und nach auch den Zitronensaft zufügen.

3 Thunfisch abgießen und mit der Gabel zer-
pflücken. Anchovisfilet würfeln. Mit Thunfisch
und etwas Sauce vermengen. Die Masse durch
ein Sieb streichen und mit der restlichen Sauce
verrühren. Eventuell mit etwas Salz abschmecken.

4 Das abgekühlte Fleisch in sehr dünne Scheiben schneiden und auf einem Teller anrichten.
Die Sauce darüber verteilen. Pfeffer darüber-
mahlen und mit Kapern bestreuen.

Tipp
*Vitello tonnato schmeckt sehr gut als sommerli-
cher Pizzabelag. Backen Sie dazu einen Pizzaboden (Rezept siehe Seite 159). Legen Sie das auf-
geschnittene Fleisch auf den heißen, knusprigen
Boden und träufeln Sie dann die Sauce darüber.*

Lammkoteletts mit Aubergine

Zutaten für 1 Portion
150 g Auberginen | Salz | 2 Tomaten | ½ Knob-
lauchzehe | ein kleines Stück Schale von 1 unbe-
handelter Zitrone | ½ EL Olivenöl | ½ Zweig Ros-
marin | 2 dünne Lammkoteletts | Pfeffer |
½ TL Kräuter der Provence

PORTION 625 kcal | 39 g F | 14 KH | 55 g E

1 Auberginen waschen; den Stielansatz
abschneiden. In einem Topf reichlich Salzwasser
zum Kochen bringen. Die Auberginen darin
ca. 20 Minuten garen. Abtropfen und abkühlen
lassen, dann in dicke Scheiben schneiden.

2 Tomaten waschen und in Scheiben schneiden; dabei den Stielansatz herausschneiden.
Knoblauchzehe schälen und fein würfeln. Zitronenschale in feine Streifen schneiden.

3 Olivenöl mit dem Rosmarinzweig in einer
Pfanne erhitzen. Die Lammkoteletts darin auf
jeder Seite etwa 2 Minuten braten, mit Salz und
Pfeffer würzen. Fleisch herausnehmen und
warm stellen.

4 Auberginen- und Tomatenscheiben mit
Knoblauch, Zitronenschale, Kräutern der Provence und etwas Wasser in die Pfanne geben.
Einmal aufkochen, Gemüsescheiben wenden
und nochmals kurz dünsten. Anschließend alles
mit Salz und Pfeffer abschmecken.

5 Den Rosmarinzweig entfernen und das
Auberginengemüse mit den Lammkoteletts auf
einem Teller anrichten.

Tipp
*Anstelle von Lammkoteletts können Sie für dieses
Rezept auch 200 g Lammfilet verwenden.*

Kalbsschnitzel mit Feldsalat

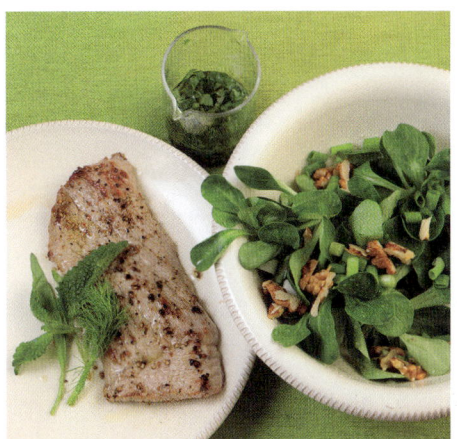

Zutaten für 1 Portion

100 g Feldsalat | ¹/₂ Lauchzwiebel | ¹/₂ TL Him-
beeressig | Salz | ¹/₂ TL Walnussöl | ¹/₂ TL neutra-
les Öl (z. B. Traubenkernöl) | ¹/₂ EL gehackte Wal-
nusskerne | gehackte Kräuter (z. B. Estragon,
Zitronenmelisse, Fenchelgrün, Pimpinelle) |
1 ¹/₂ EL Olivenöl | 1 Kalbsschnitzel

PORTION 612 kcal | 19 g F | 5 g KH | 106 g E

1 Feldsalat waschen und trocknen. Lauchzwie-
bel putzen, waschen und in Ringe schneiden.

2 Für das Dressing Himbeeressig, 1 Prise Salz
und Walnuss- und neutrales Öl verrühren. Mit
Kräutern verfeinern. Über den Salat geben; mit
den gehackten Walnusskernen bestreuen.

3 Schnitzel in heißem Olivenöl von beiden Seiten je 3 Minuten braten. Zum Salat reichen.

Tipp
*Dazu schmecken frittierte Kartoffelwürfelchen aus
50 g Kartoffeln. Der Kohlenhydratanteil erhöht
sich dabei um 7 g.*

Rumpsteak mit Ofenpastinaken

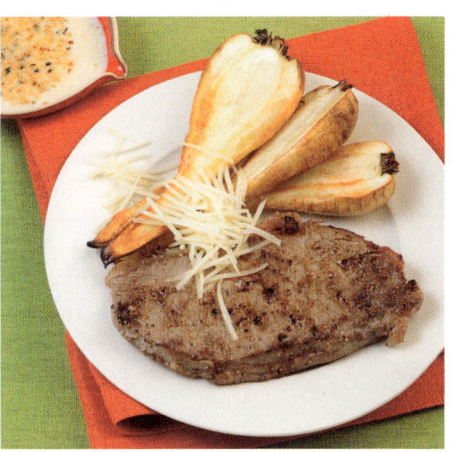

Zutaten für 1 Portion

300 g Pastinaken | 1 EL Olivenöl | 1 EL Rapsöl |
200 g Rumpsteak | 50 g Sahne | 2 EL geschälte
Hanfnüsse | 50 g geriebener Bergkäse

PORTION 938 kcal | 63 g F | 9 g KH | 83 g E

1 Backofen auf 200 °C vorheizen. Pastinaken
gründlich unter fließendem Wasser abschrubben. Der Länge nach halbieren und auf ein
Backblech legen. Mit Olivenöl bestreichen und
im heißen Ofen 30–40 Minuten backen.

2 In einer Pfanne das Rapsöl erhitzen. Rumpsteak darin bis zum gewünschten Grad braten.
Fleisch herausnehmen und warm stellen.

3 Sahne angießen, mit Salz und Pfeffer abschmecken. Hanfnüsse ohne Öl in einer weiteren Pfanne rösten, bis sie duften, und ebenfalls
in die Sauce geben.

4 Die Pastinaken aus dem Ofen holen und mit
dem Rumpsteak auf einem Teller anrichten. Mit
Sauce beträufeln und alles mit Käse bestreuen.

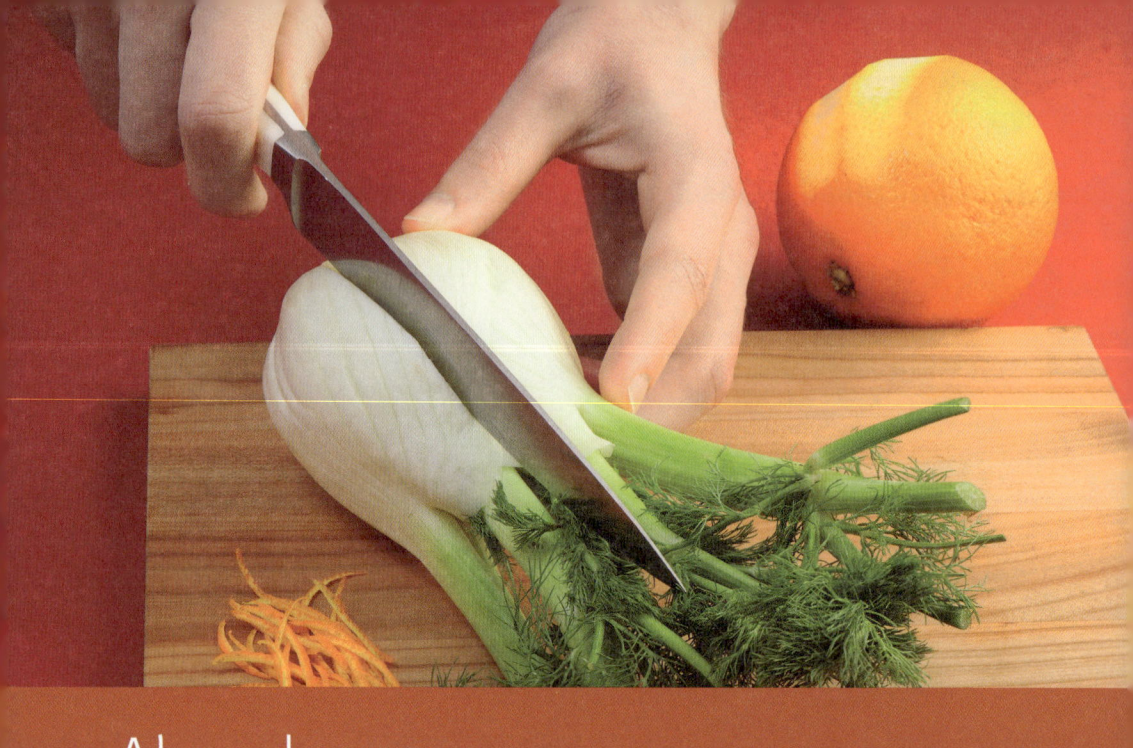

Abendessen:
Genuss auf leichte Art

DEM ABENDESSEN KOMMT unter allen Mahlzeiten des Tages eine besondere Bedeutung zu: Zum einen ist die Zeitspanne bis zum nächsten Essen am längsten. Zum anderen haben Sie keine Möglichkeit, ein Zuviel an Kohlenhydraten mit ausgiebiger körperlicher Bewegung wieder auszugleichen. Wenn Sie die letzte Mahlzeit vor dem Schlafen so wählen, dass Sie die empfohlenen Mengen an Kohlenhydraten nicht überschreiten, haben Sie den größten Effekt auf den Stoffwechsel: Sie vermeiden die Ausschüttung von Insulin und können so die Fettverbrennung sowie die Bildung von Ketonkörpern sehr effektiv ausnützen. Letztere haben eine angstlösende Wirkung auf das Gehirn und fördern so den gesunden Schlaf. In Kombination mit dem in der Schlafphase ausgeschütteten Hormon Melatonin, das ebenfalls eine starke regenerative Wirkung hat, ermöglichen Sie es Ihrem Körper so, wirklich zu entspannen. Weil aufgrund des Insulinmangels zugleich vermehrt andere Hormone mit ebendieser erneuernden Wirkung ausgeschüttet werden (beispielsweise das Wachstumshormon), unterstützen Sie dies mit einem kohlenhydratarmen Nachtmahl nochmals. Dazu ist es allerdings wichtig, nicht zu spät zu essen.

Wenn Sie Rohkost und Salat am Abend nicht gut vertragen, genießen Sie besser eine Suppe oder gedünstetes Gemüse. Auch Fisch oder mageres Fleisch sind ideal, um den nächtlichen Fettverbrennungsstoffwechsel anzukurbeln.

Kopfsalat mit heller Sauce

Zutaten für 1 Portion
½ kleiner Kopfsalat | ¼ Gurke | 1 mittelgroße
Tomate | ½ rote Paprika | 75 g Laktat-Drink | 2 EL
Zitronensaft | ½ TL Ölmischung spezial | Salz,
Pfeffer | 2 EL gehackte Kräutermischung (z. B.
Petersilie, Schnittlauch, Dill, Thymian) | 30 g
Räucherlachs | 2 EL Kressesprossen

PORTION 145 kcal | 8 g F | 7 g KH | 9 g E

1 Kopfsalat verlesen, waschen, trockenschleu-
dern und in mundgerechte Stücke zupfen.
Gurke schälen, Tomate waschen. Beides in
Scheiben schneiden (dabei den Stielansatz der
Tomate herausschneiden). Paprika putzen,
waschen und in feine Streifen schneiden.

2 Für das Dressing Laktat-Drink mit Zitronensaft und Ölmischung verrühren. Mit Salz, Pfeffer und gehackten Kräutern verfeinern.

3 Salatblätter, Tomaten und Paprika mit dem
Dressing vermischen. Räucherlachs in Streifen
schneiden und den Salat damit garnieren. Kres-
sesprossen obenauf streuen.

Tipp
*Greifen Sie bei Kopfsalat bevorzugt zu Freiland-
ware – heimische Salatköpfe gibt es bei uns
etwa von Mitte Mai bis Ende Oktober. Die Blätter
sollten sich beim Kauf schön fest anfühlen, der
Kopf möglichst geschlossen sein. Waschen Sie
den Salat nur kurz im kalten Wasser, um möglichst wenig Nährstoffe aus ihm herauszuspülen.
Bereichern Sie außerdem alle Salate möglichst
oft mit frischen Kräutern, wie Ysop. Sie enthalten
wertvolle Mineralien und zum Teil auch Bitter-
stoffe, die die Bildung von verdauungsfördern-
den Gallensekreten anregen – was vor allem gut
tut, wenn Sie Probleme mit Rohkost haben.*

Frischkostsalat mit Nüssen

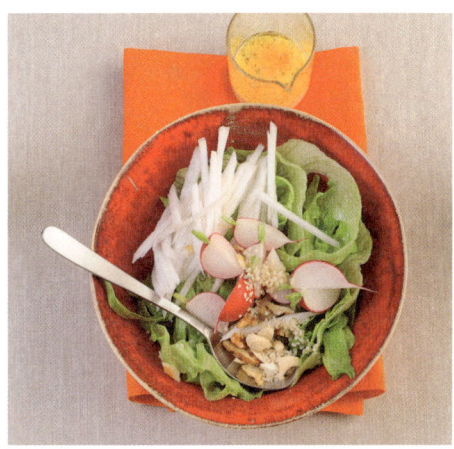

Zutaten für 1 Portion
½ Bund Radieschen | ½ weißer oder roter Ret-
tich | ¼ Eisbergsalat | 2 EL Laktat-Drink | 1 TL Zi-
tronensaft | ½ TL Senf | 1 TL Ölmischung spezial |
1 Prise Hefestreuwürze | ½ TL Sesamsamen | je
½ TL gehackte Walnuss- und Cashewnusskerne |
½ TL geschälte Hanfnüsse

PORTION 105 kcal | 8 g F | 4 g KH | 4 g E

1 Radieschen putzen, waschen und vierteln.
Rettich schälen und auf der Gemüsereibe grob
raffeln. Eisbergsalat verlesen, waschen, trockenschleudern und in Streifen schneiden.

2 Für das Dressing den Laktat-Drink mit
Zitronensaft, Senf, Ölmischung und der Hefe-
streuwürze verrühren.

3 Radieschen, Rettich und Eisbergsalat gründlich mit dem Dressing vermischen. Sesamsamen,
gehackte Walnüsse und Cashewkerne sowie
geschälte Hanfnüsse darüberstreuen. Vor dem
Servieren rund zehn Minuten bei Zimmertem-
peratur durchziehen lassen.

Chicoréesalat mit Krabben

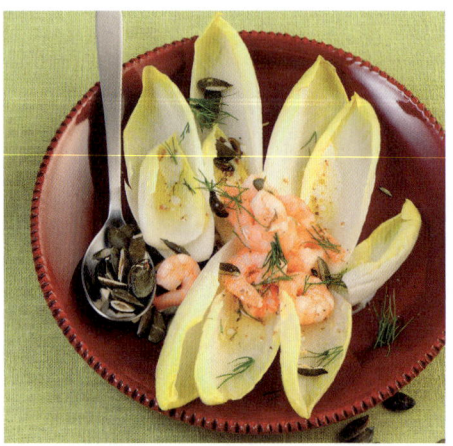

Zutaten für 1 Portion

1 kleine Staude Chicorée | 30 g Krabben | 2 TL Laktat-Drink | 1 TL Ölmischung spezial | Salz, Pfeffer | 1 TL gehackter Dill | 1 EL Kürbiskerne

PORTION 135 kcal | 10 g F | 3 g KH | 8 g E

1 Chicorée waschen, den harten Strunk keilförmig herausschneiden. Blätter ablösen, trockenschütteln und rosettenförmig auf einem Teller anrichten. Krabben darauf verteilen.

2 Für das Dressing den Laktat-Drink und die Ölmischung verühren. Mit Salz, Pfeffer und gehacktem Dill verfeinern. Über die Chicoréeblätter träufeln.

3 Kürbiskerne ohne Fett in einer Pfanne rösten, bis sie zu duften beginnen. Herausnehmen, grob hacken und über den Salat streuen.

Tipp
Wenn Sie den bitteren Geschmack von Chicorée nicht mögen, können Sie ihn zum Beispiel durch ½ kleinen Kopf Eisbergsalat ersetzen.

Feldsalat mit Ziegenkäse

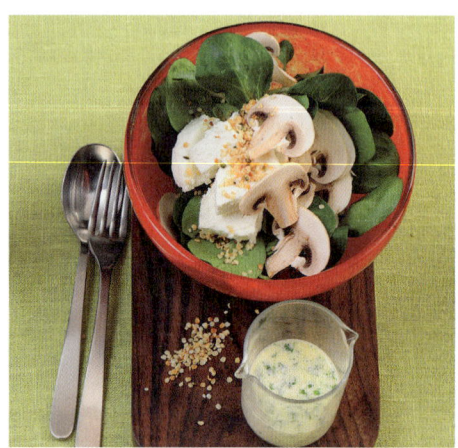

Zutaten für 1 Portion

50 g Feldsalat | 30 g Champignons | 1 TL geschälte Hanfnüsse | 1 EL Laktat-Drink | 1 TL Sahne | 2 TL Ölmischung spezial | ½ TL Zitronensaft | ½ Knoblauchzehe | Salz | 1 EL gehackte Kräuter (z. B. Petersilie, Schnittlauch) | 100 g Ziegenfrischkäse

PORTION 640 kcal | 51 g F | 2 g KH | 46 g E

1 Feldsalat verlesen, gründlich waschen und trockenschleudern. Champignons mit einem Küchentuch abreiben und feinblättrig aufschneiden. Hanfnüsse in einer Pfanne ohne Öl anrösten, bis sie duften.

2 Aus Laktat-Drink, Sahne, Ölmischung und Zitronensaft ein Dressing rühren. Knoblauch schälen und dazupressen. Mit Salz und gehackten Kräutern verfeinern.

3 Feldsalat und Champignons auf einem Teller anrichten. Das Dressing darüberträufeln und alles mit gerösteten Hanfnüssen bestreuen. Den Ziegenfrischkäse obenauf legen.

Eisbergsalat mit Räucherlachs

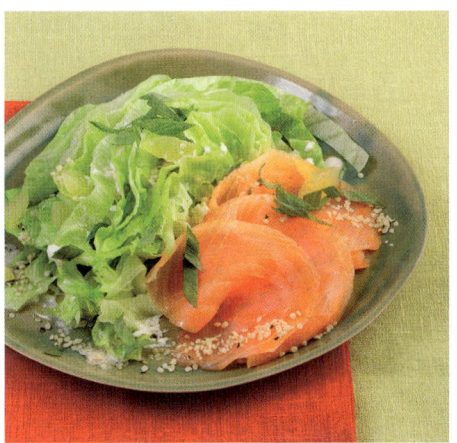

Kohlrabi-Frischkostsalat

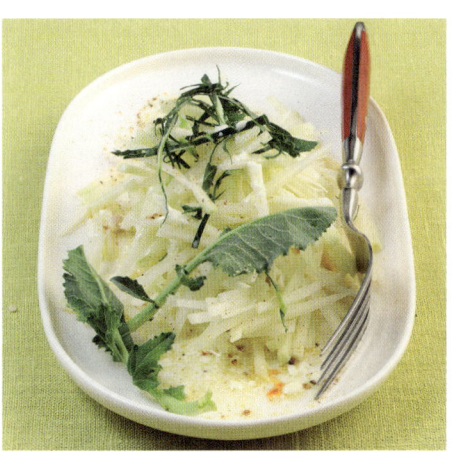

Zutaten für 1 Portion
50 g Eisbergsalat | 1 TL Obstessig | 1 TL Öl-
mischung spezial | 1 TL Tafelmeerrettich | 1 TL ge-
würfeltes Zitronenfruchtfleisch | ½ TL gehackter
Estragon | 1 TL geschälte Hanfnüsse | 100 g
Räucherlachs

PORTION 265 kcal | 18 g F | 2 g KH | 23 g E

1 Den Eisbergsalat verlesen, waschen, trockenschleudern und in Streifen schneiden.

2 Für das Dressing Obstessig, 1 EL Wasser,
Ölmischung und Tafelmeerrettich verrühren.
Das gewürfelte Zitronenfruchtfleisch und den
gehackten Estragon untermischen.

3 Eisbergsalat mit dem Dressing mischen und
mit geschälten Hanfnüssen bestreuen. Mit dem
Räucherlachs servieren.

Tipp
*Wenn Sie rohen Fisch mögen, können Sie für
diesen Salat auch sehr frischen Lachs in Sushi-
Qualität verwenden.*

Zutaten für 1 Portion
1 Kohlrabi | 40 ml Laktat-Drink | 1 EL Mayonnaise |
1 EL Ölmischung spezial | 1 EL Zitronensaft |
Salz, Pfeffer | Isomaltulose | Ingwerpulver

PORTION 240 kcal | 23 g F | 5 g KH | 3 g E

1 Den Kohlrabi putzen und schälen. Dabei ein
paar kleine Blätter als Dekoration aufheben. Die
Knolle anschließend auf einer Gemüsereibe
grob raffeln.

2 Für das Dressing Laktat-Drink, Mayonnaise,
Ölmischung und Zitronensaft verrühren. Mit
Salz und Pfeffer sowie je einer Prise Isomaltulo-
se und Ingwerpulver würzen.

3 Geraspelten Kohlrabi unter das Dressing
mischen. Den Rohkostsalat auf einem Teller
anrichten und mit fein gehackten Kohlrabi-
blättchen garnieren.

Tipp
*Statt Kohlrabi können Sie für diesen Salat auch
Weiße Rüben (Nevette) verwenden.*

Tomatensalat mit Schafskäse

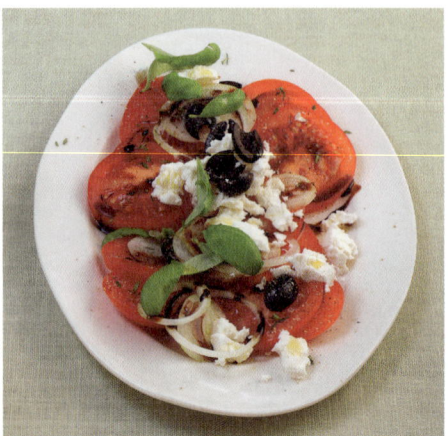

Zutaten für 1 Portion

2 Tomaten | ½ kleine Zwiebel | 4 schwarze Oliven
ohne Kern | 1 TL Essig Aceto Balsamico | 1 TL Oli-
venöl | 1 TL Ölmischung spezial | Salz, Pfeffer |
1 TL Kräuter der Provence | 30 g Schafskäse |
1 EL gehacktes Basilikum

PORTION 170 kcal | 16 g F | 3 g KH | 5 g E

1 Tomaten waschen und in Scheiben schneiden; dabei den Stielansatz herausschneiden.
Zwiebel schälen und feinblättrig schneiden. Die
entsteinten Oliven halbieren.

2 Tomaten- und Zwiebelscheiben dekorativ auf
einem Teller anrichten und mit den halbierten
Oliven garnieren.

3 Aus Aceto Balsamico, Olivenöl, Ölmischung,
Salz, Pfeffer und Kräutern der Provence ein
feinwürziges Dressing rühren. Über den Toma-
tensalat träufeln.

4 Schafskäse zerbröckeln und über den Salat
streuen. Mit Basilikum garnieren.

Spinat mit Ziegenkäse

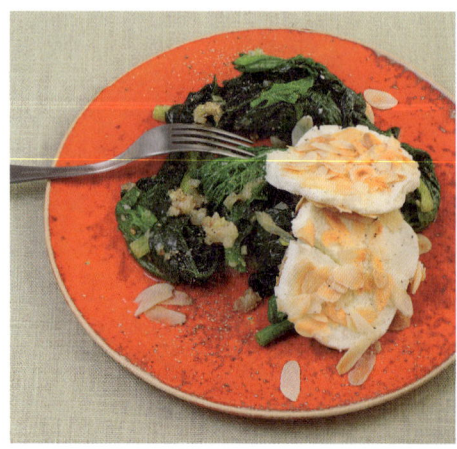

Zutaten für 1 Portion

2 EL Mandelblättchen | ½ kleine Zwiebel | 1 EL
Butter | ½ Packung Blattspinat (tiefgekühlt) |
Salz, Pfeffer | geriebene Muskatnuss | 2 Schei-
ben Ziegenfrischkäse

PORTION 570 kcal | 47 g F | 4 g KH | 32 g E

1 Mandelblättchen ohne Fett in einer beschichteten Pfanne goldgelb rösten, bis sie zart zu
duften beginnen.

2 Zwiebel schälen und fein würfeln.

3 Butter erhitzen und die Zwiebelwürfelchen
darin glasig dünsten. Tiefgekühlten Spinat zugeben und bei geschlossenem Deckel auf mittlerer
Hitze heiß werden lassen. Zwischendurch
immer wieder einmal umrühren. Zum Schluss
mit Salz, Pfeffer und etwas geriebener Muskatnuss abschmecken.

4 Spinat auf einem Teller anrichten. Den Ziegenkäse vorsichtig in den Mandelblättchen wäl-
zen und auf dem Spinatbett servieren.

Handkäse mit Musik

Zutaten für 1 Portion

1 Zwiebel | 4 Scheiben Harzer Käse | 1 EL Obstessig | 4 EL Rapsöl | 1 TL Kümmel | ½ TL Salz | Pfeffer

PORTION 556 kcal | 32 g F | 5 g KH | 62 g E

1 Die Zwiebel schälen und in sehr feine Ringe schneiden. Die Zwiebelringe mit Harzer Käse in eine kleine Schüssel schichten.

2 Obstessig, Rapsöl, Kümmel, Salz und Pfeffer verrühren und über den Käse gießen. Zugedeckt mindestens 1 Stunde – noch besser über Nacht – durchziehen lassen. Je länger er zieht, desto würziger schmeckt der Handkäse.

Kochkäse mit Gurken

Zutaten für 1 Portion

50 g Proteinbrot | 1 TL Butter | 2 große Gewürzgurken | 250 g Kochkäse | ½ TL Kümmel | ½ TL Paprikapulver edelsüß

PORTION 390 kcal | 18 g F | 16 g KH | 39 g E

1 Proteinbrote dünn mit Butter bestreichen. Gewürzgurken der Länge nach in dünne Scheiben schneiden.

2 Kochkäse auf einem Teller anrichten. Mit Kümmel bestreuen und mit Paprikapulver bestäuben. Mit den Gewürzgurkenscheiben garnieren und zu den Butterbroten servieren.

Tipp

Wenn Sie es gern noch herzhafter mögen, geben Sie eine kleine, in dünne Ringe geschnittene Zwiebel zum Kochkäse.

INFO

Salz

Wie wichtig Salz für unser Leben ist, verdeutlichen Bezeichnungen wie »Salz des Lebens« und »Weißes Gold«. Der umgangssprachliche Begriff Salz bezeichnet dabei das für die Ernährung verwendete Salz; dieses wird Speise-, Koch- oder Tafelsalz genannt.

Speisesalz stellt heutzutage ein raffiniertes Salz dar, das zum größten Teil aus Natriumchlorid besteht und bei dessen Herstellungs- und Aufreinigungsprozess ein Großteil anderer wichtiger Mineralien verloren gegangen ist. Um die Rieselfähigkeit zu erhöhen, werden dem Kochsalz zudem noch Trennmittel hinzugefügt, wie Kalzium- oder Magnesiumkarbonat. Als wäre das nicht schon genug, werden einige Speisesalze auch noch mit Fluorid versetzt (mehr über dessen negative Wirkung auf die Gesundheit erfahren Sie im Kasten auf Seite 86). Immerhin enthalten einige Speisesalze Jodid, wodurch in Jodmangelgebieten wie zum Beispiel Süddeutschland die ausreichende Versorgung mit diesem Spurenelement gesichert wird.

Im Gegensatz zu diesem raffinierten und durch chemische Zusätze veränderten Speisesalz enthält ursprüngliches Kristallsalz eine natürliche Zusammensetzung. Das Bergkernsalz aus dem Salzkammergut etwa weist einen hohen Anteil an Mineralstoffen auf; sein Geschmack ist weich und angenehm. Weitere empfehlenswerte Kristallsalze sind Himalaya- und Persiensalz. Fragen Sie im Reformhaus oder Bioladen nach dem Angebot.

Brokkolisuppe mit Eierstich

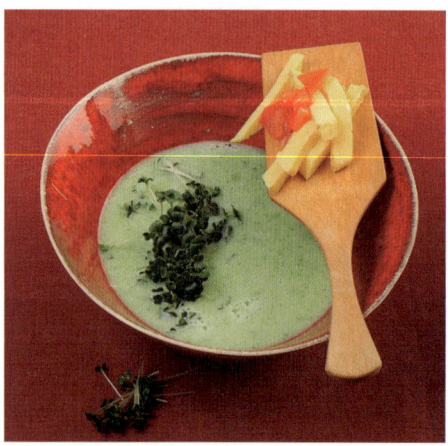

Zutaten für 1 Portion

2 kleine Brokkoli | 1 Frühlingszwiebel | 1 kleine Tomate | 1 TL Butter | ¼ l Gemüsebrühe | 2 EL gehackte Petersilie | 2 EL Sahne | geriebene Muskatnuss | Salz, weißer Pfeffer | 1 Ei | 1 TL Rapsöl | 1 EL Brokkolisprossen

PORTION 270 kcal | 23 g F | 6 g KH | 11 g E

1 Den Backofen auf 100 °C vorheizen. Brokkoli putzen, waschen und in Röschen teilen. Die dicken Stiele klein schneiden. Frühlingszwiebel putzen, waschen und in feine Ringe schneiden. Tomate waschen und würfeln; dabei die Stielansätze herausscheiden.

2 Die Butter in einem kleinen Topf erhitzen und die Frühlingszwiebeln darin glasig dünsten. Brokkoli zugeben, mit Gemüsebrühe aufgießen und alles 20 Minuten auf kleiner Flamme leise kochen lassen. Sobald der Brokkoli weich ist, gehackte Petersilie und 1 EL Sahne einrühren. Mit dem Pürierstab oder im Mixer pürieren. Anschließend mit geriebener Muskatnuss, Salz und weißem Pfeffer verfeinern.

3 Für den Eierstich das Ei mit der verbliebenen Sahne sowie je 1 Prise geriebener Muskatnuss und Salz verquirlen. Eine kleine feuerfeste Auflaufform mit Rapsöl einpinseln und die Eimasse einfüllen. Im heißen Backofen in einer mit heißem Wasser gefüllten Fettpfanne etwa 45 Minuten stocken lassen, bis das Ei schnittfest ist.

4 Eierstich in mundgerechte Streifen schneiden und in einen tiefen Teller geben. Mit Suppe auffüllen und mit Tomatenwürfel und Brokkolisprossen garnieren.

Tipp

Sie können diese Cremesuppe geschmacklich abwandeln, indem Sie gekochte Weiße Rüben (Nevette), Sellerie und Tomaten pürieren und dazugeben. Auch gut: ein »Krönchen« aus gerösteten Mandelblättchen. Dazu die Mandeln ohne Fett in einer beschichteten Pfanne erhitzen, bis sie goldgelb sind und zu duften beginnen. Kurz vor dem Servieren über die Suppe streuen. Alternativ können Sie auch gemahlene Mandeln rösten und in die Suppe rühren.

WICHTIG

Vorsicht Hitze

Essen Sie nicht zu heiß, sondern lassen Sie alle Gerichte (vor allem Suppen und überbackene Gerichte wie zum Beispiel Käsepizza) leicht abkühlen. Durch die Hitze können die Schleimhäute im Mund- und Rachenraum sowie in der Speiseröhre geschädigt werden. Das wiederum erhöht die Wahrscheinlichkeit, dass in diesem Bereich Tumorzellen entstehen.

Zucchinisuppe mit Sprossen

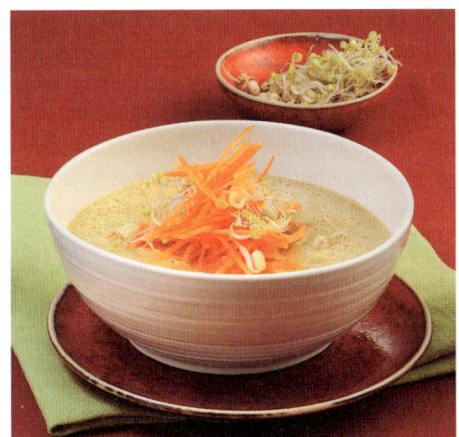

Zutaten für 1 Portion
1 Zucchino | ½ kleine Möhre | 1 TL Sojamehl |
200 ml Hühnerbrühe | Salz, Pfeffer | 2 TL Tomaten-
mark | 3 EL Schmand | 20 g gemischte Sprossen
PORTION 170 kcal | 11 g F | 9 g KH | 8 g E

1 Den Zucchino putzen, waschen und auf der
Gemüsereibe grob raffeln. Die Möhre schälen
und fein raspeln.

2 Sojamehl in einem heißen Topf ohne Fett
leicht anbräunen. Mit kalter Hühnerbrühe aufgießen und unter ständigem Rühren einmal
aufkochen lassen.

3 Zucchiniraspel zugeben und 3–5 Minuten in
der Brühe weich kochen. Mit Salz und Pfeffer
würzig abschmecken.

4 Tomatenmark und Schmand zufügen und
die Suppe mit dem Pürierstab oder im Mixer
kurz pürieren. In einen vorgewärmten Teller
geben. Kurz vor dem Servieren mit Möhrenras-
pel und gemischten Sprossen garnieren.

Fenchelcremesuppe

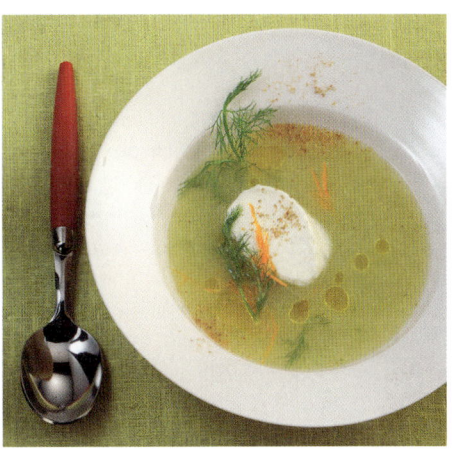

Zutaten für 1 Portion
1 kleine Fenchelknolle | ⅛ l Gemüsebrühe |
2 EL trockener Weißwein oder Zitronensaft | 1 TL
Butter | ½ TL Ölmischung spezial | gemahlener
Koriander | Pfeffer | 2 EL frisch gepresster Oran-
gensaft | 2 EL Sahne | ½ TL fein geschnittene
Schale von 1 unbehandelter Orange
PORTION 220 kcal | 15 g F | 6 g KH | 4 g E

1 Fenchel putzen, waschen und in feine Scheiben hobeln. Etwas Fenchelgrün beiseitelegen.

2 Gemüsebrühe mit Weißwein beziehungsweise Zitronensaft zum Kochen bringen. Den
Fenchel zufügen und bei mäßiger Hitze 10–15
Minuten weich dünsten. Mit dem Pürierstab
oder im Mixer kurz pürieren.

3 Suppe mit Butter, Ölmischung, gemahlenem
Koriander, Pfeffer und Orangensaft verfeinern.
In einen Teller füllen.

4 Sahne steif schlagen und auf die Suppe geben.
Mit Orangenschale und Fenchelgrün garnieren.

Fenchel-Gratin

Zutaten für 1 Portion

2 kleine Fenchelknollen | Salz | 1 TL Zitronensaft |
1 TL Butter | 50 ml Sahne | 30 g geriebener
Emmentaler | ½ TL Hefeflocken | Pfeffer | 1 TL
gehackte Haselnüsse | 1 TL geschälte Hanfnüsse

PORTION 400 kcal | 33 g F | 8 g KH | 16 g E

1 Backofen auf 225 °C vorheizen. Fenchelknol-
len putzen und waschen; dabei den Stielansatz
und den harten Strunk entfernen. Etwas Fenchelgrün zur Dekoration beiseitelegen. Die
Knollen auf der Gemüsereibe grob raffeln.

2 In einem Topf etwas Salzwasser mit dem
Zitronensaft zum Kochen bringen. Fenchelraspel darin etwa 1 Minute blanchieren. Abgießen
und den Fenchel gut abtropfen lassen (dabei ein
wenig vom Kochwasser auffangen und für später
zur Seite stellen).

3 Eine feuerfeste Auflaufform buttern. Sahne
steif schlagen und mit geriebenem Emmentaler
und Hefeflocken vermischen. Leicht pfeffern.
Fenchelraspel abwechselnd mit der Hälfte der
Käsesahne in die Form schichten.

4 Hefeflocken mit 2 EL Fenchelkochwasser und
dem Rest der Sahne-Käse-Masse verrühren.
Über den Fenchel gießen. Mit gehackten Haselnüssen und geschälten Hanfnüssen bestreuen
und in den heißen Ofen schieben. Etwa 10 Minuten goldgelb überbacken. Kurz vor dem Servieren
mit frisch gehackten Fenchelgrün garnieren.

Tipp

*Fenchel ist reich an natürlichen Carotinoiden.
Diese fettlöslichen Vitamine kann der Körper nur
aufnehmen, wenn Sie das Gemüse mit etwas Öl,
Butter oder Sahne genießen.*

Sauerkraut-Pfanne

Zutaten für 1 Portion

125 g Sauerkraut | 25 g frische Ananas | 75 g
Champignons | ½ rote Paprika | 2 Frühlingszwie-
beln | 1 kleine Knoblauchzehe | 1 kleines Stück
Ingwer | 1 EL geschälte Hanfnüsse | 1 TL Rapsöl |
½ TL Isomaltulose | 1 TL Senf | ½ TL Paprikapul-
ver edelsüß | 75 ml Gemüsebrühe | Salz, Pfeffer

PORTION 210 kcal | 14 g F | 11 g KH | 9 g E

1 Sauerkraut in einem Sieb abtropfen lassen.
Ananas schälen und den festen Strunk herausschneiden. Das Fruchtfleisch in mundgerechte
Würfel schneiden. Champignons mit einem
Küchentuch abreiben und je nach Größe vierteln oder achteln. Paprika putzen, waschen und
in feine Streifen schneiden.

2 Frühlingszwiebeln putzen, waschen und in
Ringe schneiden. Knoblauch schälen und fein
hacken. Ingwer schälen und reiben.

3 Hanfnüsse in einer beschichteten Pfanne
ohne Fett anrösten.

4 In einer zweiten Pfanne das Rapsöl erhitzen.
Sauerkraut, Ananaswürfel, Champignons,
Paprikastreifen, Frühlingszwiebeln, Knoblauch
und Ingwer zufügen. Isomaltulose, Senf und
Paprikapulver in der Gemüsebrühe verrühren;
zum Gemüse geben. Einen Deckel auf die Pfanne setzen und alles bei mittlerer Hitze etwa 15
Minuten garen. Kurz vor dem Servieren eventuell nochmals mit je einer Prise Salz und Pfeffer
fein würzig abschmecken.

Tipp

*Milchsauer eingelegtes Gemüse wie Sauerkraut
wird basisch abgebaut und unterstützt so die
Balance des Säure-Basen-Haushalts im Körper.*

Topinambur-Gratin

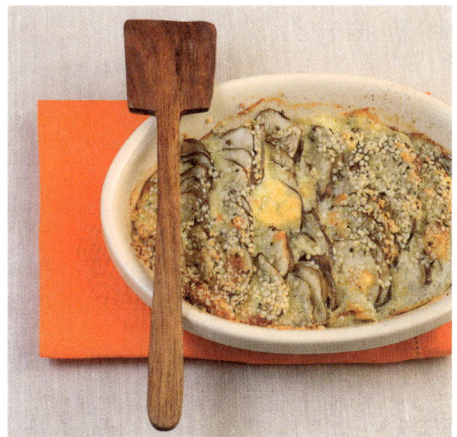

Gefüllte Zucchini

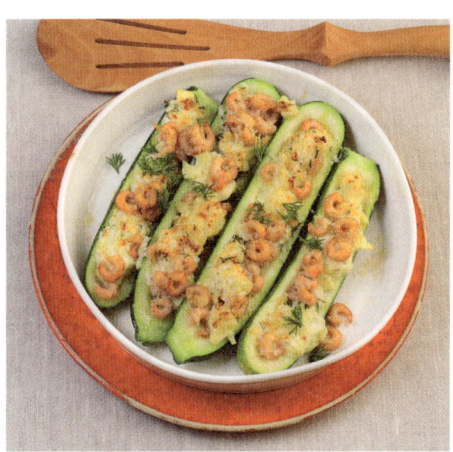

Zutaten für 1 Portion
200 g Topinambur | 1 TL Butter | geriebene Mus-
katnuss | 50 ml Gemüsebrühe | 50 g Sahne | 1 Ei |
½ TL Kräutersalz | 15 g geschälte Hanfnüsse |
20 g geriebener Gouda
PORTION 415 kcal | 32 g F | 11 g KH | 20 g E

1   Backofen auf 180 °C vorheizen. Topinambur
gründlich unter fließendem Wasser abschrubben. Gründlich abtrocknen und in ca. 0,5 cm
dünne Scheiben schneiden.

2   Eine kleine feuerfeste Auflaufform mit Butter
fetten und mit geriebener Muskatnuss bestreu-
en. Topinamburscheiben dachziegelartig in die
Auflaufform schichten.

3   Gemüsebrühe mit Sahne, Ei und Kräutersalz
verrühren. Über die geschichteten Topinamburscheiben gießen.

4   Mit den geschälten Hanfnüssen und dem
geriebenen Gouda bestreuen und im heißen
Ofen etwa 60 Minuten backen.

Zutaten für 1 Portion
250 g Zucchini | 1 kleine Zwiebel | 1 EL Rapsöl |
50 g Crème fraîche | 50 g Nordseekrabben | 1 TL
gehackter frischer Dill | Salz, Pfeffer | 1 TL Butter |
15 g geriebener Parmesan
PORTION 348 kcal | 28 g F | 8 g KH | 16 g E

1   Backofen auf 200 °C vorheizen. Zucchini der
Länge nach halbieren. Mit einem Messer oder
Löffel das Fruchtfleisch bis auf einen dünnen
Rand herauslösen und in kleine Würfel schnei-
den. Zwiebel schälen und fein würfeln.

2   Rapsöl in einer Pfanne erhitzen. Zwiebeln
und Zucchiniwürfelchen darin anschwitzen.
Eventuell etwas Wasser zugeben und das ganze
weich garen. Crème fraîche und Krabben untermischen. Mit Dill, Salz und Pfeffer verfeinern.

3   Die Masse in die ausgehöhlten Zucchini-
Hälften geben und mit geriebenem Parmesan
bestreuen. Eine kleine Auflaufform buttern und
die Zucchini hineinsetzen. Im heißen Ofen etwa
25 Minuten überbacken.

Gefüllte Pilze mit Salbeinudeln

Zutaten für 1 Portion

60 g frische Champignons | ½ kleine Zwiebel |
20 g Butter | 35 g geriebener Gouda | Salz,
Pfeffer | 1 EL gehackte Petersilie | 2 TL Rapsöl |
50 ml Hühnerbrühe | 25 g Proteinnudeln | 3 Salbeiblätter |

PORTION 300 kcal | 21 g F | 8 g KH | 26 g E

1 Backofen auf 250 °C vorheizen. Champignons mit einem Küchentuch abreiben. Die Stiele vorsichtig aus den Köpfen drehen und in Würfelchen schneiden. Zwiebel schälen und ebenfalls fein würfeln.

2 In einer Pfanne 10 g Butter erhitzen. Zwiebelwürfel und gehackte Pilzstiele darin 3–5 Minuten andünsten. Mit dem geriebenen Gouda vermischen und mit Salz, Pfeffer und gehackter Petersilie abschmecken.

3 Die Pilz-Käse-Masse mit einem Teelöffel in die Champignonköpfe füllen.

4 Eine feuerfeste Auflaufform mit 1 TL Rapsöl fetten. Pilzköpfe hineinsetzen und die Hühnerbrühe angießen. Im heißen Ofen etwa 15 Minuten garen.

5 In der Zwischenzeit Proteinnudeln nach Packungsanweisung in reichlich gesalzenem Wasser bissfest garen. Die Salbeiblätter abbrausen, trockenschwenken und in der restlichen Butter knusprig braten.

6 Die Nudeln abgießen und gründlich abtropfen lassen. In einer vorgewärmten Schüssel mit dem restlichen Rapsöl und den frittierten Salbeiblättchen mischen. Zu den gebackenen Champignonköpfen servieren.

Blumenkohl-Curry

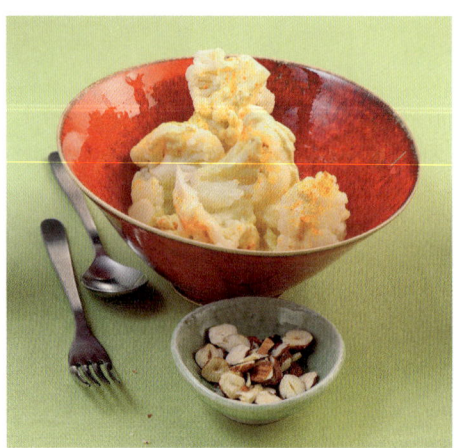

Zutaten für 1 Portion

250 g Blumenkohl | ½ kleine Zwiebel | 1 Knoblauchzehe | 3 dünne Scheiben Ingwer | 2 TL Butter | ½ TL Currypulver | 1 TL Kurkuma | ½ TL Kreuzkümmel | Salz, Pfeffer | 40 ml saure Sahne | 40 g Crème fraîche | Isomaltulose | 1 EL gehackte Haselnüsse

PORTION 340 kcal | 31 g F | 8 g KH | 8 g E

1 Blumenkohl putzen, waschen und in Röschen teilen. Die dicken Struntkteile in Scheiben schneiden. Zwiebel, Knoblauch und Ingwer schälen und fein würfeln.

2 Butter erhitzen. Zwiebel, Knoblauch und Ingwer darin anschwitzen. Blumenkohl, Currypulver, Kurkuma, Kreuzkümmel, Salz und Pfeffer zugeben. Eventuell etwas Wasser angießen.

3 Bei mittlerer Hitze etwa 10 Minuten dünsten, bis der Blumenkohl fast weich ist. Saure Sahne und Crème fraîche unterrühren. Mit etwas Isomaltulose abschmecken. Kurz vor dem Servieren mit gehackten Haselnüssen bestreuen.

Matjesquark

Zutaten für 1 Portion

25 g Magerquark | 30 g saure Sahne | ½ TL Öl-
mischung spezial | Salz, Pfeffer | ½ TL gehackter
Dill | ¼ Kopfsalat | 1 küchenfertiges Matjesfilet |
¼ kleiner Apfel mit roter Schale | ½ kleine Zwie-
bel | 1 kleine Gewürzgurke (milchsauer einge-
legt) | 3 Kapern | 1 kleine Tomate | 1 TL Schnitt-
lauchröllchen

PORTION 290 kcal | 29 g F | 8 g KH | 23 g E

1 Den Magerquark mit der sauren Sahne und
der Ölmischung cremig rühren. Mit Salz, Pfeffer
und gehacktem Dill pikant abschmecken.

2 Kopfsalat verlesen, kurz in kaltem Wasser
waschen und gründlich trockenschleudern. Die
Blätter in mundgerechte Stücke zupfen und auf
einen Teller anrichten.

3 Matjesfilet kalt abbrausen und trockentupfen.
In etwa 2 cm große Stücke schneiden. Den Apfel
waschen und das Kerngehäuse entfernen. Das
Fruchtfleisch in feine Scheiben schneiden. Die
Zwiebel schälen und in feine Ringe schneiden.
Gewürzgurke würfeln. Kapern grob hacken.
Tomate waschen und klein würfeln; dabei den
Stielansatz entfernen.

4 Matjes, Apfel, Zwiebel, Gewürzgurken,
Kapern und Schnittlauchröllchen in den Quark
rühren. Auf den Salatblättern anrichten und mit
Tomatenwürfeln garnieren.

Tipp

*Hering ist wie Makrele ein idealer Lieferant von
hochwertigen, langkettigen ungesättigen Omega-
3-Fettsäuren (siehe auch Seite 75 ff.). Im Mai und
Juni ist der Matjes frisch im Handel, das restliche
Jahr über gibt es ihn tiefgekühlt und aufgetaut.*

Makrele mit Joghurt-Sauce

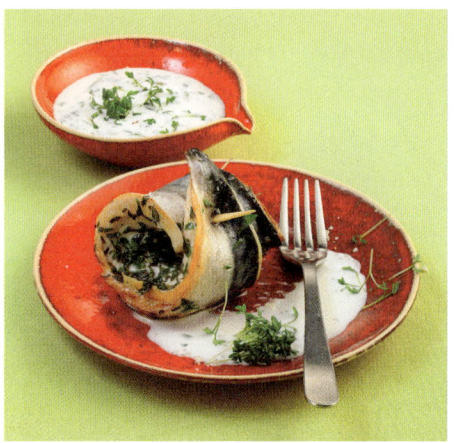

Zutaten für 1 Portion

2 EL gehackte Kräutermischung (z. B. Petersilie,
Schnittlauch, Dill, Kresse) | 100 g frisches
Makrelenfilet | 1 EL Zitronensaft | Salz | 1 TL
Rapsöl | 70 g Naturjoghurt | 50 g Laktat-Drink

PORTION 290 kcal | 21 g F | 4 g KH | 22 g E

1 Die Hälfte der gehackten Kräuter auf der
Fleischseite des Makrelenfilets verteilen. Das
Filet aufrollen und mit einem Zahnstocher
zusammenstecken. Mit Zitronensaft beträufeln
und leicht salzen.

2 Rapsöl in einer Pfanne erhitzen und das
Makrelenröllchen bei schwacher Hitze etwa 15
Minuten braten. Dabei gelegentlich wenden.

3 Für die Sauce den Naturjoghurt mit dem
Laktat-Drink und den restlichen gehackten
Kräutern vermengen.

4 Das Makrelenröllchen auf einem Teller anrichten und mit der Kräuter-Joghurt-Sauce beträufeln. Möglichst heiß servieren.

Riesengarnelen mit Spinat

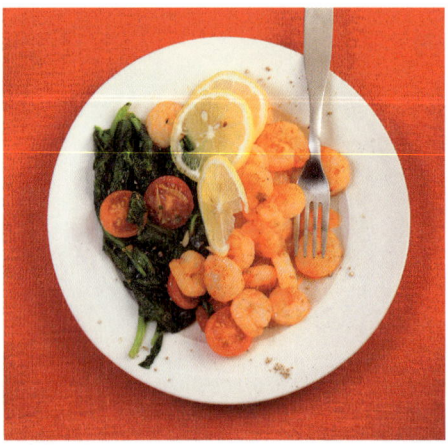

4 In der Zwischenzeit in einer Pfanne das restliche Rapsöl mit dem Chiliöl erhitzen. Die Garnelen darin zunächst von beiden Seiten kräftig anbraten. Leicht salzen und kräftig pfeffern.

5 Spinat und Garnelen auf einem Teller dekorativ anrichten. Die Zitrone in dünne Scheiben schneiden und das Gericht damit garnieren.

Tipp

Kaufen Sie bevorzugt Riesengarnelen mit dem Biosiegel. Sie werden ausschließlich mit Biofutter und natürlich vorkommendem Plankton ernährt; es werden keine künstlichen Zusatzstoffe, Antibiotika und Wachstumshormone eingesetzt.

Zutaten für 1 Portion

200 g tiefgekühlte Riesengarnelen | 3 Cherrytomaten | 1 Knoblauchzehe | 2 TL Rapsöl | ½ Packung tiefgekühlter Blattspinat | Salz, Pfeffer | 1 TL Chiliöl | ½ unbehandelte Zitrone

PORTION 475 kcal | 22 g F | 11 g KH | 54 g E

1 Tiefgefrorene Garnelen in einem Sieb kurz mit kaltem Wasser abbrausen. Antauen lassen und gegebenenfalls mit der Spitze eines kleinen Messers den noch vorhandenen schwarzen Darm entfernen.

2 Cherrytomaten waschen und halbieren. Knoblauchzehe schälen und in hauchdünne Scheibchen schneiden.

3 In einem Topf 1 TL Rapsöl erhitzen und den Knoblauch kurz darin anschwitzen. Die Cherrytomaten zugeben und kurz mitbraten. Den tiefgekühlten Blattspinat zufügen und bei geschlossenem Deckel unter gelegentlichem Rühren heiß werden lassen. Nach Geschmack mit Salz und Pfeffer würzen.

INFO

Augen auf beim Fischkauf

Ob ein Fisch wirklich frisch ist, erkennen Sie an folgenden Merkmalen:
- die Augen sind klar, nicht milchig,
- die Kiemen sind leuchtend rot, nicht bräunlich,
- die Schuppen glänzen,
- Haut und Fleisch sind elastisch; wenn Sie mit dem Finger auf den Körper drücken, bleiben keine Druckspuren zurück,
- eins ist klar: Wenn Fisch schon nach Fisch riecht, ist er mit Sicherheit nicht mehr frisch.

Tiefkühl-Fisch wird heute sofort an Bord der Fangschiffe gefrostet und ist daher immer frisch. Sie können ihn gefroren oder aufgetaut (im Kühlschrank, Tauwasser wegschütten) verwenden; zum Würfeln am besten nur leicht antauen lassen.

Roter Heringssalat

Zutaten für 1 Portion
1 Ei | 1 Matjeshering | 1 kleine Rote Bete (unge-
süßt aus dem Glas oder vakuumverpackt) |
1 kleine Gewürzgurke | ½ Schalotte | 1 TL Dill |
60 g Crème fraîche | ½ TL Senf | 1 TL Weinessig |
Salz, Pfeffer | 50 g Proteinbrot
PORTION 500 kcal | 43 g F | 3 g KH | 25 g E

1 Das Ei 5–8 Minuten hart kochen. Unter kaltem Wasser abschrecken und abkühlen lassen.

2 Matjeshering kalt abbrausen und trockentupfen. In mundgerechte Stücke schneiden.
Rote Bete und Gewürzgurke in kleine Würfel
schneiden (Achtung: Die Knolle färbt stark;
tragen Sie beim Schneiden am besten Einweg-
handschuhe). Schalotte schälen und in feine
Scheiben schneiden.

3 Rote Bete, Gewürzgurke, Schalotte, Matjes
und ½ TL Dill in einer Schüssel vermengen.
Crème fraîche, Senf und Weinessig untermischen.
Mit Salz und Pfeffer abschmecken. Das gekochte Ei schälen und vierteln.

4 Matjessalat mit den Eivierteln auf einem
Teller anrichten. Mit den restlichen Dillspitzen
garnieren. Die Proteinbrote dazu essen.

Tipp
*Rote Bete wirkt antibiotisch, blutbildend und ver-
dauungsfördernd, der feine erdige Geschmack
passt gut zu mariniertem Fisch und gebratenem
Rindfleisch. Wenn Sie frische Rote Bete verwenden wollen, kochen Sie diese mit Schale in Salzwasser, bis sie weich ist. Nach dem Abschrecken
mit Gummihandschuhen schälen (der Saft färbt
stark) und weiterverarbeiten. Rote Bete ist auch
ideal als milchsauer eingelegtes Gemüse.*

Spinat-Lachs-Pfanne

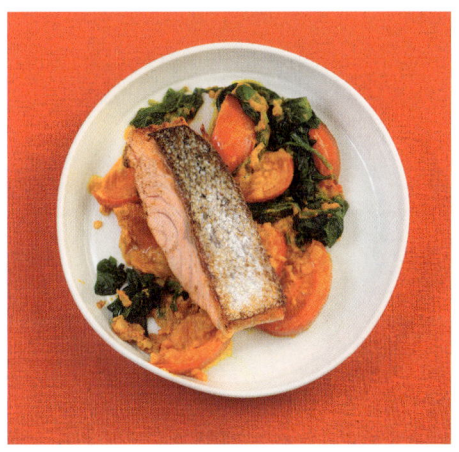

Zutaten für 1 Portion
200 g frischer Spinat | ½ kleine Zwiebel |
1 Tomate | 100 g Lachsfilet (mit Haut) | 1 TL
Zitronensaft | Salz | 1 EL Rapsöl | weißer Pfeffer |
1 TL Kurkuma | 2 TL Ölmischung spezial
PORTION 290 kcal | 20 g F | 4 g KH | 24 g E

1 Spinat verlesen, putzen, gründlich waschen
und abtropfen lassen. Die Blätter in Streifen
schneiden. Zwiebel schälen und fein würfeln.
Tomate waschen und achteln; dabei den Stielansatz herausschneiden. Lachsfilet mit Zitronensaft beträufeln und leicht salzen.

2 In einer Pfanne 1 TL Rapsöl erhitzen. Lachs
von der Hautseite 4 Minuten darin anbraten.
Wenden und nochmals 2 Minuten auf kleiner
Flamme ziehen lassen. Warm stellen.

3 Zwiebeln im restlichen Rapsöl anschwitzen.
Spinat und Tomaten dazugeben und alles bei
mittlerer Hitze 3–5 Minuten dünsten. Mit Salz,
weißem Pfeffer, Kurkuma und Ölmischung verfeinern. Mit dem Lachsfilet servieren.

Kasseler mit Sauerkraut

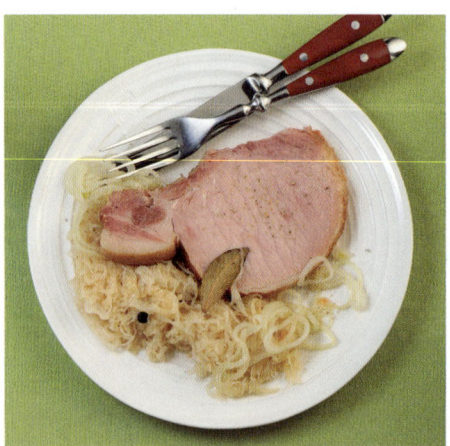

Zutaten für 1 Portion

1 kleine Zwiebel | 1 TL Rapsöl | 150 g Sauerkraut
(milchsauer vergoren) | 1 kleines Lorbeerblatt |
2 Wacholderbeeren | Salz, Pfeffer | 1 Kasseler

PORTION 390 kcal | 23 g F | 4 g KH | 41 g E

1   Zwiebel schälen und in feine Ringe schneiden.

2   Rapsöl in einer Pfanne erhitzen. Die Zwiebelringe darin glasig dünsten. Sauerkraut, Lorbeerblatt und Wacholderbeeren dazugeben. Mit Salz
und Pfeffer würzen, umrühren und alles bei geschlossenem Deckel heiß werden lassen. Dabei
ab und zu umrühren.

3   Kasseler auf das heiße Sauerkraut legen und
wiederum bei geschlossenem Deckel rund 15
Minuten ziehen lassen. Kraut und Fleisch auf
einem Teller anrichten.

Tipp

*Statt Kasseler können Sie auch Schweinshaxe
zum Kraut essen. Dazu passen die Kartoffelklöße
von Seite 156.*

Hähnchen-Curry

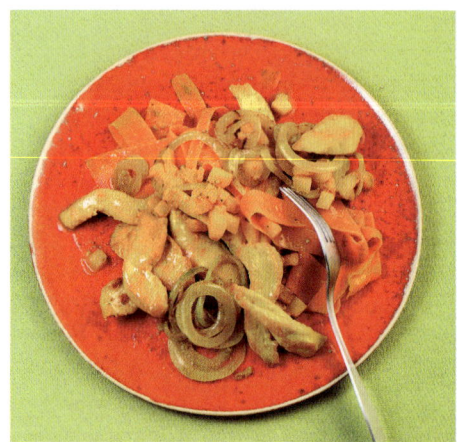

Zutaten für 1 Portion

1 Zwiebel | 1 Möhre | ¼ Apfel | 1 Hähnchen-
brustfilet | 1 TL Rapsöl | ½ TL Currypulver |
½ TL Kurkuma | Pfeffer | 20 ml Hühnerbrühe

PORTION 210 kcal | 6 g F | 9 g KH | 32 g E

1   Zwiebel, Möhre und Apfel schälen. Vom
Apfel das Kerngehäuse herausschneiden. Zwiebel in feine Ringe, Möhre in dünne Streifen
schneiden. Apfel erst in Spalten, dann in kleine
Würfel schneiden.

2   Hähnchenbrustfilet kalt abbrausen und mit
Küchenkrepp trockentupfen. In Portionsstreifen
schneiden.

3   In einer Pfanne das Rapsöl erhitzen. Hähnchen, Zwiebel, Möhren und Apfel auf heißer
Flamme und unter regelmäßigem Rühren darin
anbraten. Kräftig mit Currypulver, Kurkuma
und Pfeffer würzen. Mit Hühnerbrühe ablöschen
und alles bei geschlossenem Deckel rund 20
Minuten leise kochen lassen. Vor dem Servieren
nochmals abschmecken.

Französische Hähnchenpfanne

Zutaten für 1 Portion
1 kleine Zwiebel | 1 kleine Knoblauchzehe | ¼ kleine grüne Paprika | 1 Hähnchenbrustfilet | ½ EL Olivenöl | 50 g Pizzatomaten (Dose) | ¼ l Rotwein | 100 ml Fleischbrühe | Salz, Pfeffer | Thymian | 4 schwarze Oliven ohne Stein | 1 EL gehackte Petersilie

PORTION 250 kcal | 13 g F | 5 g KH | 25 g E

1 Zwiebel und Knoblauch schälen und fein würfeln. Paprikaschote putzen, waschen und in feine Streifen schneiden. Hähnchenbrustfilet unter kaltem Wasser abbrausen, mit Küchenkrepp gründlich trockentupfen und in mundgerechte Würfel schneiden.

2 In einer Pfanne das Olivenöl erhitzen. Das Hähnchen unter regelmäßigem Wenden rund 5 Minuten darin braten. Das Fleisch herausnehmen und warm stellen.

3 Zwiebel- und Knoblauchwürfel im verbliebenen Bratfett anschwitzen. Paprikastreifen kurz mitdünsten. Pizzatomaten, Rotwein und Fleischbrühe zugeben; einmal aufkochen lassen.

4 Das Fleisch wieder in die Pfanne geben und alles ohne Deckel sanft kochen lassen, bis die Flüssigkeit zum großen Teil verdampft ist. Mit Salz, Pfeffer und Thymian würzen. Oliven grob hacken und untermischen.

5 Das Hähnchengeschnetzelte auf einem Teller anrichten und kurz vor dem Servieren mit gehackter Petersilie garnieren.

Tipp
Anstelle der Hähnchenbrust können Sie für dieses Rezept auch Putenfilet verwenden.

Putenbrust mit Pastinaken

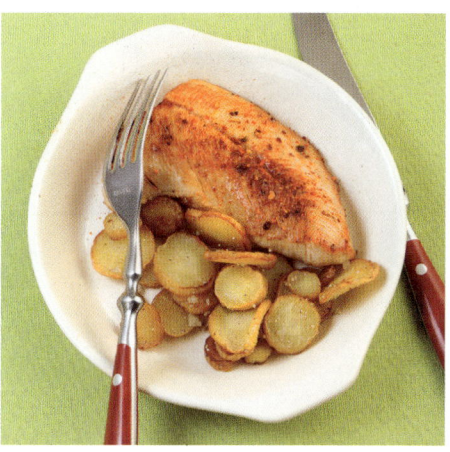

Zutaten für 1 Portion
200 g Pastinaken | 2 TL Kokosöl | Salz, Pfeffer | 2 TL Olivenöl | 1 Putenbrustfilet | 1 TL Gewürzmischung Bruschetta arrabbiata

PORTION 338 kcal | 20 g F | 4 g KH | 34 g E

1 Pastinaken unter fließendem Wasser gründlich abschrubben. Abtrocknen und in etwa 0,5 cm dicke Scheiben schneiden.

2 Das Kokosöl in einer Pfanne erhitzen und die Pastinakenscheiben darin unter mehrfachem Wenden wie Bratkartoffeln knusprig braten. Mit Salz und Pfeffer würzen.

3 Währenddessen das Putenbrustfilet kalt abbrausen und mit Küchenkrepp trockentupfen. In einer zweiten Pfanne das Olivenöl erhitzen. Das Filet von beiden Seiten erst scharf anbraten, dann auf mittlerer Flamme auf jeder Seite etwa 6 Minuten fertig garen. Beide Seiten mit der Gewürzmischung bestreuen und nochmals kurz anbräunen. Das Fleisch mit den gebratenen Pastinakenscheiben servieren.

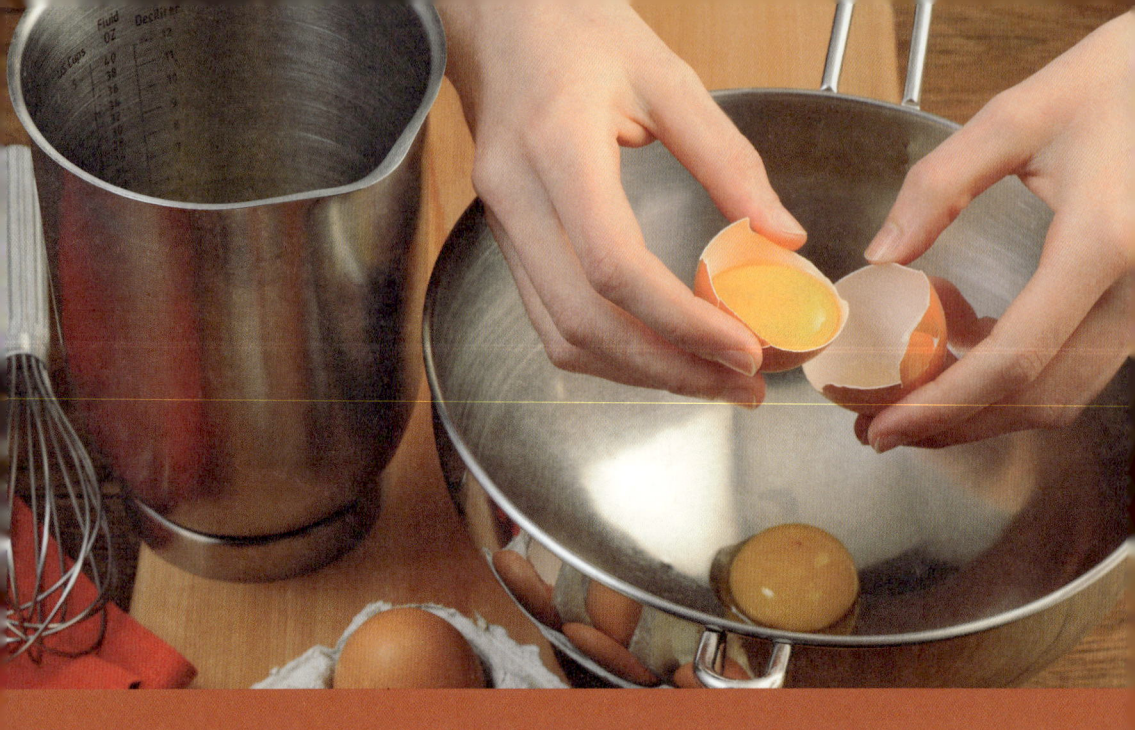

Extras: süß und herzhaft naschen

AUCH WENN ES SICH zunächst schier unglaublich anhören mag: Sie können durch den Genuss von Torten, Keksen, Waffeln, Desserts und kleinen herzhaften Snacks Ihre Fettverbrennung fördern und aktiv gegen vergärende Krebszellen vorgehen. Allerdings nur, wenn Sie zu den richtigen Leckereien greifen.

Auf den folgenden Seiten lernen Sie gesunde, wertvolle Speisen kennen, die Sie ohne schlechtes Gewissen essen dürfen. Schließlich enthalten sie weder gehärtete transfettsäurereiche Pflanzenfette noch Weizenmehl oder Zucker, die den Blutzucker schnell in die Höhe treiben. Stattdessen sorgen vitamin- und mineralstoffreiches Einkorn-Vollkornmehl, das zudem noch reich an Eiweiß und sekundären Inhaltsstoffen ist, andere kohlenhydratarme Mehle und Zuckerarten mit einer geringen Wirkung auf den Zuckerspiegel für süße Abwechslung. Je nach persönlichem Geschmack und Essverhalten können Sie tagsüber einzelne Mahlzeiten oder Teile davon durch ein solches Extra ersetzen. Wenn Sie zum Beispiel morgens gern süß in den Tag starten, spricht nichts gegen ein Stück Kuchen oder eine Waffel. Wenn Sie mittags die Nudeln weglassen, ist durchaus ein Dessert drin. Wichtig ist bei alldem nur, dass Sie nie die Gesamtmenge an Kohlenhydraten (1 Gramm pro Kilo und Tag) aus dem Auge verlieren (und auch nicht die Mindestmenge an Öl). Dann erlaubt es Ihnen die neue Anti-Krebs-Ernährung, ebenso gesund wie genussvoll zu essen.

Tiramisu

Zutaten für 10 Portionen

100 g weiche Butter | 1 Ei | 7 Eigelb | 8 EL Amaretto | Bittermandelöl (nach Geschmack) | Butter-Vanille-Aroma (nach Geschmack) | Süßstoff | 50 g feine Haferkleie | 50 g gemahlene Mandeln | 50 g Ballaststoffpulver | 3 TL Backpulver | 120 g Isomaltulose | 500 g Mascarpone | Saft und abgeriebene Schale von ½ unbehandelten Zitrone (nach Geschmack) | 1 EL Kakaopulver

PORTION 440 kcal | 42 g F | 18 g KH | 9 g E

1 Den Backofen auf 180 °C vorheizen. Für die Kekse die weiche Butter, das Ei, 2 Eigelb, 4 EL Amaretto, Bittermandelöl und Butter-Vanille-Aroma sowie etwas Süßstoff mit dem Handmixer cremig rühren.

2 In einer zweiten Schüssel Haferkleie, gemahlene Mandeln, Ballaststoffpulver und Backpulver mischen. Esslöffelweise zur Buttermischung geben. Den Teig 30 Minuten im Kühlschrank ruhen lassen.

3 Den Teig zu kleinen Kugeln (ca. 1,5 cm Durchmesser) formen. Ein Backblech mit Backpapier auslegen und die Teigkügelchen mit ausreichend Abstand darauf setzen. Im heißen Ofen auf mittlerer Schiene etwa 15 Minuten goldgelb backen. Die Kekse aus dem Ofen nehmen. Erst auf dem Blech noch kurz ruhen lassen, dann auf einem Kuchengitter vollständig abkühlen lassen.

4 Die verbliebenen 5 Eigelb mit Isomaltulose und 2 EL heißem Wasser etwa 5 Minuten mit dem Handrührer oder in der Küchenmaschine schaumig schlagen. Mascarpone unterziehen und nach Geschmack mit Zitronensaft und -schale verfeinern.

5 Kekse in einer Schüssel mit dem restlichen Amaretto beträufeln. Dann in eine Auflaufform abwechselnd Kekse und Mascarponemasse einschichten; mit Creme abschließen und mit Kakaopulver bestäuben. Tiramisu mindestens 2 Stunden im Kühlschrank ziehen lassen.

Pannacotta speciale

Zutaten für 6 Portionen

20 g Isomaltulose | 4 Blattgelatine | 600 g Sahne | 1 Vanilleschote | 100 g Sahne |

PORTION 300 kcal | 30 g F | 9 g KH | 4 g E

1 Die Isomaltulose in einem schweren Topf unter mäßiger Hitze und ständigem Rühren karamellisieren. 100 g Sahne zugeben; langsam aufkochen lassen. Topf vom Herd ziehen und den Karamell abkühlen lassen.

2 Gelatine in einer Schale mit kaltem Wasser einweichen.

3 500 g Sahne mit der Vanilleschote in einen Topf geben. 10 Minuten leise kochen lassen. Vanilleschote herausfischen, der Länge nach aufschneiden und das Mark herauskratzen; Mark wieder in die Sahne geben. Topf vom Herd nehmen und die Sahne etwas abkühlen.

4 Die eingeweichte Gelatine ausdrücken und unter stetem Rühren in der lauwarmen Sahne auflösen. Karamell unterziehen.

5 Die Creme auf sechs Dessertgläser oder -schälchen verteilen. Mindestens drei Stunden im Kühlschrank kalt stellen.

Panna Mascarpone speziale

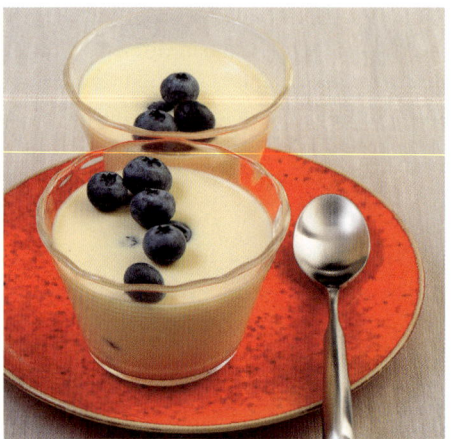

Fruchteis am Stiel

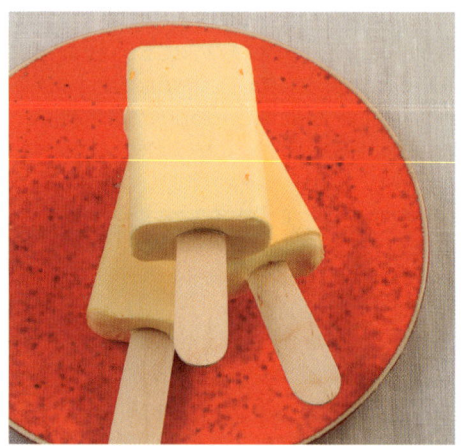

Zutaten für 6 Portionen

18 g Isomaltulose | 240 g Sahne | 3 Blatt Gelatine | 1 Vanilleschote | 120 g Crème fraîche | 150 g Mascarpone | 180 g Heidelbeeren

PORTION 320 kcal | 32 g F | 7 g KH | 3 g E

1 Isomaltulose in einem Topf bei mäßiger Hitze und unter ständigem Rühren karamellisieren. 60 g Sahne zugeben; langsam aufkochen lassen. Abkühlen.

2 Gelatine in kaltem Wasser einweichen. Restliche Sahne mit den Vanilleschoten 10 Minuten leise kochen lassen. Vanilleschote herausfischen, der Länge nach aufschneiden und das Mark in die Sahne kratzen. Alles etwas abkühlen lassen.

3 Eingeweichte Gelatine ausdrücken und unter Rühren in der lauwarmen Sahne auflösen. Crème fraîche, Mascarpone und Karamell unterziehen.

4 Auf sechs Gläser oder Dessertschälchen verteilen. Je 2 EL Heidelbeeren unterziehen und drei Stunden kalt stellen.

Zutaten für 6 Portionen

200 g Sahne | 100 ml Mangosaft (ersatzweise Cranberry-Himbeer-Fruchtsauce) | 2 EL Koskosraspel | Süßstoff

PORTION 135 kcal | 13 g F | 4 g KH | 1 g E

1 Sahne steif schlagen. Zuerst den Mangosaft beziehungsweise die Cranberry-Himbeer-Fruchtsauce unterziehen, dann die Kokosraspel unterheben. Die Creme nach Geschmack mit Süßstoff verfeinern.

2 Die Sahnemasse in sechs Stieleisförmchen geben und mindestens 2 Stunden einfrieren. Alternativ nach Gebrauchsanweisung in einer Eismaschine durchfrieren.

Tipp

Um die Sahne zu aromatisieren, können Sie auch frische Früchte der Saison zerkleinern und unterziehen (z. B. Beeren, Pfirsich, Aprikosen, Mango, Ananas, Kirschen). Achten Sie allerdings auf die Gesamtzuckermenge. Als Faustregel gilt: neun Teile Sahne auf einen Teil Obst.

Zimt-Rum-Eis

Zutaten für 4 Portionen
1 Blatt Gelatine | 3 große Eier | 1 EL Fruktose |
½ EL Isomaltulose | 70 g Crème fraîche | 1 EL
Mascarpone | 1 TL Zimt | 3 EL Rum | 250 g Sahne
PORTION 380 kcal | 34 g F | 9 g KH | 10 g E

1 Gelatine in kaltem Wasser einweichen. Eier
trennen.

2 Eigelb mit 1 TL Fruktose und Isomaltulose
in der Küchenmaschine oder mit dem Handmixer langsam zu einer hellgelben cremigen
Masse aufschlagen.

3 Crème fraîche und Mascarpone unterziehen.
Mit Zimt und Rum verfeinern.

4 In einem kleinen Topf 2 EL Sahne erhitzen.
Gelatine ausdrücken und unter Rühren darin
auflösen. Erst 2 weitere EL Sahne unterrühren,
dann die Gelatinesahne unter die Eigelbmasse
rühren.

5 Eiweiß halb steif schlagen, die restliche Fruktose zugeben und weiterschlagen, bis der Eischnee sehr steif ist. Restliche Sahne ebenfalls
steif schlagen. Erst die Sahne, dann den Eischnee
vorsichtig unter die Eigelbmasse heben.

6 Die Masse in vier Silikonförmchen füllen
und mindestens 2 Stunden einfrieren. Alternativ
nach Gebrauchsanweisung in einer Eismaschine
durchfrieren.

Tipp
*Bei der Eisherstellung können Sie Sahne und
Eischnee mit Mascarpone, Crème fraîche, saurer
Sahne, Buttermilch und Joghurt kombinieren –
und so den Geschmack immer wieder variieren.*

Mandel-Cointreau-Eis

Zutaten für 4 Portionen
1 Blatt Gelatine | 50 g gemahlene Mandeln |
3 große Eier | 1 EL Fruktose | ½ EL Isomaltulose |
3 EL Orangenlikör (z. B. Cointreau) | 140 g Crème
fraîche | 3 EL Mascarpone | 250 g Sahne
PORTION 550 kcal | 51 g F | 12 g KH | 13 g E

1 Gelatine in kaltem Wasser einweichen.
Gemahlene Mandeln ohne Fett unter stetem
Rühren in einer beschichteten Pfanne goldgelb
rösten, bis sie duften.

2 Eier trennen. Eigelb mit 1 TL Fruktose und
Isomaltulose in der Küchenmaschine oder mit
dem Handmixer langsam zu einer hellgelben
cremigen Masse schlagen. Unter Rühren Oran-
genlikör, Crème fraîche, Mascarpone und geröstete Mandeln zugeben.

3 In einem kleinen Topf 2 EL Sahne erhitzen.
Gelatine ausdrücken und unter Rühren darin
auflösen. Erst 2 weitere EL Sahne unterrühren,
dann die Gelatinesahne rasch unter die Eigelbmasse rühren.

4 Eiweiß halb steif schlagen, die restliche Fruktose zugeben und weiterschlagen, bis der Eischnee sehr steif ist. Restliche Sahne ebenfalls
steif schlagen. Erst die Sahne, dann den Eischnee
vorsichtig unter die Eigelbmasse heben.

5 Die Masse in vier Silikonförmchen füllen
und mindestens 2 Stunden einfrieren. Alternativ
nach Gebrauchsanweisung in einer Eismaschine
durchfrieren.

Tipp
*Die Mandel-Cointreau-Creme eignet sich auch
im ungefrorenen Zustand sehr gut als Dessert.*

Himbeer-Kokos-Muffins

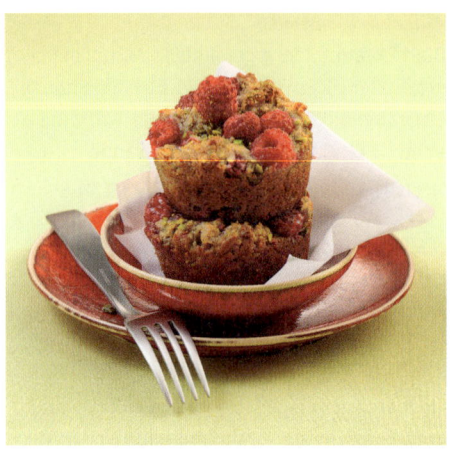

Kokoswaffeln

Zutaten für 8 Stück

4 Eier | 80 g Isomaltulose | 80 g zerlassene Butter oder Kokosfett | 350 g Sahne | 60 g Einkorn-Vollkornmehl | 80 g Kokosmehl | 120 g Kokosflocken | 1 TL Koskosöl fürs Waffeleisen

1 WAFFEL 380 kcal | 35 g F | 20 g KH | 8 g E

1 Eier mit Isomaltulose, zerlassener Butter beziehungsweise Kokosfett und Sahne schön schaumig rühren.

2 Einkorn-Vollkornmehl, Kokosmehl und Kokosflocken untermischen. Falls der Teig zu dickflüssig ist, noch etwas Wasser zufügen.

3 Das heiße Waffeleisen mit Kokosöl fetten. Nacheinander acht goldbraune Waffeln backen.

Zutaten für 10 Muffins

80 g Mandelmehl | 80 g Kokosraspel | 50 g gehackte Pistazien | 80 g Ballaststoffpulver | 2 ½ TL Backpulver | ½ TL Natron | 1 Ei | 140 g Isomaltulose | 80 ml Rapsöl | 275 g Buttermilch | 250 g tiefgefrorene Himbeeren | 2 EL Sahne | 1 TL Kokosöl fürs Muffinblech

1 MUFFIN 207 kcal | 18 g F | 19 g KH | 9 g E

1 Muffinblech fetten. Backofen auf 180 °C vorheizen. Mandelmehl, Kokosraspel, gehackte Pistazien, Ballaststoffpulver, Backpulver und Natron in einer Schüssel sorgfältig vermischen.

2 In einer zweiten Schüssel das Ei mit dem Schneebesen leicht verquirlen. Isomaltulose, Rapsöl, Buttermilch und gefrorene Himbeeren zugeben. Mehlmischung hinzufügen und so lange rühren, bis die trockenen Zutaten gerade feucht sind.

3 Teig in die Mulden des Muffinblechs verteilen. Im heißen Ofen 20–25 Minuten backen. Warme oder kalte Muffins mit Schlagsahne genießen.

INFO

Genussgift Kaffee

Koffein greift massiv in Regelprozesse der Zellen ein, indem es beispielsweise bestimmte Enzyme hemmt, die die Reaktion auf Adrenalin schwächen, und so dessen Wirkung verstärkt. Das Stresshormon wiederum baut die körpereigenen Glykogenspeicher ab und stellt Glukose für Muskelaktivität bereit. Dieser Zucker dient der Energieversorgung von Krebszellen. Zudem verändert Koffein den Blutfluss und damit die Sauerstoffversorgung. Tumoren und Krebsgeschwüre reagieren darauf mit Vergärung. Trinken Sie daher nur dann Kaffee, wenn Sie anschließend Sport treiben. So bauen Sie den Zucker schnell wieder ab und versorgen das Gewebe mit Sauerstoff.

Mandel-Orange-Waffeln

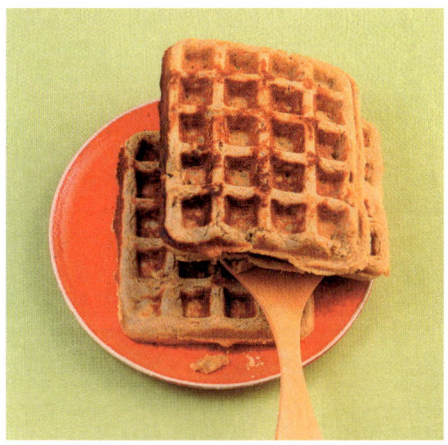

Zutaten für 8 Stück

4 Eier | 120 g Isomaltulose | Salz | 100 g zerlassene Butter | 120 g geriebene Mandeln | 60 g Einkorn-Vollkornmehl | 40 g feine Haferkleie | 70 ml Orangensaft | abgeriebene Schale von ½ unbehandelten Orange | 1 TL Kokosöl fürs Waffeleisen

1 WAFFEL 260 kcal | 22 g F | 24 g KH | 8 g E

1 In einer großen Schüssel die Eier mit der Isomaltulose, 1 Prise Salz und der zerlassenen Butter schaumig rühren. Die geriebenen Mandeln untermischen.

2 In einer zweiten Schüssel Einkorn-Vollkornmehl und Haferkleie mischen. Abwechselnd mit dem Orangensaft zur Ei-Butter-Masse geben. Nach Geschmack mit abgeriebener Orangenschale verfeinern.

3 Das heiße Waffeleisen mit dem Kokosöl fetten. Nacheinander acht goldbraune Waffeln backen. Sofort servieren oder nebeneinander auf einem Kuchengitter abkühlen lassen.

Heidelbeerkuchen

Zutaten für 12 Stücke

125 g Butter | 150 g Isomaltulose | Salz | 4 Eier | 170 g Walnussmehl | 80 g Ballaststoffpulver | 4 gehäufte EL Magerquark | 4 EL Sahne | abgeriebene Schale von 1 unbehandelten Zitrone | Zimt | Süßstoff | 100 g tiefgefrorene Heidelbeeren | Fett für die Form

1 STÜCK 170 kcal | 14 g F | 15 g KH | 10 g E

1 Den Backofen auf 175 °C vorheizen. Für den Teig Butter, 70 g Isomaltulose und 1 Prise Salz schaumig rühren. 1 Ei untermengen. Walnussmehl und Ballaststoffpulver vermischen und ebenfalls unterrühren.

2 Eine Springform (24 cm Duchmesser) fetten. Den Teig darin ausrollen; dabei einen etwa 1 cm hohen Rand formen. Im heißen Ofen 30 Minuten backen.

3 Für den Guss restliche Eier mit Magerquark, Sahne, verbliebener Isomaltulose, abgeriebener Zitronenschale, 1 Prise Zimt sowie etwas Süßstoff verrühren.

4 Die gefrorenen Heidelbeeren auf den Boden verteilen. Den Guss darübergießen und den Kuchen weitere 15–20 Minuten goldgelb backen.

Tipp

Walnussmehl schmeckt leicht bitter. Wenn Ihnen der Geschmack zu herb ist, können Sie es durch Mandelmehl ersetzen. Um den Teig mit Ballaststoffen und sekundären Pflanzenstoffen anzureichern, können Sie rund fünf Prozent des Mehls durch Traubenkernmehl ersetzen.
Je nach Saison können Sie statt Heidelbeeren andere frische Beeren verwenden, zum Beispiel Himbeeren oder Erdbeeren.

Kokoskuchen

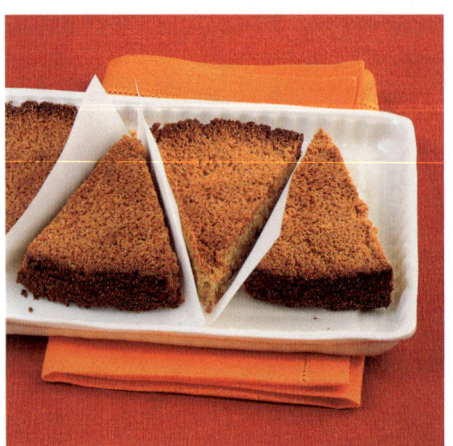

Schokoladenkuchen

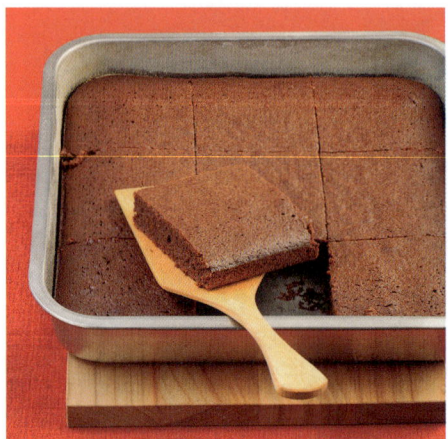

Zutaten für 12 Stücke

250 g Butter | 100 g Isomaltulose | 100 g Kokos-
raspel | 200 g feine Haferkleie | 50 g Ballaststoff-
pulver | 1 Ei | Fett für die Form

1 STÜCK 270 kcal | 24 g F | 16 g KH | 5 g E

1   Den Backofen auf 170 °C vorheizen. Die
Butter in einem Topf schwach erhitzen und die
Isomaltulose darin unter Rühren auflösen.
Nacheinander Kokosraspel, Haferkleie, Ballast-
stoffpulver und Ei gründlich unterrühren.

2   Eine Springform (24 cm Duchmesser) fetten
und die Kokosmasse hineingeben; glattstreichen.
Im heißen Ofen ca. 30 Minuten backen. Aus der
Form lösen und auf einem Kuchengitter völlig
abkühlen lassen.

Tipp
*Wenn Sie es fruchtig lieben, mischen Sie statt
der Kokosraspel 100 g ungesüßte Sauerkirschen
aus dem Glas unter den Teig. Süßen Sie anschließend nach Geschmack mit etwas Isomaltulose
oder Süßstoff nach.*

Zutaten für 12 Stücke

100 g Bitterschokolade (85 % Kakao) | 100 g
zimmerwarme Butter | 4 Eier | 150 g Isomaltulo-
se | 30 g feine Haferkleie | 25 g Mandelmehl |
25 g Ballaststoffpulver | 1 TL Backpulver | 4 EL
Sahne | 1 TL Butter für die Form

1 STÜCK 150 kcal | 12 g F | 18 g KH | 5 g E

1   Backofen auf 200 °C vorheizen. Schokolade
mit Butter unter Rührem über dem heißen
Wasserbad schmelzen.

2   Eier und Isomaltulose kurz verquirlen. Haferkleie, Mandelmehl, Ballaststoffpulver und Backpulver mischen; über die Eier sieben und unterziehen. Nacheinander erst die Schoko-Butter-
Masse, dann die Sahne unterrühren, bis ein
glatter Teig entsteht.

3   Teig in eine gefettete Kastenform verteilen
und im heißen Backofen ca. 25 Minuten backen
(der Kuchen darf in der Mitte ruhig noch etwas
feucht und weich sein). Vor dem Stürzen in der
Form auskühlen lassen.

Schwarzwälder Torte

Zutaten für 12 Stücke

8 Eier | 230 g Isomaltulose | Süßstoff | 40 g Kokosmehl | 50 g Einkorn-Vollkornmehl | 55 g Mandelmehl | 55 g Haferkleie | 20 g Ballaststoff-pulver | 3 EL Kakao | 500 g Sahne | 250 g unge-süßte Kirschen (aus dem Glas) | 1 Vanilleschote | 25 g Bitterschokolade (85 % Kakao) | 1 EL Butter für die Form

1 STÜCK 260 kcal | 20 g F | 30 g KH | 10 g E

1 Backofen auf 180 °C vorheizen. Eier trennen. Eigelb mit 200 g Isomaltulose und nach Ge-schmack etwas Süßstoff schaumig schlagen.

2 Kokos-, Einkorn-Vollkorn- und Mandelmehl sowie Haferkleie, 10 g Ballaststoffpulver und Kakao vermengen, darübersieben und unter-mischen. Eiweiß zu steifem Schnee schlagen und vorsichtig unterheben.

3 Den Teig in eine gefettete Springform (24 cm Durchmesser) füllen. Im heißen Ofen 40–45 Minuten backen. Nach dem Auskühlen in zwei Böden teilen.

4 Kirschen abtropfen lassen; die Flüssigkeit dabei auffangen. Kirschen mit 1 EL Isomaltu-lose in einem Topf kurz aufkochen, dann bei mäßiger Hitze mit dem restlichen Ballaststoff-pulver und 2 EL Wasser oder Kirschsaft andicken. Kirschmasse auf einen Tortenboden verteilen.

5 Mark aus der Vanilleschote kratzen. Sahne mit restlicher Isomaltulose und Vanillemark steif schlagen. ⅔ davon über die Kirschen streichen.

6 Den zweiten Boden auflegen und die restli-che geschlagene Sahne darüber verteilen. Mit geraspelter Bitterschokolade verzieren.

Zitronentorte

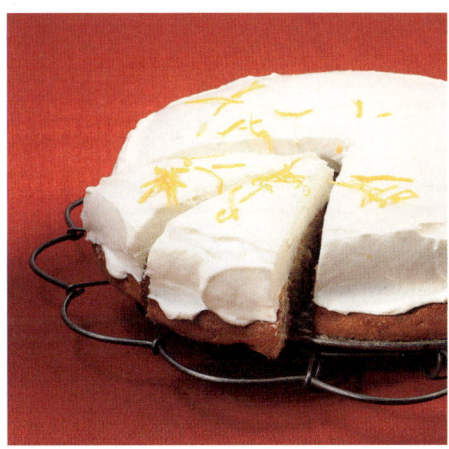

Zutaten für 12 Stücke

6 Eier | 100 g Isomaltulose | 50 g gemahlene Mandeln | 50 g feine Haferkleie | 50 g Ballast-stoffpulver | 1 TL Backpulver | 250 g Mascarpone | 500 g Magerquark | Saft und Schale von 1 unbe-handelten Zitrone | 1 EL Butter für die Form

1 STÜCK 210 kcal | 15 g F | 13 g KH | 12 g E

1 Backofen auf 170 °C vorheizen. Eier trennen. Eigelb mit 2 EL warmem Wasser und 50 g Iso-maltulose schaumig rühren. Gemahlene Man-deln, Haferkleie, Ballaststoffpulver und Back-pulver mischen und unter das Ei rühren. Eiweiß steif schlagen und vorsichtig unterheben.

2 Den Teig in eine gefettete Springform (24 cm Durchmesser) füllen und im heißen Ofen 15–20 Minuten backen. Auf einem Kuchengitter ab-kühlen lassen.

3 Mascarpone, Magerquark, restliche Isomal-tulose sowie Zitronensaft und -schale verrühren. Creme auf den Tortenboden verstreichen und alles mindestens 1 Stunde kühl stellen.

Mango-Orangen-Torte

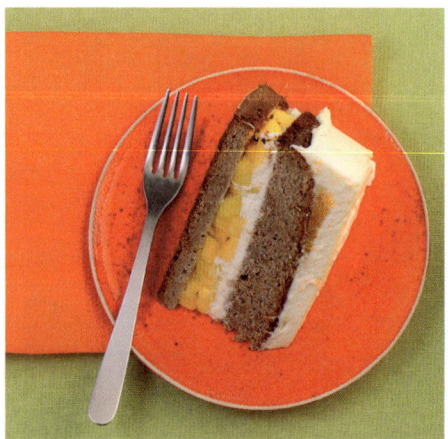

4 Sahne steif schlagen und unter den Mascarpone ziehen.

5 Mangowürfelchen auf dem ersten Boden verteilen. Mit der Hälfte der Mascarpone-Sahne bestreichen. Den zweiten Boden daraufsetzen und mit Orangenfilets belegen. Abgeriebene Orangeschale unter die restliche Mascarpone-Sahne mischen und die Torte rundum damit bestreichen. Vor dem Servieren mindestens 1 Stunde kühl stellen.

Zutaten für 12 Stücke
8 Eier | 200 g Isomaltulose | Süßstoff | 120 g Mandelmehl | 60 g Ballaststoffpulver | 250 ml Sahne | 250 g Mascarpone | 2 reife Mangos | 1 unbehandelte Orange | 1 EL Butter für die Form
STÜCK 190 kcal | 16 g F | 17 g KH | 8 g E

1 Backofen auf 180 °C vorheizen. Eier trennen. Eigelb mit Isomaltulose schaumig rühren. Nach Geschmack mit etwas Süßstoff süßen. Mandelmehl und Ballaststoffpulver unterziehen. Eiweiß zu steifem Schnee schlagen und unterheben.

2 Eine Springform (24 cm Duchmesser) fetten. Teig einfüllen; 40–45 Minuten goldgelb backen. Nach dem Abkühlen in zwei Böden teilen.

3 Mango mit dem Sparschäler schälen, den Kern herausschneiden und das Fruchtfleisch klein würfeln. Orange heiß waschen. Die Schale abreiben. Dann die Frucht so mit einem Messer schälen, dass die weiße Innenhaut vollständig entfernt wird. Die einzelnen Fruchtfilets mit einem Messer aus den Trennhäuten lösen.

Amarettokekse

Zutaten für 40 Stücke
100 g weiche Butter | Süßstoff | 1 Ei | 2 Eigelb | 4 EL Amaretto | Bittermandelöl | Butter-Vanille-Aroma | 50 g gemahlene Mandeln | 50 g feine Haferkleie | 50 g Ballaststoffpulver | 3 TL Backpulver
1 KEKS 41 kcal | 3,5 g F | 1 g KH | 1,2 g E

1 Backofen auf 180 °C vorheizen. Butter, etwas Süßstoff, Ei, Eigelb, Amaretto, Bittermandelöl und Butter-Vanille-Aroma mit dem Handmixer oder der Küchenmaschine cremig rühren.

2 Gemahlene Mandeln, Haferkleie, Ballaststoffpulver und Backpulver mischen und mit dem Knethaken esslöffelweise unter den Teig kneten. 30 Minuten im Kühlschrank ruhen lassen.

3 Aus dem Teig kleine Kugeln formen (etwa 1,5 cm Durchmesser) und diese nicht zu eng auf ein mit Backpapier belegtes Backblech setzen. Im heißen Ofen rund 15 Minuten goldgelb backen. Auf einem Gitter abkühlen lassen.

Cantuccini

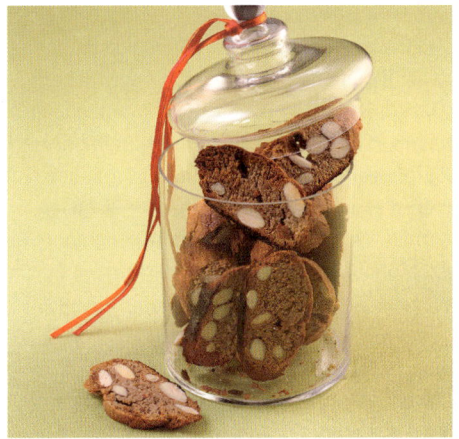

Zutaten für 20 Stücke

2 Eier | 80 g Isomaltulose | 25 g weiche Butter |
50 g gemahlene Mandeln | 50 g feine Haferkleie |
30 g Ballaststoffpulver | 1 TL Backpulver | 3 EL
Amaretto | Vanilleextrakt, Zimt, Anis- und Nelken-
pulver | 100 g ganze Mandeln

1 KEKS 72 kcal | 5,9 g F | 5,8 g KH | 2,9 g E

1   Backofen auf 170 °C vorheizen. Eier trennen.
Eigelb mit Isomaltulose und Butter schaumig
rühren. Gemahlene Mandeln, Haferkleie, Ballaststoffpulver und Backpulver mischen und
dazurühren. Mit Amaretto und nach Geschmack
mit je 1 Prise Vanilleextrakt, Zimt, Anis- und
Nelkenpulver verfeinern. Anschließend die ganzen Mandeln untermischen.

2   Eiweiß zu steifem Schnee schlagen und unter
die vorbereitete Grundmasse heben. Den Teig
30 Minuten kalt stellen.

3   Aus dem gekühlten Teig auf Frischhaltefolie
mehrere ca. 20 cm lange Rollen formen. Nebeneinander auf ein mit Backpapier ausgelegtes

Backblech legen und im heißen Ofen ungefähr
15 Minuten hell backen.

4   Nach dem Abkühlen schräg in 1 cm dicke
Scheiben schneiden. Diese auf ein mit Backpapier belegtes Backblech legen und bei 160 °C
nochmals 10–15 Minuten fertig backen.

Biskuitboden-Grundrezept

Zutaten für eine 24-cm-Springfom oder 1 Backblech
4 Eier | 100 g Isomaltulose | Süßstoff (nach
Geschmack) | 60 g Mandelmehl | 30 g Ballast-
stoffpulver

STÜCK 480 kcal | 29 g F | 106 g KH | 55 g E

1   Backofen auf 180 °C vorheizen. Eier trennen.
Eigelb mit Isomaltulose und eventuell etwas
Süßstoff schaumig rühren. Mandelmehl und
Ballaststoffpulver unterziehen. Eiweiß zu stei-
fem Schnee schlagen und unterheben.

2   Für einen runden Tortenboden den Teig in
eine mit Backpapier ausgelegte Springform
(24 cm Durchmesser) füllen. Im heißen Ofen
20–30 Minuten goldgelb backen. Abkühlen lassen
und nach Belieben mit frischem Obst belegen.

3   Für eine Biskuitrolle den Teig auf einem mit
Backpapier ausgelegten Backblech verstreichen.
Im heißen Ofen 20–30 Minuten goldgelb backen.
Die heiße Teigplatte sofort auf ein feuchtes, mit
etwas Mandelmehl bestäubtes Küchenhandtuch
stürzen. Das Backpapier abziehen und die Teigplatte mithilfe des Küchentuchs aufrollen. Nach
dem Auskühlen vorsichtig wieder ausrollen, füllen und erneut aufrollen.

Kohlenhydratarmes Brot

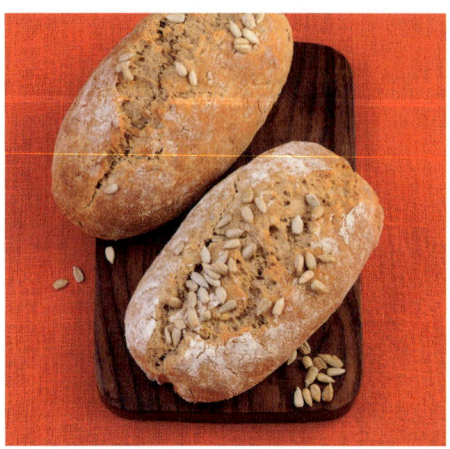

Zutaten für 5 Laibe
60 g feine Haferkleie | 50 g Mandelmehl | 50 g
gehackte Mandeln | 40 g Ballaststoffpulver |
1 TL Backpulver | 200 g Schmand | 2 Eier | 1 EL
Rapsöl | Salz | Samen und Kerne nach Belieben
(z. B. Sesamsamen, Leinsamen, Kürbiskerne,
Sonnenblumenkerne)

LAIB 270 kcal | 21 g F | 8 g KH | 13 g E

1 Den Backofen auf 170 °C vorheizen. Alle
Zutaten zu einem geschmeidigen Teig kneten.
Dabei nach Geschmack verschiedene Samen
oder Kerne untermischen. Aus dem Teig zwei
längliche Brotlaibe formen.

2 Die Oberfläche mit einem scharfen Messer
mehrmals schräg einschneiden und die Brote
im heißen Backofen ca. 25 Minuten goldbraun
backen. Auf einem Gitter abkühlen lassen.

Tipp

*Um den Eiweiß- und Ballaststoffanteil noch zu
erhöhen, können Sie Kürbiskern- oder Leinsamenmehl in den Brotteig kneten.*

Pikante Käsekräcker

Zutaten für ca. 40 Stück
85 g Einkorn-Vollkornmehl | 85 g Ballaststoff-
pulver | 85 g feine Haferkleie | 1 ½ gestrichene
TL Backpulver | 1 ½ TL Salz | 1 TL Paprikapulver
edelsüß | 100 g fein geriebener Emmentaler |
75 g fein geriebener Parmesan | 125 g Sahne |
2 Eier | 125 g kalte Butter | gehackte Pistazien,
Mandeln, Walnüsse oder Haselnüsse, grobes
Salz, Mohnsamen, Kümmel, Sesamsamen (nach
Belieben)

1 KRÄCKER 70 kcal | 5,5 g F | 2,5 g KH | 3 g E

1 Den Backofen auf 180 °C vorheizen. Einkorn-Vollkornmehl, Ballaststoffpulver, Haferkleie und Backpulver vermengen.

2 Salz, Paprikapulver, geriebenen Emmentaler
und Parmesan, Sahne und 1 Ei unterrühren.

3 Die kalte Butter in Flocken zugeben und alles
möglichst rasch zu einem glatten Teig verkneten.
Wird dieser zu klebrig, stellen Sie ihn ein paar
Minuten im Kühlschrank kalt.

4 Den Teig etwa 1 cm dick ausrollen und in ca.
4 x 4 cm große Quadrate schneiden. Auf ein mit
Backpapier belegtes Backblech legen.

5 Das verbliebene Ei trennen. Das Eigelb verquirlen (eventuell 1 TL Wasser unterrühren)
und die Teigstücke damit bestreichen (das Eiweiß anderweitig verwenden). Die Teigstücke
nach Belieben mit Pistazien, Nüssen, grobem
Salz, Mohn, Kümmel oder Sesam bestreuen.

6 Die Käsekräcker im heißen Ofen etwa 20
Minuten goldbraun backen. Aus dem Ofen nehmen und auf einem Kuchengitter vollständig
abkühlen lassen.

Pastinaken-Chips

Zutaten für 1 Portion
100 g Pastinake | 3 EL Kokosöl | Currypulver,
Paprikapulver oder Salz (nach Belieben)

PORTION 250 kcal | 27 g F | 2 g KH | 1 g E

1 Pastinake gründlich waschen und trocken-
reiben. In möglichst dünne Scheiben schneiden.

2 In einem Topf das Kokosöl erhitzen. Die
Temperatur stimmt, wenn am Stiel eines Holz-
löffels, den Sie in das Öl halten, viele Bläschen
aufsteigen.

3 Pastinakenscheiben portionsweise im heißen
Öl goldbraun frittieren. Herausnehmen und auf
Küchenkrepp abtropfen lassen. Nach Geschmack
mit Curry-, Paprikapulver oder Salz würzen.

Käse-Speck-Waffeln

Zutaten für 6 Stück
4 Eier | 200 g zerlassene Butter | 120 g saure
Sahne | 120 g geriebener Parmesan | 120 g
gewürfelter Speck | 80 g Einkorn-Vollkornmehl |
20 g feine Haferkleie | 1 TL Backpulver | Salz |
1 TL getrockneter Thymian | 1 TL Kokosöl fürs
Waffeleisen

STÜCK 480 kcal | 42 g F | 9 g KH | 18 g E

1 Eier verquirlen. Zerlassene Butter, saure
Sahne, Parmesan und Speck unterrühren.

2 Einkorn-Vollkornmehl, Haferkleie und Backpulver zugeben. Mit Salz und Thymian würzen.

3 Das heiße Waffeleisen fetten. Nacheinander
sechs Waffeln backen. Warm oder kalt servieren.

Ballaststoff-Taler

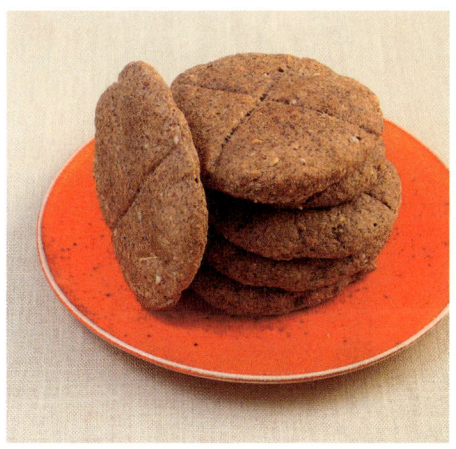

Zutaten für ca. 30 Taler
200 g geschroteter Leinsamen | 100 g Sesam-
samen | 200 g Mandelmehl | 150 g Ballaststoff-
pulver | 15 g Natron | 5 g Backpulver | 10 g Salz |
je 20 g Koriandersamen, gestoßener Kümmel |
2 EL Essig | 1 Ei

1 TALER 75 kcal | 5 g F | 1 g KH | 7 g E

1 Den Backofen auf 180 °C vorheizen. Leinsamen und Sesam fein mahlen. Mandelmehl und
Ballaststoffpulver untermischen. Natron, Backpulver, Salz und Gewürze unterrühren.

2 Essig und Ei mit 400 ml Wasser schaumig
rühren. Mit der Mehlmischung vermengen. Bei
Bedarf noch Wasser zugeben, bis der Teig bindet.

3 Mit feuchten Händen etwa hühnereigroße
Teigbällchen auf ein mit Backpapier ausgelegtes
Blech setzen; leicht flach drücken. Oberfläche
mit einem feuchten Messer kreuzweise einritzen.

4 Taler ca. 45 Minuten im heißen Ofen backen.
Dabei nach $\frac{2}{3}$ der Zeit mit Wasser bestreichen.

Die neue Anti-Krebs-Ernährung auf einen Blick

Das Dr.-Coy-Prinzip ist ein ganzheitliches Programm: Indem Sie Ihre Essgewohnheiten umstellen und regelmäßig Sport treiben, rauben Sie den aggressiven Krebszellen die Nahrung und hindern sie daran, sich im Körper auszubreiten. Daneben stärken Entspannungs- und komplementäre Heilmethoden Ihr Immunsystem und Ihr seelisches Wohlbefinden.

WENIGER KOHLENHYDRATE

- Begrenzen Sie Zucker und Stärke auf 1 Gramm Kohlenhydrate pro Kilo Körpergewicht und Tag. Das entspricht z. B. bei 60 Kilo einem Salamibrot (→ Seite 145), einem Stück Quiche (→ Seite 158) und einem Topinambur-Gratin (→ Seite 177).

- Essen Sie nicht mehr als 40 Gramm Kohlenhydrate auf einmal und kombinieren Sie zucker- und stärkehaltige Speisen immer mit eiweiß- und öl-/fettreichen Lebensmitteln, um die Glukose nur langsam freizusetzen. → Seite 60 ff.

GESUNDE ÖLE

Spezielle Ölmischungen mit einem ausgewogenen Verhältnis von Omega-3- zu Omega-6-Fettsäuren wirken positiv auf Blutzucker und Blutdruck, hemmen Entzündungsreaktionen und aktivieren die Verbrennung in den Mitochondrien.

- Nehmen Sie jeden Tag pro Kilo Körpergewicht 0,5 ml dieser Ölmischung zu sich. Wenn Sie beispielsweise 60 Kilo wiegen, macht das 30 ml; das entspricht in etwa der Menge von 2,5 Esslöffeln. → Seite 72 ff.

HOCHWERTIGES EIWEISS

Eiweiß führt dem Körper wertvolle Aminosäuren als Bausteine und Energielieferanten zu, die im Gegensatz zu Zucker lange satt machen. Spezielles Eiweißbrot und Eiweißnudeln eignen sich hervorragend als Sättigungsbeilage. → Seite 137

BALLASTSTOFFE

Unverdauliche Ballaststoffe in Gemüse und Obst sättigen und verhindern einen raschen Blutzuckeranstieg. Und spezielle eiweißreiche Ballaststoffpulver eignen sich beim Backen und Kochen sogar als Ersatz für Weizenmehl. → Seite 135 f.

SEKUNDÄRE PFLANZENSTOFFE

Gemüse und Obst enthalten neben Vitaminen und Mineralstoffen noch andere wertvolle bioaktive Inhaltsstoffe. Diese sekundären Pflanzenstoffe (SPS) sind häufig für die krebspräventive Wirkung der Lebensmittel verantwortlich: Sie fangen Radikale, behindern Krebszellen im Wachstum und neutralisieren krebsauslösende Substanzen. → Seite 87 ff.

MILCHSAUER VERGORENE LEBENSMITTEL

Lebensmittel, die durch Milchsäuregärung konserviert werden, wie Buttermilch, Quark, Joghurt, Käse, Sauerkraut und saures Gemüse, sind sehr zuckerarm, weil der ehemals vorhandene Zucker bereits in Milchsäure überführt wurde; die Krebszellen können aus Milchsäure keine Energie gewinnen. Zudem wirken Buttermilch und Co. entsäuernd. → Seite 82

DAZU: AUSREICHEND BEWEGUNG ...

Nehmen Sie sich dreimal wöchentlich jeweils 30 Minuten Zeit für sanften Ausdauersport. Das leert die körpereigenen Zuckerspeicher und optimiert die Sauerstoffversorgung. Welche Sportarten sich am besten für Krebspatienten eignen, erfahren Sie ab → Seite 108 ff.

... UND STREICHELEINHEITEN FÜR DIE SEELE

Alternative Heilmethoden und Entspannungstechniken wie Akupunktur, Aromatherapie oder Muskelrelaxation helfen, seelische Tiefs zu überwinden und neuen Lebensmut zu fassen. Gleichzeitig stärkt eine stabile psychische Verfassung auch das körpereigene Immunsystem und hilft Ihnen so im Kampf gegen den Krebs. → Seite 94 f.

4-Wochen-Plan

Mit diesem Speiseplan für die nächsten 28 Tage fällt Ihnen die Umstellung zu einer gesünderen Ernährungsweise ganz leicht. Sie werden sehen: Anti-Krebs-Kost bedeutet auf keinen Fall, dass Sie auf Genuss verzichten müssen. Sie ist vielmehr eine äußerst wohlschmeckende und kräftigende Art der Ernährung.

TAG 1	KH g
Frühstück: Dillquark mit Räucherlachs (→ Seite 148)	3
Mittagessen: Champignonspätzle mit Nuss (→ Seite 158)	25
Abendessen: Topinambur-Gratin (→ Seite 177)	11
Summe KH g	39

TAG 5	KH g
Frühstück: Quark-Aprikosen (→ Seite 151)	6
Mittagessen: Spinat-Lachs-Quiche (→ Seite 161)	17
Abendessen: Hähnchen-Curry (→ Seite 182)	9
Summe KH g	32

TAG 6	KH g
Frühstück: Tsasiki (→ Seite 147)	7
Mittagessen: Vitello tonnato (→ Seite 166)	5
Abendessen: Kopfsalat mit heller Sauce (→ Seite 169)	7
Summe KH g	19

TAG 7	KH g
Frühstück: Paprika-Quark (→ Seite 149)	13
Mittagessen: Matjes mit Gurke und Paprika (→ Seite 160)	5
Abendessen: Fenchelcremesuppe (→ Seite 175)	6
Summe KH g	24

TAG 11	KH g
Frühstück: Radieschen-Frischkäse (→ Seite 145)	6
Mittagessen: Pfannkuchen mit Rucola (→ Seite 154)	31
Abendessen: Chicoréesalat mit Krabben (→ Seite 170)	3
Summe KH g	40

TAG 12	KH g
Frühstück: Salami-Tomaten-Gurken-Brot (→ Seite 145)	20
Mittagessen: Krabbenomelett (→ Seite 160)	1
Abendessen: Handkäse mit Musik (→ Seite 173)	5
Summe KH g	26

TAG 13	KH g
Frühstück: Spinat-Omelett (→ Seite 147)	3
Mittagessen: Spätzle mit Ragout (→ Seite 164)	32
Abendessen: Zucchinisuppe mit Sprossen (→ Seite 175)	9
Summe KH g	44

TAG 17	KH g
Frühstück: Roastbeef mit saurer Gurke (→ Seite 146)	6
Mittagessen: Käsespätzle mit Eisbergsalat (→ Seite 155)	25
Abendessen: Makrele mit Joghurt-Sauce (→ Seite 179)	4
Summe KH g	35

TAG 18	KH g
Frühstück: Schnittlauch-Quark (→ Seite 145)	4
Mittagessen: Wirsing-Austernpilz-Pfanne (→ Seite 157)	7
Abendessen: Kohlrabi-Frischkostsalat (→ Seite 171)	5
Summe KH g	16

TAG 19	KH g
Frühstück: Salamibrote mit Frühstücksei (→ Seite 149)	7
Mittagessen: Rotbarschfilet mit Pestohaube (→ Seite 162)	4
Abendessen: Riesengarnelen mit Spinat (→ Seite 180)	11
Summe KH g	22

TAG 23	KH g
Frühstück: Schinken-Spargel-Röllchen (→ Seite 146)	8
Mittagessen: Pastinaken-Pommes mit Fisch (→ Seite 162)	6
Abendessen: Kochkäse mit Gurken (→ Seite 173)	16
Summe KH g	30

TAG 24	KH g
Frühstück: Schokoquark mit Hanfnüssen (→ Seite 150)	5
Mittagessen: Pizza rustica (→ Seite 159)	23
Abendessen: Tomatensalat mit Schafskäse (→ Seite 172)	3
Summe KH g	31

TAG 25	KH g
Frühstück: Gurkensandwich mit Salami (→ Seite 148)	7
Mittagessen: Currywurst mit Pommes (→ Seite 165)	24
Abendessen: Spinat-Lachs-Pfanne (→ Seite 181)	4
Summe KH g	35

TAG 2	KHg
Frühstück: Eierbrot mit Tomatenquark (→ Seite 145)	8
Mittagessen: Rumpsteak mit Ofenpastinaken (→ Seite 167)	9
Abendessen: Matjesquark (→ Seite 179)	8
Summe KH g	25

TAG 3	KHg
Frühstück: Tofu-Himbeer-Pudding (→ Seite 151)	6
Mittagessen: Gefüllte Pfannkuchen (→ Seite 154)	32
Abendessen: Kasseler mit Sauerkraut (→ Seite 182)	4
Summe KH g	42

TAG 4	KHg
Frühstück: Avocado-Krabben-Brot (→ Seite 145)	7
Mittagessen: Gemüsepfanne (→ Seite 153)	10
Abendessen: Gefüllte Zucchini (→ Seite 177)	8
Summe KH g	25

TAG 8	KHg
Frühstück: Schnelle Brote (→ Seite 149)	9
Mittagessen: Pizza Mix (→ Seite 159)	20
Abendessen: Französische Hähnchenpfanne (→ Seite 183)	5
Summe KH g	34

TAG 9	KHg
Frühstück: Quark mit Hanfnüssen (→ Seite 145)	4
Mittagessen: Spätzle mit Schwarzwurzeln (→ Seite 153)	48
Abendessen: Frischkostsalat mit Nüssen (→ Seite 169)	4
Summe KH g	56

TAG 10	KHg
Frühstück: Eiersalat mit Wurstbrot (→ Seite 148)	17
Mittagessen: Kalbsschnitzel mit Feldsalat (→ Seite 167)	5
Abendessen: Putenbrust mit Pastinaken (→ Seite 183)	4
Summe KH g	26

TAG 14	KHg
Frühstück: Schnelle Schokobrote (→ Seite 150)	13
Mittagessen: Lammkoteletts mit Aubergine (→ Seite 166)	14
Abendessen: Brokkolisuppe mit Eierstich (→ Seite 174)	6
Summe KH g	33

TAG 15	KHg
Frühstück: Spiegeleier mit Speck (→ Seite 147)	2
Mittagessen: Pfannkuchen mit Kräuterquark (→ Seite 157)	30
Abendessen: Feldsalat mit Ziegenkäse (→ Seite 170)	2
Summe KH g	34

TAG 16	KHg
Frühstück: Papaya mit Konfitürebroten (→ Seite 151)	11
Mittagessen: Pastinaken-Puffer (→ Seite 155)	4
Abendessen: Eisbergsalat mit Räucherlachs (→ Seite 171)	2
Summe KH g	17

TAG 20	KHg
Frühstück: Zitronenquark (→ Seite 150)	5
Mittagessen: Kartoffelklöße mit Rotkohl (→ Seite 156)	50
Abendessen: Roter Heringssalat (→ Seite 181)	3
Summe KH g	58

TAG 21	KHg
Frühstück: Kräuter-Rührei (→ Seite 147)	4
Mittagessen: Schinken-Lauch-Quiche (→ Seite 158)	18
Abendessen: Sauerkraut-Pfanne (→ Seite 176)	11
Summe KH g	33

TAG 22	KHg
Frühstück: Mandarinen-Cashew-Quark (→ Seite 150)	
Mittagessen: Wirsing mit Räucherlachs (→ Seite 161)	11
Abendessen: Spinat mit Ziegenkäse (→ Seite 172)	7
Summe KH g	4
	22

TAG 26	KHg
Frühstück: Avocado-Frischkäse (→ Seite 149)	5
Mittagessen: Steinpilz-»Risotto« mit Lachs (→ Seite 163)	7
Abendessen: Fenchel-Gratin (→ Seite 176)	8
Summe KH g	20

TAG 27	KHg
Frühstück: Frühstücksbrot mit Rohkost (→ Seite 148)	9
Mittagessen: Lachssteak mit Brokkoli (→ Seite 163)	6
Abendessen: Gefüllte Pilze mit Salbeinudeln (→ Seite 178)	8
Summe KH g	23

TAG 28	KHg
Frühstück: Nuss-Frucht-Joghurt (→ Seite 151)	6
Mittagessen: Asiatische Hackfleischpfanne (→ Seite 164)	5
Abendessen: Blumenkohl-Curry (→ Seite 178)	8
Summe KH g	19

Medizinisches Glossar

Adenome: Vorstufen von Darmtumoren.

Antioxidanzien: verhindern die → Oxidation empfindlicher Moleküle.

Apoptose: »programmierter Zelltod«, der Zellen, die ungebremst wachsen, zum Absterben bringen soll.

Ballaststoffe: unverdauliche Anteile der Nahrung.

Biopsie: Entnahme einer Gewebeprobe zum Beispiel bei einem verdächtigen Knoten in der Brust oder bei Verdacht auf Prostatakrebs.

Disaccharide: Zweifachzucker

DNA: gesamter genetischer Bauplan eines Lebewesens; in Form einer → Doppelhelix organisiert.

Doppelhelix: Gen-Faden

Durchflusszytometrie: an einem Laser vorbeifließende Zellen werden anhand des Streulichtes und der Fluoreszenz der Zellen analysiert.

EDIM-TKTL1-Bluttest: Ein auf der → Durchflusszytometrie basierendes Verfahren, welches das körpereigene → Immunsystem nutzt, um von den → Makrophagen aufgenommene tumorspezifische Strukturen nachzuweisen.

Embden-Meyerhof-Weg: sauerstoffunabhängige Spaltung von → Glukose zu → Pyruvat. Ist Sauerstoff vorhanden, wird Pyruvat weiter abgebaut und der frei werdende Wasserstoff in den → Mitochondrien verbrannt. Fehlt Sauerstoff, wird eine → Vergärung durchgeführt und Pyruvat zu → Milchsäure umgewandelt.

Enzym: Eiweißmolekül, das ähnlich einem Katalysator biologische Prozesse wie Spaltungen oder Verknüpfungen durchführt und beschleunigt.

Fruktose: Fruchtzucker

Gen: die wichtigste Informationsuntereinheit des → Vierbuchstaben-Alphabets; stellt die Bauanleitung für den Körperbaustein Eiweiß dar.

Gewebewucherung: → gutartiger Tumor.

Glukose: Traubenzucker

Glutathion: eines der wichtigsten körpereigenen → Antioxidanzien, das die Zellen vor Schäden durch →

Radikale und → Oxidation schützt.

Glykogen: Speicherform der Glukose im Körper.

gutartiger Tumor: Tumor, der seine gesunden Nachbarzellen nur verdrängt, indem er sie quasi zur Seite schiebt.

Immunsystem: körpereigenes Abwehrsystem.

Insulin: in der Bauchspeicheldrüse produziertes Hormon, das hilft, den Zucker aus dem Blut möglichst schnell in die Zellen zu pumpen.

Inulin: Vielfachzucker mit geringer Auswirkung auf den Blutzucker; auch Alantstärke.

invasiver Tumor: Tumorzellen, die das sie umgebende, gesunde Gewebe aktiv auflösen und in es hinein wachsen können.

Isomaltulose: Zweifachzucker mit geringer Auswirkung auf den Blutzucker; um die Süßkraft von Haushaltzucker zu erreichen, mischt man I. im Verhältnis 3:1 mit → Fruktose.

Kapillare: kleines Blutgefäß.

Keimzellen: Ei- oder Samenzellen produzierende Zellen.

Kern-DNA: Trägerin der Erbinformation im Zellkern.

Ketonkörper: Nebenprodukt bei einer kohlenhydratarmen Ernährung.

Killerzellen (NK-Zellen): Zellen des → Immunsystems, die veränderte Zellen aufspüren und unschädlich machen.

Kontaktinhibition: spezielle Mechanismen, die dafür sorgen, dass eine Zelle das Wachstum einstellt, sobald sie ihre Nachbarzelle berührt.

Laktose: Milchzucker

Leukozyten: → weiße Blutkörperchen.

Makrophagen: körpereigene Fresszellen.

maligner Tumor: bösartiger Tumor (Krebs).

Matrixdegradation: Auflösung des natürlichen Gewebeverbands durch von Krebszellen ausgeschüttete Milchsäure.

Metastasierung: Ausbreitung von Krebszellen über das Lymph- und

Blutgefäßsystem und die folgende Bildung von Krebsgeschwüren an anderen Körperstellen.

Milchsäure: Endprodukt bei der Vergärung von Glukose.

Mitochondrium: Ort in der Zelle, an dem Wasserstoff mithilfe von Sauerstoff zu Wasser verbrannt wird und Energie freigesetzt wird.

Mutation: Fehler in der DNA.

Oxidation: Verbindung bzw. Reaktion eines Elements mit Sauerstoff oder anderen oxidierenden Chemikalien.

Pentosephosphat-Weg: Erlaubt den Ab- und Umbau von Zuckern. Die → Vergärung über den Pentosephosphat-Weg und das TKTL1-Enzym wird nicht durch Sauerstoff unterdrückt. Sie wird auch in Anwesenheit von Sauerstoff durchgeführt.

Primärtumor: Ursprungstumor

programmierter Zelltod: → Apoptose

Pyruvat: Zwischenstufe beim → Embden-Meyerhof-Weg und dem → Pentosephosphat-Weg.

Radikale: zum Beispiel aggressive Sauerstoffmoleküle.

sekundäre Pflanzenstoffe (SPS): Inhaltsstoffe von Pflanzen mit zum Teil ausgeprägter krebspräventiver Wirkung.

Stevia: aus den Blättern der südamerikanischen Pflanze Stevia gewonnener natürlicher Süßstoff.

Streuung: → Metastasierung

TKTL1-Gen: Abkürzung für Transketolase-like-1-Gen, also Transketolase-ähnliches Gen; gibt Auskunft über die Stoffwechselart und somit die Bösartigkeit eines Tumors.

Verbrennung: sauerstoffabhängige Energiefreisetzung in den → Mitochondrien.

Vergärung: sauerstoffunabhängige Energiefreisetzung; beim Menschen wird dabei → Milchsäure gebildet.

Vierbuchstaben-Alphabet: In Form von Adenin, Cytosin, Guanin und Thymin sind in der → Doppelhelix drei Milliarden »Buchstaben« in einer bestimmten Reihenfolge codiert. Diese Reihenfolge enthält alle für das Leben notwendige Information.

Bücher, die weiterhelfen

ERNÄHRUNG UND KREBS

Béliveau, Prof. Dr. Richard/ Gingras, Dr. Denis: Krebszellen mögen keine Himbeeren – Nahrungsmittel gegen Krebs – Das Immunsystem stärken und gezielt vorbeugen; Kösel-Verlag, München

Gonder, Dr. Ulrike: Fett! Unterhaltsames und Informatives über fette Lügen und mehrfach ungesättigte Versprechungen; Hirzel, Stuttgart

Grunewald, Dr. Armin: Die Öl-Eiweiß-Kost nach Dr. Johanna Budwig; Knaur-Verlag, München

Lutz, Dr. Wolfgang: Leben ohne Brot – Die wissenschaftlichen Grundlagen der kohlenhydratarmen Ernährung; Informed GmbH, Gräfelfing

Schmid, Reiner: Ölwechsel für Ihren Körper – Gesund, vital und schön mit naturbelassenen Ölen; Verlag Ernährung & Gesundheit, Inning

Servan-Schreiber, David: DAS ANTI-KREBS-BUCH – Was uns schützt: Vorbeugen und Nachsorgen mit natürlichen Mitteln; Goldmann, München

Spitz, Prof. Dr. Jörg: Vitamin D - Das Sonnenhormon für unsere Gesundheit und der Schlüssel zur Prävention; mip-spitz-gbr, Schlangenbad

Strunz, Dr. Ulrich: Die neue Diät – das Rezeptbuch; Heyne Verlag, München

Worm, Dr. Nicolai: SYNDROM X oder Ein Mammut auf den Teller! Mit Steinzeitdiät aus der Wohlstandsfalle; systemed-Verlag, Lünen

BEWEGUNG UND KREBS

Baumann, Freerk T. /Schüle, Klaus: Bewegungstherapie und Sport bei Krebs – Leitfaden für die Praxis; Deutscher Ärzte-Verlag, Köln

Blech, Jörg: Bewegung. Die Kraft, die Krankheiten besiegt und das Leben verlängert; S. Fischer Verlag, Frankfurt a. M.

Deutsche Krebshilfe e. V. (Hrsg.): Bewegung und Sport bei Krebs – Ein Ratgeber für Betroffene, Angehörige und Interessierte; Bonn

Dimeo, Fernando C.: Krebs und Sport – Ein Ratgeber nicht nur für Krebspatienten. Weingärtner, Berlin

AUS DEM GRÄFE UND UNZER VERLAG, MÜNCHEN

Grasberger, Dr. Delia: Autogenes Training. Mit CD

Grünwald, Dr. Jörg/Jänicke, Christoph: Grüne Apotheke

Hainbuch, Dr. Friedrich: Progressive Muskelentspannnung. Mit CD

Schaenzler, Dr. Nicole/Riker, Dr. Ulf: Medizinische Fachbegriffe

Trökes Anna: Yoga zum Entspannen. Mit CD

Wagner, Dr. Franz: Reflexzonenmassage

Wagner, Dr. Franz: GU-Kompass Akupressur

Wiesenauer, Dr. Markus/ Kirschner-Brouns, Dr. Suzann: Das große Homöopathie-Handbuch

Adressen, die weiterhelfen

KLINIKEN

BioMed Fachklinik für Onkologie, Immunologie und Hyperthermie
Tischberger Straße 5+8
D-76887 Bad Bergzabern
www.biomedklinik.de
Fachklinik für Onkologie, Immunologie und Hyperthermie, in der die klassische Schulmedizin mit Methoden der komplementären Krebstherapie ergänzt wird. Die Kosten der Therapie werden von der gesetzlichen Kasse übernommen.

Paracelsus Clinica al Ronc
Biologisch-medizinisches Kurzentrum

Strada cantonale 158
CH-6540 Castaneda GR
www.paracelsus.ch/alronc

Die Klinik »Al Ronc« im Schweizer Tessin ist die erste Klinik, die Ernährung, Bewegung und Entspannung nach dem Dr.-Coy-Prinzip vollständig und unter ärztlicher Kontrolle durchführt.

Paracelsus Klinik
Lustmühle AG

Postfach 94
CH-9052 Niederteufen
www.paracelsus.ch/paracelsus

Die Paracelsus Klinik unter der Leitung von Dr. Rau setzt die Ernährung nach dem Dr.-Coy-Prinzip systematisch in der biologischen Krebstherapie ein.

HOTELS

Chalet Vital
Sommerstrasse 22-24
D-56133 Fachbach bei Bad Ems
www.schoenheitsfarm-im-lahn-
tal.de/coy.htm
Schönheitsfarm und Naturheilpraxis,
die die Ernährung nach dem Dr.-Coy-
Prinzip mit Bewegung und Entspannung kombiniert.

Wellnesshotel Auerhahn
Familie Thoma; Vorderaha 4
D-79859 Schluchsee/Aha
www.auerhahn.net
Das erste Wellness-Hotel in Deutsch-
land, das das Dr.-Coy-Prinzip, beste-
hend aus Ernährung, Bewegung und
Entspannung vollständig umsetzt.

WEITERE ADRESSEN

**Deutsche Ärztegesellschaft für
Akupunktur e. V. (DÄGfA)**
Würmtalstraße 54
D-81375 München
www.daegfa.de
Wissenswertes zu Akupunktur und
Chinesischer Medizin; mit Arztsuche.

**Deutsche
Qigong Gesellschaft e. V.**
Monika Binder
Guttenbrunnweg 9
D-89165 Dietenheim
www.qigong-gesellschaft.de
Gesellschaft zur Förderung, Erfor-
schung und Verbreitung von Qigong
als Selbstheilmethode.

**Gesellschaft für
Biologische
Krebsabwehr e. V.**
Voßstraße 3
D-69115 Heidelberg
www.biokrebs.de
Umfangreiche Informationen zu be-
währten naturheilkundlichen Thera-
pien bei Krebs.

**mamazone Frauen und Forschung
gegen Brustkrebs e. V.**
Max-Hempel-Strasse 3
D-86153 Augsburg
www.mamazone.de
Brustkrebs-Selbsthilfegruppe

Simonton Cancer Center Deutschland
Starenweg 26
D- 70736 Fellbach-Schmiden
www.simonton.de
Das Simonton Cancer Center (SCC)
ermöglicht Krebspatienten, die Simonton Methode® und das Simonton
Training® kennenzulernen, unter An-
leitung zu erlernen und mit Beglei-
tung einzuüben.

ÄRZTE UND THERAPEUTEN, DIE MIT DEM DR.-COY-PRINZIP VERTRAUT SIND

Institut OncoLight – Hamburg
Dr. med. W.-P. Brockmann
Beim Strohhause 34
D-20097 Hamburg
www.oncolight.de

Prof. Dr. med. Rainer Klapdor
Rothenbaumchaussee 5
D-20148 Hamburg

Dr. med. Wolfgang Ziese
Am Eichberg 3
D-23795 Bad Segeberg

Dr. med. Olaf Kistenmacher
Mittelweg 6
D-25474 Hasloh
www.gesundheitspraxis-hasloh.de

Dres. Briken, Schimansky, Göing
Bahnhofstr. 73
27324 Eystrup

Dr. med. Joachim Loesdau
Cramer Str. 177
D-27749 Delmenhorst

Naturheilpraxis Karl Lingenfelder
Lotichiusstr. 57
D-36381 Schlüchtern

Dr. Thomas Neßelhut
Hinterstr. 53
D-37115 Duderstadt

**Privatpraxis für Regenerative Medizin
Angelika Wagner-Bertram, HP**
Porschestr. 100
38440 Wolfsburg

Dres. med. Klose
Am Pappelbusch 33
D-44803 Bochum

**Gemeinschaftspraxis Dres. med.
Gerd und Bernd Belles**
Am Sauerborn 28
D-54317 Gusterath

Dr. med. Thomas Giesen
Hauptstr. 75 a
D-57482 Wenden
www.dr-giesen.com

Dr. med. A.-R. Rotmann
Obere Marktstr. 7
D-63110 Rodgau

Dr. med. Werner Behrendt
Am Steinacker 7
D-63454 Hanau-Kesselstadt

Dr. med. Michael Krahl
Bessunger Str. 79
D-64285 Darmstadt

**Gemeinschaftspraxis Dres. Jung-
mann und Weißenfels**
Dr. med. W. Jungmann
Dieburger Str. 31 c
D-64287 Darmstadt

Juvital
MEDICAL CENTER
Bahnhofstr. 39
D-65185 Wiesbaden
www.juvital.de

Frau Ottermann-Eakin
Urologische Praxis
Wilhelmstraße 6
D-65185 Wiesbaden
www.prostatakrebs-prävention.de

LUISAN, Frau Dr. Rinneberg
Franz-Altmeyer-Str. 25
D-66693 Mettlach Tünsdorf

Dr. med. Harald Burgard
Provinzialstr. 59
D-66787 Wadgassen
www.drburgard.de

Naturheilpraxis Ralf Meyer, HP
Fröhnstr. 2
D-66954 Pirmasens
www.hp-meyer.de

Dr. med. Carmen Martinek-Langer
Walter-Engelmann Platz 1
D-67434 Neustadt

Institut für gynäkologische Onkologie
Prof. Dr. med. Ingo J. Diel
P 7, 16–18
D-68161 Mannheim
www.ggg-mannheim.de

Dr. med. Markus Pfisterer
Nordstr. 28
D-74076 Heilbronn
www.drpfisterer.de

Dirk Ahnert, HP
Bahnhofplatz 1
74321 Bietigheim-Bissingen

Dr. Stephan Wey
Laufbachstr. 38
77886 Lauf

Praxis Dr. med. Georg Schlegel
Lindenplatz 9
D-78073 Bad Dürrheim

Dr. med. Christoph Horn
Tägermoosstr. 1
D-78462 Konstanz
www.arztpraxis-horn.de

Dr. med. Reinhard Probst
Auenstr. 4
D-80469 München
www.praxisprobst.de

Dr. med. Wolfgang Kohler
Osterwaldstr. 40
D-80805 München

Dr. med. Martin Landenberger
Seppstr. 7 1/2
D-83646 Bad Tölz

Dr. med. Winfried Miller
Immenstädter Str. 77 a
D-87435 Kempten

GaReMed Naturheilpraxis
Pimeshofer, Bahnhofstr. 5
D-83435 Bad Reichenhall
www.garemed.de

Vital Prevent Praxisklinik
Dr. med. P. Marcinowski
Torenstr. 12
D-88709 Meersburg
vital-prevent-praxis@gmx.de

Dr. med. Hedwig Obermayer
Bayernstr. 11
D-90765 Fürth

Naturheilpraxis J. Wittmann, HP
Nürnberger Str. 39 c
D-91126 Schwabach

Dr. Ulrich Strunz
Allersberger Straße 54
D-91154 Roth
www.drstrunz.de

Gemeinschaftspraxis
Dr. Baier, Dr. Paulus, Dr. Röckl
Dr. med. Stefan Röckl
Schulstr. 1
D-93413 Cham

Zentralklinik Bad Berka GmbH
Prof. Dr. med. Richard P. Baum
Robert-Koch-Allee 9
D-99438 Bad Berka
www.zentralklinik-bad-berka.de

Österreich und Schweiz

Mag. Dr. Herbert Untner
Adolf-Schwayergasse 3/2
A-2170 Poysdorf
www.infomed-wien.at

Therapeuten über:
ebi-pharm ag
Lindachstraße 8 c
CH-3038 Kirchlindach
Tel.: 031 828/12 22
www.ebi-pharm.ch

INTERNETADRESSEN

www.coy-prinzip.de

www.entspannungs-verfahren.com
Informationen zu verschiedenen
Entspannungsmethoden

www.evomed.com
Ganzheitliche onkologische Diagnos-
tik- und Therapiekonzepte

www.fet-ev.eu
Fachgesellschaft für Ernährungstherapie und Prävention (FET) e. V. zur
unabhängigen Patienteninformation

www.gsk-onkologie.de
Unter »Informationsangebote für Patienten« finden Sie ein umfangreiches
Adressverzeichnis von Psychoonkologen

www.johannescoy.de
Informationen zu Dr. Coy

www.tavarlin.de
Tel.: 06151/950 55 50
Informationen zur Firma TAVARLIN
AG, die Produkte zur Umsetzung des
Dr.-Coy-Prinzips entwickelt und ver-
treibt sowie den EDIM-TKTL1-Blut-
test entwickelt hat.

www.tktl1.eu
Informationen zu TKTL1 und wissenschaftlichen Studien

Sachregister

A
Adenome 15
Adipositas 42
Adrenalin 97, 109 f., 113
aerob 25, 111
Aflatoxine 14
Akupunktur 102 f., 119
Alantstärke 65, 69
Allicin 88

Alpha-Linolensäure 73, 77
Alzheimer 42 f., 50 f., 71, 124, 141
Aminosäuren 81, 136, 141
anaerob 25
Anamnese 99
Angiogenese 74, 89 ff., 100
Angst 71, 95 f., 119
Antibiotika 89
Antihormontherapie 57, 93

Antikörper 22
Antioxidanzien 31
Apoptose 14, 91
Arachidonsäure 76
Aromatherapie 97, 99, 101, 119
Arteriosklerose 63
Astrozytome 19
Atemübung 102
ätherische Öle 101

Rezeptregister

INFO

Abkürzungen im Rezeptteil:

E	Eiweiß
EL	Esslöffel
F	Fett
g	Gramm
kcal	Kilokalorien
KH	Kohlenhydrate
l	Liter
ml	Milliliter
TL	Teelöffel

Soweit nicht anders angegeben, handelt es sich bei Hühnereiern um Eier der Handelsklasse M.

DANK

Besonders möchte ich meinen Eltern und meinen Geschwistern Stefan und Simone danken, ohne deren Hilfe ich das TKTL1-Projekt nie hätte umsetzen können. Andrea danke ich, dass sie immer Verständnis für meine damals schwierige berufliche Situation aufbrachte und mich auch in schlechten Zeiten immer loyal unterstützt hat. Weiterer Dank für die Unterstützung gilt Manfred Hornig, Dr. Ulrike Rudolph, Dr. Ralf Dreher, Familie Ströher, Prof. Richard Baum und Jürg Binz.

Danken möchte ich meinen Mitarbeitern der TAVARLIN AG und der TAVARGENIX GmbH für ihre Unterstützung. Besonders bedanken möchte ich mich hier bei Dr. Dieter Möller und Alexandra Ohly. Bahnbrechende Konzepte brauchen Geburtshelfer. Für mich hat der Biologe Ralf Schierl diese Rolle übernommen: Als Naturwissenschaftler hat er die Bedeutung des TKTL1-Konzeptes sofort erkannt. Als Geschäftsführer der Evomed MedizinService bot er die Infrastruktur, um den EDIM-TKTL1-Bluttest und die TAVARLIN-Produkte zu entwickeln. Er glaubte fest an das Konzept und er bewies den Mut, in einen völlig neuen Ansatz in der Krebsforschung zu investieren. Ohne ihn gäbe es das Dr.-Coy-Prinzip so nicht – ohne seinen Rückhalt, sein Engagement und sein Durchhaltevermögen. Dafür gebührt ihm mein Dank.

IMPRESSUM

Genehmigte Lizenzausgabe für Verlagsgruppe Weltbild GmbH, Steinerne Furt, 86167 Augsburg Copyright der Originalausgabe © 2009 GRÄFE UND UNZER VERLAG GmbH, München

Redaktion: Barbara Fellenberg
Lektorat: Sylvie Hinderberger
Bildredaktion: Henrike Schechter
Layout: independent Medien-Design, Horst Moser, München
Herstellung: Petra Roth
Satz: Christopher Hammond
Repro: Longo AG, Bozen
Druck: Firmengruppe APPL, aprinta druck, Wemding
Bindung: Firmengruppe APPL, sellier druck, Freising
Umschlaggestaltung: Waldmann & Weinold – Kommunikationsdesign, Augsburg
Gesamtherstellung: Offizin Andersen Nexö Leipzig GmbH, Zwenkau
Printed in the EU
978-3-8289-4177-9

2012 2011 2010
Die letzte Jahreszahl gibt die aktuelle Lizenzausgabe an.

Einkaufen im Internet:
www.weltbild.de

Bildnachweis

Fotoproduktion:
STUDIO L'EVEQUE,
Tanja & Harry Bischof

Weitere Fotos:
Corbis: Seite 48, 78, 103;
Getty: Seite 3 l., 8, 24, 34, 46, 52, 122;
Jump: Seite 6, 84, 108;
Medical Picture: Seite 10;
Plainpicture: Seite 120;
Stockfood: Seite 3 m.l., 3 m.r. 3 r., 60, 65, 72, 74;
Superbild: Seite 2 u. 94.

Umschlagmotiv: FoodFoto Köln

Ilustrationen: Alle Illustrationen stammen von Niloofar Bijanzadeh, außer Seite 62 (Therry Whelan)

Wichtiger Hinweis

Die Gedanken, Methoden und Anregungen in diesem Buch stellen die Meinung bzw. Erfahrung der Verfasser dar. Sie wurden von den Autoren nach bestem Wissen erstellt und mit größtmöglicher Sorgfalt geprüft. Sie bieten jedoch keinen Ersatz für persönlichen kompetenten medizinischen Rat. Jede Leserin, jeder Leser ist für das eigene Tun und Lassen auch weiterhin selbst verantwortlich. Weder Autoren noch Verlag können für eventuelle Nachteile oder Schäden, die aus den im Buch gegebenen praktischen Hinweisen resultieren, eine Haftung übernehmen.